U0288246

中国现代医院史话

浙江大学医学院附属第二医院

主编 王建安 王伟林

1869
2024

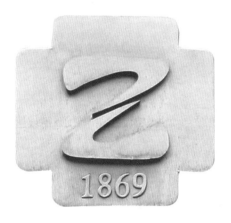

1869

人民卫生出版社

·北京·

图书在版编目（CIP）数据

中国现代医院史话 . 浙江大学医学院附属第二医院 /
王建安，王伟林主编 . -- 北京 ：人民卫生出版社，
2024. 10. -- ISBN 978-7-117-36983-1

I. R199.2

中国国家版本馆 CIP 数据核字第 2024LZ5374 号

人卫智网　www.ipmph.com　医学教育、学术、考试、健康，购书智慧智能综合服务平台

人卫官网　www.pmph.com　人卫官方资讯发布平台

中国现代医院史话
浙江大学医学院附属第二医院

Zhongguo Xiandai Yiyuan Shihua
Zhejiangdaxue Yixueyuan Fushu Di-er Yiyuan

主　　　编	王建安　王伟林
出版发行	人民卫生出版社（中继线 010-59780011）
地　　　址	北京市朝阳区潘家园南里 19 号
邮　　　编	100021
E - mail	pmph @ pmph.com
购书热线	010-59787592　010-59787584　010-65264830
印　　　刷	北京顶佳世纪印刷有限公司
经　　　销	新华书店
开　　　本	787×1092　1/16　印张：28
字　　　数	511 千字
版　　　次	2024 年 10 月第 1 版
印　　　次	2024 年 11 月第 1 次印刷
标准书号	ISBN 978-7-117-36983-1
定　　　价	189.00 元

打击盗版举报电话	010-59787491	E- mail	WQ @ pmph.com
质量问题联系电话	010-59787234	E- mail	zhiliang @ pmph.com
数字融合服务电话	4001118166	E- mail	zengzhi @ pmph.com

《中国现代医院史话——
浙江大学医学院附属第二医院》编委会

主　　编　王建安　王伟林

副 主 编　黄　建　丁克峰　胡新央　项美香　陈国忠　吴息凤
　　　　　陈静瑜　马岳峰　王良静　张　茂　吕　宏　王志康
　　　　　张冯江　丁　元　刘先宝　黄　曼　郑　超

执行主编　方　序　郑芬芳

编　　委　（按姓氏笔画排序）
　　　　　丁　元　丁克峰　马岳峰　王伟林　王志康　王良静
　　　　　王建安　邓国芳　叶小云　兰美娟　吕　宏　刘先宝
　　　　　许　杰　杨明丽　吴息凤　汪四花　张　茂　张冯江
　　　　　张秀来　陈水红　陈国忠　陈静瑜　郑　超　项美香
　　　　　赵　嵩　胡新央　黄　建　黄　曼　葛芳民　潘胜东

编　　者　（按姓氏笔画排序）
　　　　　朱安全　朱俊俊　汤　妍　许紫莹　来鑫萍　陈钦周
　　　　　徐嗣卫　鲁　青　鲁　俊　童小仙

出版说明

在中国，医术又被称为仁术，医者又被称为仁者。古有神农尝百草，近有呦呦青蒿素，一代代中国医药人薪火相传、不懈努力，为全世界、全人类的健康发展作出了卓越贡献。

长期以来，我国广大医务人员响应党的号召，弘扬敬佑生命、救死扶伤、甘于奉献、大爱无疆的精神，全心全意为人民健康服务，赢得了全社会高度赞誉。中国坚持中西医并重，推动中医药和西医药相互补充、协调发展，努力实现中医药健康养生文化的创造性转化、创新性发展。

"落其实者思其树，饮其流者怀其源"。今天我们建设新时代的医院文化，离不开对医院历史的追溯、先贤的缅怀、精神的传承。在国家卫生健康委的指导下，人民卫生出版社、中国人口与健康出版社（原中国人口出版社）、中国医院协会、中国医药卫生文化协会共同开展了《中国现代医院史话》丛书出版项目。丛书在中华人民共和国成立70周年之际策划，将有助于引导全系统以习近平新时代中国特色社会主义思想为指导，不忘初心、牢记使命，更好地为人民健康服务；有助于带领广大读者了解中国现代医院的发源和演变，感受一代代医务工作者的精湛医术和高尚医德。

本套丛书是一部系统的、连续的出版工程。首批入选的14家医院分别为中国医科大学附属第一医院、空军军医大学西京医院、北京大学第一医院、中国医学科学院肿瘤医院、南通大学附属医院、北京协和医院、中南大学湘雅医院、四川大学华西医院、浙江大学医学院附属第二医院、中国医学科学院阜外医院、广东省中医院、华中科技大学同济医学院附属协和医院、浙江大学医学院附属邵逸夫医院、重庆医科大学附属第一医院。这些医院反映了百余年来中国医院的不同源流：既有西学东渐潮流中西方人建立的西医医院，也有坚守传承中国传统医学的中医医院；既有发达地区医学同仁和实业家创建的现代医院，也有中国共产党和人民军队从根据地开创并发展壮大的草根医院。史话既是各个医院的家史，也可以从中寻找到中国医疗卫生事业在漫长曲折的历史中如何生根发芽、成长壮大，可以看到医疗卫生工作者如何在波澜壮阔的史诗中坚守仁心、救死扶伤。

丛书通过讲故事的方式，将医院发展与文化建设的历史与现代、传统与创新、医疗与服务、科学与人文充分展现出来。利用现代网络技术优势，通过扫描书中的平面二维码，读者还将看到展现医院历史文化、风情风貌、医院特色文化建设与医教研建设亮点的珍贵视频、音频和图片。

为组织好编写工作，各家医院集全院之力广泛收集资料，组建专门队伍进行创作，穿越历史，跨越多地，有很多资料是首次呈现，极具历史价值和收藏意义。

前言

"源远流长又朝气蓬勃"，很多人如此评价浙江大学医学院附属第二医院（曾称浙江医学院附属第二医院、浙江医科大学附属第二医院，以下简称"浙医二院"）。何以长青？何能长青？置身奋进征途的浙医二院人不停自问，只为持续拾级而上，更好守护大众健康。

浙医二院日新月异，却史韵悠远。

在1869年，那个世界上第一张元素周期表出现的遥远年度，取义于"广泽济世"的广济医院（浙医二院前身）在杭州创办。1881年，与广济医院一脉相承的广济医校诞生，双线并行。自此，"西医之理、西医之技、西医之教"从这里萌芽并开枝散叶。

岁月流淌，名称更替。浙医二院作为"中国西医发源地之一"和"浙江省西医发源地"，一直顺应趋势倾力奔跑，创造着、亲历着、见证着、记录着我国近现代医学发展进程。让人印象深刻的不只是"全国首家三级甲等医院"，还有探索凝练出的"3H"育人理论——Head（知识）、Hand（技能）、Heart（仁心），更有培育的一大批医学大家，包括但不限于两院院士、长江学者、国家杰出青年科学基金获得者等，由此也被誉为医学学科带头人的"摇篮"、医院管理人才的"黄埔军校"。

回望医院的发展历程，围绕医教研管琳琅满目的创新，其中在中国乃至世界医学史上的多个"第一"尤为闪耀，给现代医学添彩：首例氯仿麻醉下截肢手术；首例惠普尔（Whipple）手术；首例同体断肢移位再植手术；首创经导管主动脉瓣置换"杭州方案"；首例双肺、肝脏同期联合移植手术；首例脑机接口临床应用手术；全球首次发现 3 个与大肠癌相关新基因；全球原创捆绑式胰肠吻合术；引领"不开刀"换瓣手术、极微创白内障手术、大肠肿瘤规范诊治等医学技术潮流。

浙医二院逾年历岁，却仍活力四射。

踏进新时代的中国，坚定不移践行以人民为中心的发展思想，浙医二院倡导的"患者与服务对象至上"核心价值观，既呼应时代需要，亦敦促自身革故鼎新。比如，主动拥抱"数字变革""流程变革"和"效率医疗改革"，实现精细管理迭代的同时，又在千变万化中坚守质量与安全底线毫不动摇。这份坚守也得到了振奋人心的回响：连续 5 年名列全国三级公立医院绩效考核前 10 名；"自然指数"保持全球 50 强；国家自然科学基金项目数连续 4 年位居全国第二，连续 14 年领跑全国；综合病例组合指数（CMI 值）、四级手术量均居全国前列；荣获中国质量领域最高荣誉——中国质量奖。

独行快，众行远。浙医二院积极响应国家部署——促进优质医疗资源扩容下沉和区域均衡布局，在全国率先探索多院区"一体化、同质化"管理模式，率先实行"技术、管理、文化"同步下沉，敦本务实，为基层打造一支"带不走的医疗队"，医疗精准帮扶"台江经验"成为中国精准扶贫、东西部协作的典范。

浙医二院力争朝夕，亦长思远虑。

活力四射的浙医二院，正竭尽全力从"我需要世界"迈向"让世界需要我"。汇溪成海的行动让每个人信心倍增：担任二十国集团领导人第十一次峰会（G20 杭州峰会）多国元首定点保障单位；受欧美多国之邀输出捆绑式胰肠吻合术、经导管瓣膜置换"杭州方案"与"杭州瓣膜"、复杂心脏介入手术、儿童肝移植手术、微创甲状腺摘除手术等；成为海外医师首选的中国培训基地之一。

时光易逝，唯精神永存。从横大方伯"赁屋三楹"开启"济人寿世"征程，到如今横跨钱江两岸的多院区格局，浙医二院以利国利民之道浇灌自身成长，天长日久，积善成德，医学人文底蕴日彰，进而成为"中国医学人文典范"。步履铿锵的路上，我们记得老院长与小患者相互鞠躬这张老照片映射的医者情怀，记得"患者与服务对象至上"的立院之基，记得"科技创新，服务大众、培育新人、引领未来"的使命担当……

历史给予的养分，敦促我们再接再厉。

百年掠影，采英撷华，以图文凝结于这部《中国现代医院史话——浙江大学医学院附属第二医院》中。本书共6个篇章，记录医院155年的发展轨迹，还原一个充盈着活力、温度、底蕴、质感的浙医二院，一个为国为民、勇于担当、砥砺前行的浙医二院，在追忆中沉淀，在沉淀中启迪，在启迪中展望，在展望中励志。进而言之，经由一家大型公立医院的嬗变历程，折射出我国医疗机构不懈奋进和服务百姓的时代缩影，尤其是在百年大党先进思想和优秀经验的引领下，如何朝着世界一流医院的目标慷慨以赴，在高质量发展大道上行稳致远，成为增进百姓健康福祉"确因"。

解放路上，车水马龙，古今繁华。漫步在浙医二院的小花园中，绿水潺潺、芳草依依，两百余年前栽种的银杏树，如今绿盖如倾，掩映着红柱灰瓦、飞檐翘角的梅亭旧了又新，时光也忘了踪迹，但浙医二院的故事一直在延续，"济人寿世"的情操一直在绵延。

中国科学院院士、浙医二院党委书记　王建安

浙医二院院长

2024 年 6 月

目录 Contents

第三章　名医，传承不朽风骨

第四章　创新，厚积前行力量

第五章　显仁，实践医道初心

第六章 担当，播撒仁爱价值

附录

薪传，铸就百年名院

这是一段漫长的史话，重现了由广济医院到浙医二院一个半世纪的发展轨迹：经历了从无到有、从小到大、从落后到先进的巨变；经历了社会动荡、战争硝烟、政治风云的考验；在风浪中岿然不动，奋勇向前，最终造就了百年名院、卓越品质！

这是一段动人的传奇，一批中外医生，创办了杭州戒烟所、创建了广济医院和医校……倾授医术、治病救人。梅滕更、苏达立、瞿缦云、曾宝荪、牛惠生等闪耀着光芒的名字永远镌刻在浙江百姓的心中。

这是一段时代的乐章，浙医二院新一代医务工作者，合着祖国前进的节拍，像一个个音符，跃动在社会主义的大道上。在改革开放、学科联合、创业创新、医院管理、优质服务的"五线谱"中，走出浙江、走向世界，唱响优美的旋律和品牌的强音，创造辉煌的成就，实现自己心中的光荣梦想！

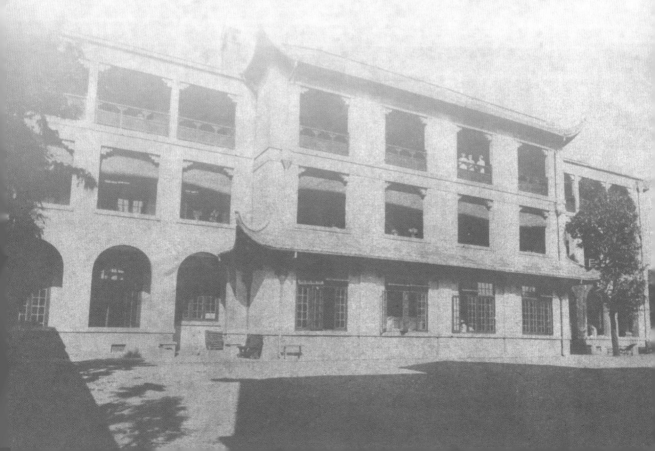

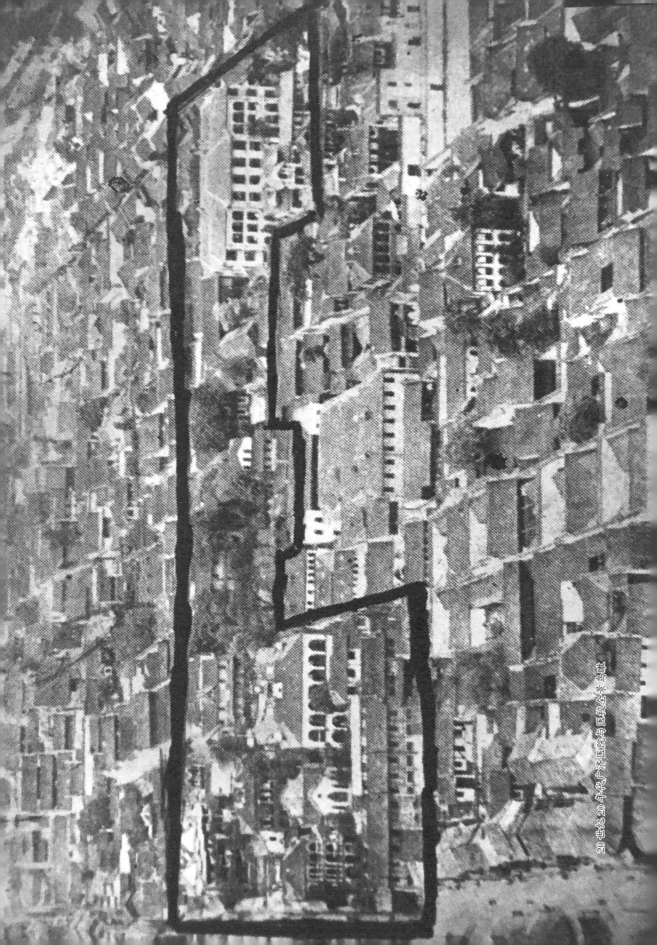

20世纪20年代广东医院与医学全景鸟瞰

百年名院的启程

第一次鸦片战争后，中英签订《南京条约》。1843 年，英国在宁波设立领事馆，1844 年 1 月 1 日，宁波开埠。1860 年第二次鸦片战争和 1864 年太平天国事件之后，杭州的局势渐趋稳定，传教士纷纷涌入杭州。伴随着这一系列事件的发生，杭州迎来了一大变化：英国等西方国家的教会医院逐渐在杭州"落地生根"。而浙医二院的前身——广济医院，便在这样的时局之下，如一粒种子，开始发芽萌蘖……

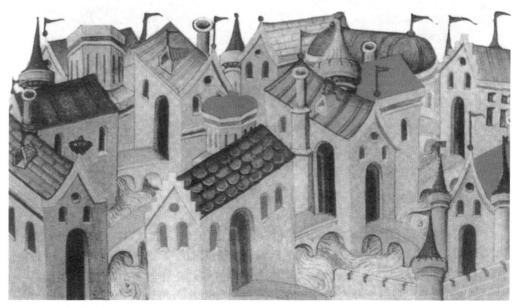

西方人想象中的天城——杭州

名院诞生的前夜

19世纪始，西方国家在中国的渗入日益显著，带来了深重的民族灾难，也给西方医学在中国的传播和发展带来了契机。

鸦片流入杭州之后，杭州也不可避免地出现了一部分吸食鸦片者。针对吸食鸦片者苦不堪言的现象，英国教会渐渐开始了医疗行动，设立了一些戒烟所，用西医技术救治患者。

英国教会在杭州的医疗行动要追溯到19世纪40年代。1845年起，英国教会以宁波、杭州为中心，逐步开展着医疗与教育事业。第二次鸦片战争和太平天国事件之后，杭州的局势开始稳定。1864年11月，英国教会传教士慕稼谷（George Moule）从宁波来到了杭州，在马市街附近租了房子，建立了一个布道所和传教士的住宅。

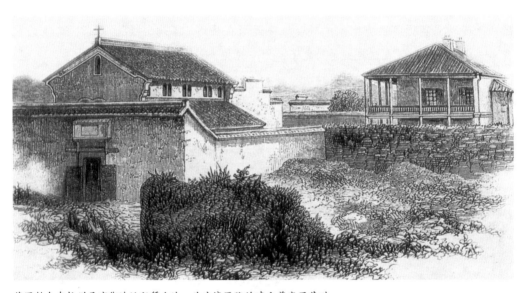

英国教会在杭州马市街选址租赁土地，为广济医院的建立奠定了基础

从戒烟所到大方伯医院

1869年，英国教会派传教士麦多士（Meadows）在杭州横大方伯街道租赁了平屋3间，设立杭州大方伯戒烟所（浙医二院始发于此），并主持戒烟所的工作，专治戒烟患者。此时的戒烟所狭小而简陋，仅有四间病房、十六张床位。1870年，杭州大方伯戒烟

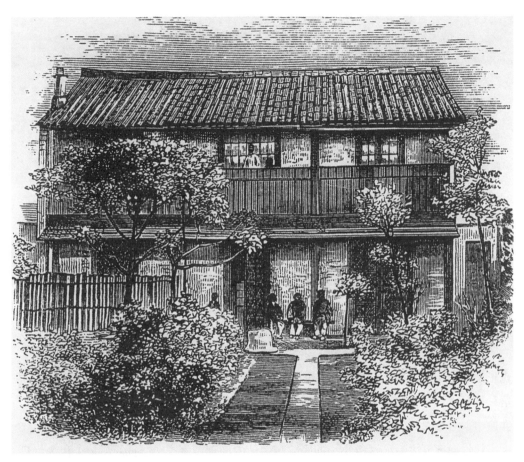

1869 年建立的杭州大方伯戒烟所

所改名为杭州大方伯医院，但其规模、功能等与原来的戒烟所未有多大变化。

1871 年，英国医生甘尔德（James Galt）夫妇乘邮轮来到了杭州，主持杭州大方伯医院的工作。随后，甘尔德又将杭州大方伯医院改名为广济医院。医院之所以改名广济医院，乃是取"广泽济世"一义，可谓寓意悠长。

来医院的患者，毒瘾发作时痛哭流涕、大叫大闹，难以控制。由于没有钱，他们都希望得到免费治疗，有些人甚至连饭也要医院提供。医院工作的艰难，可想而知。

但甘尔德医师耐心满满，坚持高效地进行戒烟与治疗，甚至让夫人也上阵帮忙，取得了不错的成效。每个月都有 15~18 名吸食鸦片的患者得到免费治疗直至出院。此外，每年还有患其他疾病的 4 000 余名门诊患者得到免费治疗。

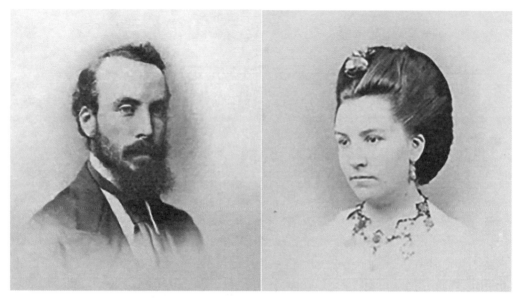

甘尔德夫妇

　　甘尔德医师和夫人在此工作了 7 年，兢兢业业。这对夫妻一心扑在了医疗事业上。也正是因为长期而繁重的工作，1879 年，甘尔德夫人积劳成疾，并且病情日益加重。在这种情况之下，甘尔德医师不得不辞去医院职务，陪夫人回国。不幸的是，甘尔德夫人在途中不治身亡。

　　甘尔德离开之后，这所小小的医院转由他的助理苗塞夫（Cephar Miao）代为管理。在麦克·法兰德博士（McFarlance，以前是苏格兰教会医疗管理办公室的管理者）的协助下，医院惨淡经营。

　　广济医院需要一个新的转机，等待涅槃蜕变。在往后数十年间，"广济"这个名称越叫越响，"广济"这块牌子越擦越亮，在中外医院史的名册之上熠熠发光。

1700 英镑和广济医院的扩建

　　说到浙医二院的前身——广济医院的蜕变，有一个人是起到很大作用的，他就是英国医生梅滕更（David Duncan Main）。为了改变广济医院只有三楹木屋的旧貌，使广济医院从小到大，他用自己的聪明才智和不懈努力，创造了中国医学史上的一个奇迹，也书写了一部他自己的人生传奇。

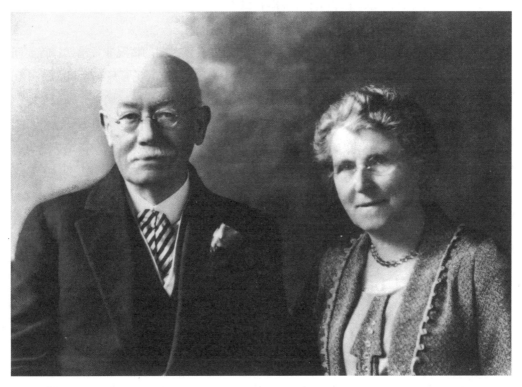

梅滕更夫妇

新婚燕尔远赴杭州

1856 年 6 月 10 日，梅滕更出生在英国苏格兰艾尔郡的一个村庄，他的父亲罗伯特·梅是一个磨坊主和商人。梅滕更在兄弟中排老三。1881 年，他在爱丁堡大学完成了为期 4 年的医学培训课程，取得了医学学历；这年 9 月下旬，他与弗洛伦斯·南丁格尔·史密斯（Florence Nightingale Smith）护士，在苏格兰爱丁堡的教堂喜结良缘。同年，他被英国教会派往中国工作。

1881 年 9 月 28 日，这对蜜月中的新人从英国南安普敦港乘邮轮启航，前往东方的文明古国——中国。经过两个多月海上的漂泊，夫妻二人于这年 12 月抵达上海外滩，在沪稍住了数天，又途经宁波，辗转来到了杭州城。夫妻二人受到了 1870 年来杭州的英国教会宣教士利夫·亚瑟·埃尔温（Rev. Arthur Elwin）和夫人的热情欢迎，并应邀进广济医院主持工作。

1 700 英镑扩建广济医院

1881 年，梅滕更主持广济医院工作，他上任后就发现医院的情况非常糟糕：首要问题是在医疗方面，当时的广济医院还是杭州大方伯戒烟所的老底子，只有 4 间病房和 16 张病床，没有药房，没有像样的医疗设备，甚至没有手术室。更糟糕的是，这栋木质结构的房子已经被白蚁蛀空了三分之一，极度不安全。其次在生活上，没有电、没有自来水，医生没有像样的宿舍。来医院看病的人极少，只有那些穷苦无告、生命垂危的患者才肯来，给医院的经营和发展造成了严重困难。

面对这些状况，梅滕更下决心通过努力改变它。他无时无刻不在努力着、期盼着有一所更大的医院。在与穆勒主教商量过之后，他把自己的想法告诉了教会，他请求拨款 1 700 英镑。主教认为他可能得不到这么多拨款，但是寄往英国教会的信件还是如期发出去了。他的坚持终于有了回报。

有一天，他处理完一批病历之后，觉得异常的疲惫，就回到家中，准备翻看从家乡寄来的信件。正当梅滕更打开一封信件准备细看的时候，一个电话打来，他便放下信件匆匆赶了出去。两个多小时后，他才回到宿舍，过了一小会儿工夫，电话又来了，他又不得不匆匆出门，那些信件就这样放在那里，没被来得及细看一眼。

精疲力竭的梅滕更正在吃他那顿拖了又拖的晚餐，梅夫人拆信，然后一封一封地念给他听。这时，他俩迎来了一个惊喜！当梅夫人拆开其中一封信时，信封里面忽然掉出来一张 1 700 英镑的支票，这是来自威廉·查尔斯·琼斯（William·Charles·Jones）基金会的——用于广济医院建造的费用。信的内容是同意建造新的广济医院，另外还有些捐款的承诺。这些对疲惫的梅医师来说，就像打了一针兴奋剂，所有的疲乏瞬间一扫而空。他立马起来制订计划，规划心目中的广济医院新院舍。"我明天就动工。"他说，"争取那块荒地。"

甚至，他都等不到第二天。他去睡觉的时候都带着他自己为新院舍所画的图纸。他一直相信，这一天肯定能到来，现在它终于在眼前了。

梅滕更来自英国，受父亲的熏陶，所以他非常懂得经营管理，他把申请到的 1 700 英镑的经费和他在医院经营中赚到的钱集中起来，投入医院新院舍的建设中。1884 年，位于马市街的广济医院新院舍落成。在举行新院竣工典礼时，英国公使、传教士和清朝官员、商人们等都前来祝贺。新院舍能让医生们更快地完成更多的医疗工作，而且有着更好的效果。新院舍规模并不小，有着健全的基础设施，可收治 75 名男性和 25 名女性患者，除了药房以外，还设有诊疗室、办公室、候诊室、接待室和礼拜堂。这时的广济医院，基本上已经是近代意义上的医院了。同时他还将老院舍修茸一新，新增了几个厨房和一个办公室，又重新开放，单独作为戒烟所。

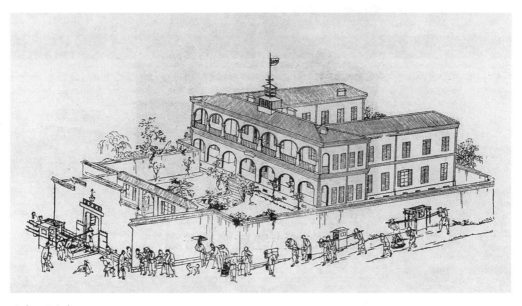

改建后的广济医院

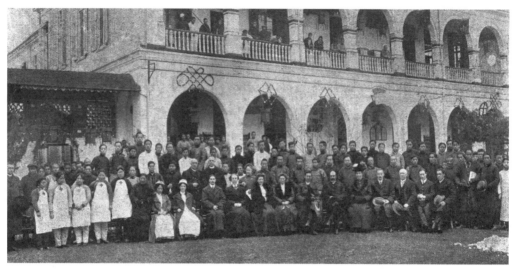

广济医院新院舍的开张吸引了各界人士的关注

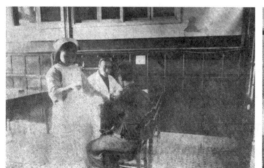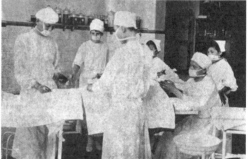

广济医院门诊部（左）和手术室（右）

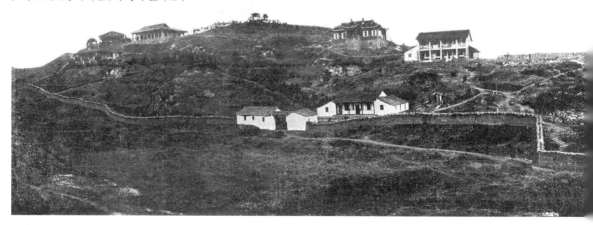

广济医院松木场分院全景

随着设施的逐步完善，医院也得到了社会中上阶层人士的认可，患者纷纷来广济医院就医。此后，医院又得到了不少国内的捐赠，装备了杭州最早的发电机、自来水塔、X线机（时称"广济三宝"）和救护车等，这在浙江是一流的。

信念与创新让医院不断成长

广济医院新院舍建成后，梅滕更并没有停止前进的步伐，他针对妇科疾病和一些容易传染的疾病，在院内和院外一些偏僻的地方开设了分院。

1892年，广济医院女医院落成，并成立了妇女疗养院。

1899年，广济医院西湖肺病疗养院成立。

1901年，广济医院产科病房成立，这是杭州最早的妇产科医院。

1914年，广济医院松木场分院落成，这是一所很有名的麻风病院。后来广济医院西湖肺病疗养院因发生环境纠纷，患者搬迁至广济医院松木场分院。

这些分院的建立，使广济医院如虎添翼，成为一所综合性的医院。

20世纪20年代初，位于马市街的又一所广济医院分院（花柳病院，具体地点就是今天的马市街175-177号宅院）建成。

梅滕更还在杭州城外建立临时医院，为当地群众治病。浙江莫干山是当时我国四大避暑胜地之一，不但风光秀丽，且以"清凉世界"著称于世，从1896年开始，外国人纷纷到此建房避暑。1910年，梅滕更也前往莫干山购地建房，地点选在炮台山，他在山

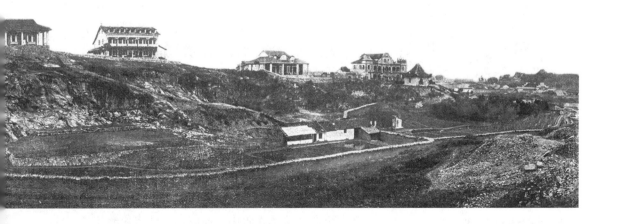

上修建了一座英国古城堡式的别墅，一时间成为了莫干山的标志性建筑，他和英国的医生、医院的中国高级职员都可来此度假。

同时，由于莫干山周边地区医疗条件匮乏，故梅滕更决定在山上开设临时医院，利用医生来此休假的时间，为百姓服务。1924 年夏天，广济医院莫干山临时医院开张，门诊室、外科室、病理室、药房等各种设施一应俱全。德清、安吉、孝丰、吴兴一带都有老百姓赶来看病。

冬去春来，周而复始。从 1881 年到 1926 年，在广济医院工作的 45 年间，梅滕更历经艰辛，勇于开拓，硕果累累。作为广济医院的奠基人，梅滕更对广济医院及浙江医疗事业的发展做出巨大的贡献。在长达 45 年的时间里，他本人在广济医院留下的印记清晰而不可磨灭，他给广济医院创造和留下的财富也是非常丰硕的。在他 70 岁退休时，广济医院总床位数超过 200 张，其中主院区 90 张、女医院 40 张、男麻风病院 18 张、女麻风病院 6 张、儿童病房 8 张，湖边的建筑就是之前提到的肺病疗养院，能够再接纳 60 名患者。

梅滕更的"医疗版图"，深深地扎根在了杭州的大地之上，枝干繁茂。细细琢磨这幅完成的"医疗版图"，不难看出梅滕更在其中超前的发展理念。医院建造分院在今天是个普遍现象，但放在时代背景里去看，以当时的医院常规样式，他是如何想到开创广济医院-医校-西湖肺病疗养院-松木场分院-莫干山分院-花柳病院等这一系列医疗机构的呢？在西医传到中国的初期，人才、物资样样都缺乏，他又是靠着什么把各个科室发展起来的？这个答案或许可以从下面一个小故事中找到。

《梅滕更在杭州》（*DR MAIN OF HANGC-HOW-HEAVEN BELOW*）记载，有一次，梅滕更按惯例带着一个助手出诊，目的地是与杭州城相距十二里（6 千米）的一个村庄，路上他们要坐船渡过一条河，不幸的是，梅滕更意外地落入水中，河底的流沙很快缠住了

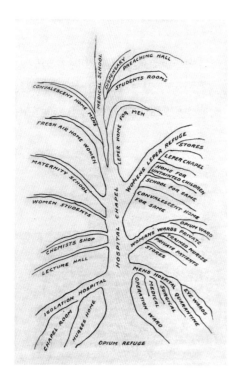

广济医院树状组织结构图

他的腿，情况非常危险。千钧一发之际，另一只船突然出现了。在大家的努力之下，梅滕更终于获救了。

助手看着他不住打喷嚏的样子不忍地劝他说："您回去休息吧，您已经感冒了。"

"回去？那患者怎么办？你只是我的助手，你可不能替我做手术啊！我没事的，快走吧！"梅滕更毫不在意。

就这样，他们在烈日下又徒步走了几千米，到达目的地的时候梅滕更全身衣服已晒干了。患者得到了很好的治疗，梅滕更却大病了一场。梅滕更从没为此有过一句怨言，反而为患者的康复而欣慰。惊险之后，每逢这个村子有患者，他仍然毫不犹豫地背起医疗箱前往……

FELLOW WORKERS WITH DR. MAIN
1881-1926

THE following doctors, nurses and other workers were attached to the Hangchow C.M.S. Hospital for a longer or shorter period during Dr. Main's forty-six years' work there. Some were doing splendid work for many years; while others, also doing splendid work, were for various reasons not so long, such as health, family, marriage, etc. Some joined up for service at the Front, Siberia and other war zones during the Great War.

1886. Dr. Hichin.	1917. Dr. Lasell.
1894. Dr. Kember.	1918. Dr. Hiltner.
1899. Dr. Babington.	1920. Dr. Dansey Smith.
1900. Mr. Morgan.	1921. Dr. Sturton.
1901. Dr. Beatty.	1921. Dr. Watson.
1906. Nurse Morris.	1921. Nurse Wetherell.
1910. Dr. Evans.	1924. Dr. Sergeant.
1910. Nurse Madden.	1924. Dr. Phyllis Hadow. N.Z.
1911. Dr. Strange.	1924. Nurse Bargrove. N.Z.
1915. Mr. Duncan Main.	1924. Nurse Brunt. N.Z.
1915. Nurse Emly.	1924. Miss Garnett.
1915. Nurse Bally.	1924. Miss Dixon.
1915. Nurse Curtis.	1925. Miss May.
1916. Dr. Carrington.	1926. Dr. Murray Webb-Peploe.

《梅滕更在杭州》中记载梅滕更在广济医院工作期间的同事名单

正是怀着这样一份信念，此后，在中国的40多年，他如同插上了强健的翅膀，飞越困难和窘状，为营造更优质的医疗条件，坚韧不拔地努力着，一步步走出困境。

除了信念，梅滕更也极富创新精神，他说过："没有，我们就引进；不能引进，我们就创造。我要把最好的给医院。"

虞心炎，浙江广济各科专门学校（以下简称"广济医校"）学生，在《浙江广济医药产三科五十周年纪念》中感慨：讲到那具体的广济，也经过了半个世纪的时间了，也做过了垦荒的苦工，也成立过医药产三科的学校，养成了十数百个（据统计广济学生有370多名）学生。在那个时期，广济医校和医院这样的规模和设备也是数一数二的了！

1926年12月3日，在广济医院奋斗了45年的梅滕更怀着对医院的深深眷恋和对杭州的爱，带着夫人回到英国家中养老。但他退而不休，经常到英国的一些地方演讲，向他们介绍中国、介绍杭州，介绍他在广济医院45年的奋斗经历。后来，他又挥笔撰写了一本回忆录——《梅滕更在杭州》，书的前三分之二写杭州的历史名胜、西湖十景，后面三分之一写杭州医学的回顾。他和夫人都难忘中国、杭州、广济，还有那美丽的西湖。

1934年8月30日，梅滕更在英国不幸因病去世，享年78岁。他在广济医院所做的一切，都已变成一段辉煌的历史。

从宝石山到宝云山的曲折之路

　　人生的道路往往不是平坦的，更不是一帆风顺的，而且是非常曲折的，甚至会经常遇到各种艰难险阻，这就需要人们以积极的态度去面对，奋力排除万难，才能取得胜利。对梅滕更院长来说，他不远万里来到中国，在人生地不熟的杭州，既要行医又要创业，这当中肯定会遇到各种问题，甚至会碰到各样的困难和挫折。

在宝石山上，创建肺病疗养院

　　宝石山原称巨石山，山多奇峰怪石，地处杭州西湖之北。山高 78 米，因山体属火成岩中的流纹岩和凝灰岩，含氧化铁，呈赭红色，在日光映照下，如流霞缤纷，熠熠闪光，似翡翠玛瑙一般，因此取名宝石山。在西湖新十景评选中，被命名为"宝石流霞"。现在我们在山上看西湖像明镜一片，白堤似玉带一条，杭城风景如画，令人心旷神怡。

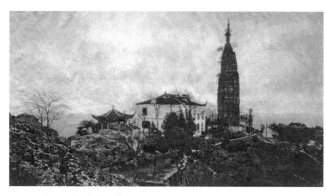

宝石山上的西湖肺病疗养院

　　有一次上宝石山游览时，梅滕更发现宝石山上空气流通，且阳光很好。但当时的宝石山属杭州的荒山，保俶塔也因年久失修破旧不堪，上山游览的客人极少，他却感到这里非常适合肺病患者疗养，因他们需要隔离和清新的空气。

1895年冬天，当梅滕更以建肺病疗养院的名义，与宝石山上的保俶寺和尚怀仁签下租地3块（共计6亩5分2厘，约4 347平方米）的时候，一座小型医院的轮廓已在他的脑海中构思成熟了。

梅滕更租到土地后，马上在四周建起围墙，此后，他又在北山街旁的大佛寺周围继续圈地达30余亩（约20 000平方米）。一时间，保俶塔两旁洋房林立，变了旧日的模样。

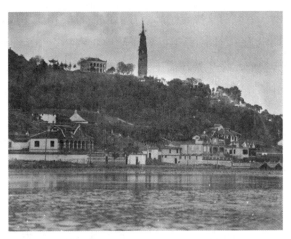

远眺西湖肺病疗养院

转眼间到了1899年，宝石山上、保俶塔下竖立起了两幢房屋，一幢是二层五开间的西式洋楼，另一幢为砖木结构的中式楼房。两座楼房一大一小，一西一东，围绕着保俶塔，形成了杭州海拔最高的一座医院，并且十分适宜肺病患者的治疗与休养。于是，这座医院就定名为西湖肺病疗养院。

西湖肺病疗养院的风波

在西湖肺病疗养院使用了数年后，杭州的一些士绅和钱氏族人以西湖为风景名胜之区，而保俶塔系钱武肃王时代所建，已有千年历史，更为古迹所在，不能在其旁设立肺病疗养院。且肺病属传染病，疗养院房子的阴影投射在保俶塔上，影响了杭城的"风水"，要求浙江地方官吏与广济医院交涉，予以拆除或由官府收回。

1909年1月，由浙江洋务局总办王丰镐出任中方交涉使，与梅滕更交涉，要求收回土地及房产。王丰镐还赴沪与英国驻沪总领事磋商，并照会英国驻杭领事。双方经多次协商，1911年6月，由浙江官府回购广济疗养院所房产，补偿医院有关建筑费用；广济医院将所有的土地契据共21件，连同已建病房和医院的树、花、石雕等全都转交给官府。

西湖肺病疗养院这所西湖旁山上最早的医院被浙江省政府收回后，最初拨给陆军病院使用。但因山顶无水源，可容休养病员的床位不多，该院一直未曾加以利用。1932年，浙江省政府又决定把肺病疗养院旧址转租于中国经济学社，作开办经济图书馆之用，租期定为30年，每年仅象征性地收取租金1元。不久，浙赣铁路局成立，在山下办公，经协商此楼免费转借于浙赣铁路局使用。杭州解放后，此屋失于维修，被白蚁所毁，只好拆除，如今已全无影踪了。

宝云山上，国内设备最好的麻风病院之一

宝石山上的西湖肺病疗养院关门了，梅滕更把眼光瞄向了附近的宝云山。宝云山坐落在葛岭初阳台东北、宝石山北边的松木场一带。据传：宋代文学家苏东坡，遍饮寺庙香茗，与杭州宝云山僧怡然相交甚密，怡然方丈以宝云山所产的白云茶与之共品。另据明代陈耀文《天中记》记载："杭州宝云山产者名宝云茶，下天竺香林洞者名香林茶，上天竺白云峰者名白云茶。"

经过深思熟虑，梅滕更在宝云山上置地200余亩（约133 333平方米），开办了麻风病院，因此地与杭州松木场相连，所以也称广济医院松木场分院。当时肺结核、麻风和梅毒这三大慢性传染病，是世界上的"不治之症"。其中，麻风病由麻风杆菌引起，主要侵犯人体皮肤、神经及内脏等器官，一旦得病，神经末梢坏死，导致毁容、残疾，甚至死亡。因此，人们都远离麻风病患者，一旦看到就像见到瘟神一样，设法将其赶到深山里自生自灭或隔离一辈子。20世纪初，杭州曾流行过麻风病。广济医院保存的病例档案，见证了杭州麻风病流行病史。

作为一位医生，梅滕更对麻风病患者是非常同情的，他一直致力于收治麻风病患者，并且不断提高治疗水平。1921年，英国医学博士苏达立（Stephen Douglas Sturton）受教会派遣来到广济医院，他与梅院长一起"两手抓"：一手抓援助，争取到英国国际麻风救济会的援助资金，大大改善了病院的环境设施；一手抓人才，先后请了不少世界著名的麻风病专家来杭工作。

1914—1930年，广济医院松木场分院在宝云山的山岗或山坞间陆陆续续建起了11幢别墅式房屋。整个建筑群由东往西，沿山脊线错落布局，坐北朝南，采光良好，通风极佳。其建筑功能分别为门房、男麻风病院、圣约翰教堂、女麻风病院、职工疗养院（男清气院）、男隔离病院、女隔离病院、医生别墅、女肺病院、女清气院及附属用房（现已成为杭州桃园新村的一些居民和单位的房产）。这些房子都由一条山麓南侧的通道相连接，并有若干条山道贯穿南北，供上山下山之用。

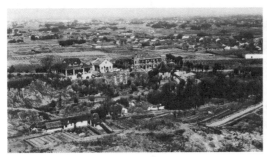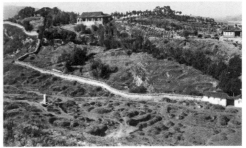

宝云山上的麻风病院

在当时，这是国内最好的麻风病院之一。久仁荒郊亦为家，广济的医护人员和麻风病患者，就以此为家了。广济医院医治麻风病，本着公益慈善原则，其《事务规则》记载："麻风病一症，酷毒非常……患者以贫苦人为多，衣被药食，皆由本院施送，不收分文。倘有愿出饭金者，则充为本院膳费。"

在梅滕更院长退休前，每年圣诞节，他都会亲自到麻风病院看望患者，与大家一起吃饭、合影，人人都穿得很整洁，有的因麻风病致残的患者还拄着拐杖走出来。梅滕更院长还会给患者分发一些圣诞礼物，让大家过上一个愉快的节日，这对麻风病患者来说也是莫大的安慰。

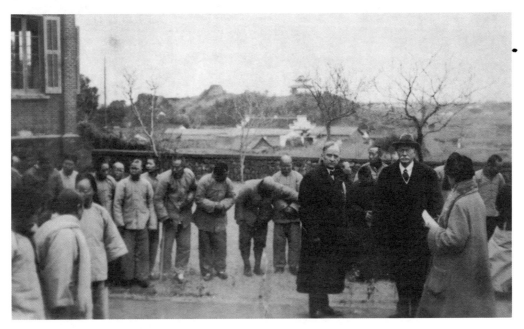

梅滕更在麻风病院看望患者

第一章·薪传，铸就百年名院

影响深远的广济妇女医疗工作

    人的一辈子与"生、老、病、死"这四个字密切相关。中华人民共和国成立后，国家提倡男女平等，妇女的地位显著提高。与此前形成极大差别的是：由于长期处在战乱之中，经受多次外敌入侵和内战的中国，国力赢弱、民众贫穷、医疗卫生条件非常落后。加上受封建思想的影响，当时妇女的地位很低。在妇科病治疗、孕妇生孩子等方面，经常出现各种乱象，危及妇女及产儿的生命安全。

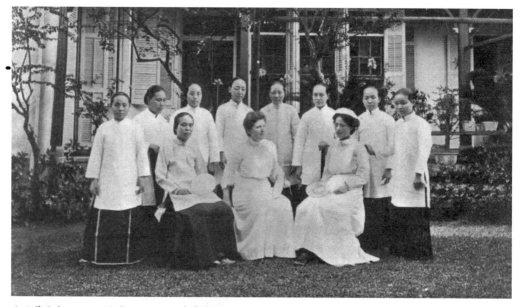

出于尊重中国习俗，广济女医院里所有雇员均为女性

梅夫人，广济妇女事业的缔造者

广济女医院与产科学堂的创建，与广济医院院长梅滕更的夫人弗洛伦斯·南丁格尔·史密斯有着密切的联系。

弗洛伦斯·南丁格尔·史密斯出生在英国上流社会的一个大家庭中。她的父亲是格兰顿船王大卫·丁沃尔·史密斯（David Dingwall Smith）先生，她的母亲麦克·维卡上校（Captain McVicar）是一名注册护士。

非常有趣的是，麦克维卡上校身为注册护士，在年轻时她就为世界护理事业的创始人和现代护理教育的奠基人弗罗伦斯·南丁格尔（Florence Nightingale）的故事所吸引，当女儿出生时，她就以这位心中所崇拜偶像的名字给女儿命名，并许下了一个愿望，希望她的女儿也能成为一名出色的护士。

1881年9月下旬，弗洛伦斯·南丁格尔·史密斯女士与梅滕更先生在爱丁堡举行了婚礼后，9月28日这对新婚的夫妇就在英国南安普敦港告别了他们的家人，起航前往中国。

夫妇俩进入广济医院后，梅滕更担任院长和主治医师，梅夫人主要是配合先生当护士。在短短的几年后，梅夫人不仅能听懂普通话，还能听懂杭州方言，她平时从一些女患者口中了解到、在杭州市井中看到一些与妇女治病与生孩子相关的情况，她觉得这是非常有害妇女身心的，所以便向梅滕更院长反映了这些情况，并建议他开设加强妇科病治疗和产妇接生方面的院所。

土法接生，危险多

梅夫人到底了解到哪些情况呢？由于当时医疗卫生条件非常差，孕妇生孩子主要是靠"接生婆"的土法来接生，这些民间的"接生婆"多为有些接生经验的中老年妇女，她们没有像样的医疗器械，也没有相关的药品和消毒纱布等材料，更不懂得医疗知识，而是常用一把剪刀、一盆热水、一包土布作为接生用具。碰到产妇生产比较顺利的，她们一剪刀剪断脐带，再把新生儿洗一洗包起来就算完事了。

如果产妇遇到难产等问题，"接生婆"除了强拉硬拽便没有别的办法了。因此，那时候产妇和产儿的死亡率都较高，母子双亡的惨状也不鲜见。

由于"接生婆"在接生时没有消毒用具，最通常的做法是把剪刀放在热水中泡一泡，或放在火上烤一烤，消毒不严，所以有些产妇和新生儿会受到病菌感染，出现各种炎症，严重的也会导致死亡。

还有些妇女在生妇科病时，由于无钱治疗，而采取一些迷信的方法，诸如请"神汉""巫婆"搞所谓的捉鬼驱魔，口中嚷嚷"天灵灵、地灵灵，神仙下凡捉妖精"，却导致轻者被骗钱财，重者耽误治疗时机，严重的最终不治身亡。

妇幼儿童的守护者

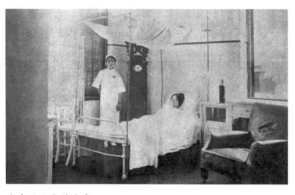
广济医院产科病房

1882 年广济医院的年报数据显示："住院人数，男患者 182 人，女患者医报未载。……门诊人数，男 2 200 人，女 495 人。"由此可见，自 1882 年开始，广济医院门诊就已经开始接收女患者，梅滕更在 1888 年的医院报告中称："医院的女患者已经成为我们常规的治疗工作。"

1894 年，对于杭州的女患者而言是十分重要的一年，梅滕更出于广济医院男女同在一处治疗而多有不便的原因，将女医院专门独立出来。"西医梅滕更，在横大方伯开设广济医局已十有七年，病者入此室无不悉心医疗，每人月收膳资洋银二元，医药所需皆由院中捐给。院例每逢礼拜二五为施诊之期，着手成春，其效甚佳。兹梅君以病室虽分男女，终嫌屋宇毗连，因筹赀令造洋房一所，专留妇女之就医者。一切章程均如其旧，诊病调药均由梅夫人、张氏主持。"

在 20 世纪初出版的一本《远东妇女工作》杂志上，曾刊登了梅夫人的一篇题为《在杭州创办的新事业》的文章，介绍广济女医院和产科学堂成立时的一些情况。现将此文摘录如下：

我们这些年一直特别希望能够创建一所妇产医院和培训学校，为了许多中国妇女的利益，她们在同乡无知妇女的手里受了好多苦，考虑到急需有人做这项工作。然而这项工作在去年还显得不可行，直到杭州一些主要的上流社会的人物请我们开办并监督这项机构，答应出资 500 美元用于帮助修缮并建造一栋可以用于多种急救项目的大楼，并每月出资 100 美元用于开支。

机构的运作，将在我和梅医生的掌管之下，规则也起草印刷出来了。宣布医院开办和学校开学的宣传单贴得满城都是，邀请学生提交培训申请，在总医院报名。

入学考试那一天是 1906 年 7 月最热的一天，我们和来帮忙的中国女士都会记得，所有的报名者聚集在用来考试的医院小礼堂里。她们早上很早就到了，到 9 点的时候报名的 51 个人都来了……其中一些人表现出了悟性、热情，很愿意做护士和助产士工作。我们从这些人里选了 28 个人，希望她们中的一些人经两个月学习后能通过要求的初级考试。

10 月 5 日，学生入学；10 月 9 日，学校正式开学……老师教她们如下课程：初级解剖学、生理学、保健学、热带病学和产科学。通过两个月的考试后，她们参加了口试，结果令人满意。然后我们决定让她们继续接受接下来 18 个月课程的学习。接下来的时间要求她们学习，听讲座，照顾患者。最后留下来的 14 个人对工作很感兴趣，对未来的事业很有抱负。

…………

我们给女患者布置了 5 个病房，一间手术室、一间报告厅、一间护士长室，这些就构成了医院的全部。学生的宿舍在另一栋楼里，厨房、饭厅和库房也在她们自己的一栋楼里。这么多人这些楼是不够容纳的，我们希望有资金时再建一些楼。

患者来我们这里看病是免费的，尽管刚开始没有什么人光顾。中国盛传的一种迷信说法是"女人只能待在自己家里"。然而，这些说法随着环境也会改变。当在这个妇产医院能免费住一个月时，一些很迷信妇女的偏见也会给贫困的状况让位的。不仅有最穷困的人来我们医院，一些家境较好的人也会感激地给我们的服务送来捐款。

一个月前，我们在《杭州白话报》上刊登了一则通告，告诉那些有关的人，我们准备让学生去医院外接手病例。这一通知发出后的结果是我们忙碌了一段时间，许多人要求服务。我们把学生两个两个送出去，在每一次救治中，她们都能用氯仿麻醉，使用器械，只有一次是一个医生被叫了去。出诊两三次后，她们就能够用人工呼吸使婴儿恢复生命，这让父母和学生自己都感到既高兴又满意……

广济女医院和产科学堂由梅夫人亲自管理并担任主任，专门开设了妇科病治疗和产妇的接生业务，广济女医院内配有护士长和多名护士，还有一个经梅夫人亲自训练的药

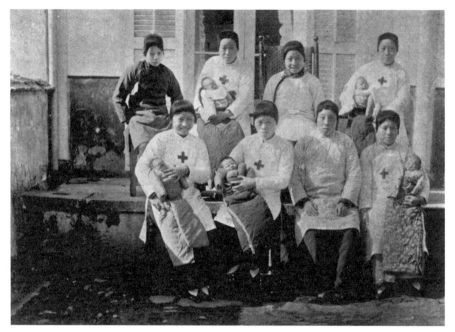

广济医校培养的产科医生和助产士

剂师。妇女到这里来治病疗养，孕妇可以来这里生产，不会发生像民间"接生婆"土法接生时的那种情况，母婴都能得到医疗保护，受到了妇女们的赞扬。

翻开广济医院 1931 年的档案，其主要职员中，登记在册的产科教授就有来自英国的梅滕更、薛清，来自美国的陈西美，来自加拿大的沙近德、赫度等人。在那样的时代，广济产科学堂的配备不仅有优良的硬件设施，还具备了国际化的师资力量。同时，还培养出了一批有爱心的医护人员。因此，广济的女医院和产科学堂，称得上是当时浙江最早最好的女医院和产科学堂。

本校歷任教授講師職員表

姓名	貫籍	職務	略歷
梅勝更	英國	校長兼內科產科教授	英國愛丁堡皇家大學內外科學會會員
薛博濟	英國	內科外科教授	英國皇家內外科學會會員
白平頓	英國	內科外科教授	美國費城北大學醫學博士
葛思德	美國	教務長兼內外科產科教授	美國費城北大學醫學博士
文思濟	英國	教務長兼內外科兒科教授	英國愛丁堡皇家大學醫學博士內外科學會會員皇家
裴約翰	英國	內科外科教授	英國愛丁堡皇家大學醫學博士內外科學會會員地理學會會員皇家
施仁傑	英國	教務長兼外法醫學教授	軍醫院軍醫正
柯林登	英國	外科皮膚花柳科教授	英國晉堡大學醫學博士
赫林	英國	內科外科教授	美國哥倫比大學醫學博士
賴寶靈	美國	內科外科教授	醫學士內科學會會員
陳西美	美國	教務長兼內科產科主任診斷藥科外科	許內科醫師本科皇家內外科學會員及特
華德生	英國	藥學教授	英國哥倫比大學文學士醫學外科
莫爾根	英國	內科病理愛克司光教授	學會會員許內科醫師
梅霑亭	英國	化學教授	英國愛丁堡大學學士

姓名	貫籍	職務	略歷
蘇達立	英國	教務長兼內科病理愛克司光教授	英國哥倫比大學文學士醫學外科學會會員許內科醫師
沙匠德	英國	婦科外科教授	
葛耐德	英國	婦科內科教授	
謂信	浙江	校長兼外科教授	醫學士
劉銘之	浙江	眼耳咽喉鼻科教授	醫學士
畢緒豐	英國	解剖生理教授	醫學士內科學學士
張鎬新	浙江	胎生學教授	文學士醫學士
張崔度	浙江	教務長兼化學教授	廣濟醫學士
劉永齡	浙江	病理學兼化學教授	廣濟醫學士
林洞奇	福建	生理學教授英文教授	廣濟醫學士
夏葵鵠	福建	生理教授	廣濟醫學士
鍾更生	浙江	織組解剖教授英文教授	廣濟醫學士
鍾紹恩	浙江	校醫解剖教授	廣濟醫學士
余組恩	浙江	細菌教授	廣濟醫學士
朱延徐	浙江	解剖外科教授	廣濟醫學士
張星一	浙江	解剖外科教授	廣濟醫學士

姓名	貫籍	職務	略歷
潘兆豐	浙江	內科兒科教授	美國密歇根大學文學士醫學博士
楊會翔	浙江	衛生學教授	廣濟醫學士
阮其煒	浙江	教務長兼內科病理教授	廣濟醫學士
陳志莊	浙江	眼科外科助理教授	廣濟醫學士前任北平協和醫院眼科副醫師
楊俠	浙江	解剖教授	廣濟醫學士前任北平協和醫院眼科副醫師
張壽山	浙江	兒科內科教授	廣濟醫學士
傅維德	浙江	細菌組織教授	廣濟醫學士齊魯大學病理學專科北平協和醫院
吳壽眉	浙江	生物學教授	廣濟醫學士前任法國華工醫院醫師
孫邦彥	浙江	藥學教授	廣濟醫學士美國聖尼大學醫學博士眼科花
張信塔	浙江	眼科花柳科教授	柳科領袖
陳國達	江蘇	解剖病理教授	廣濟醫學士陸軍軍醫學校教官
朱奉揆	浙江	教務長兼診斷胎生學教授	廣濟醫學院病理專科修業
金丕揆	浙江	生理教授	廣濟醫學士
孫承謀	浙江	婦科教授	廣濟醫學士
黃凌章	浙江	產科主任	
島樹德夫人	英國	英文講師	
梅龍更夫人	英國		文學士

姓名	貫籍	職務	略歷
吳督甫	浙江	校長室秘書及國文教授	理學士
范希葵	浙江	物理學講師	文學士
曹光裏	浙江	英文講師	文學士
梅德生夫人	英國	拉丁文講師	理學士
周煜生	浙江	物理講師	理學士
狄克遜	英國	英文講師	理學士
陳寶良	浙江	英文速記講師	
沈慶田	浙江	動植物學講師	
陳傑	英國	物理教授	
蘇仁煜夫人	英國	內外科教授	英國皇家大學內外科學會會員
沙匠德夫人	英國	化學醫化學教授	文學士
施仁煜夫人	英國	英文講師	英國皇家大學內外科學會員
周智渥	浙江	衛道學講師	理學士
林秀元	浙江	衛道學講師	環學士前任倫敦大學化學教授
孫祥僧	浙江		

上列表中間未全備以本校自十六年以後案卷散失無從稽考謹多遺漏務祈教過諸位見諒
編者謹

1931年广济医校历任教授讲师职员表

广济医校，现代医学人才的"摇篮"

　　无论哪朝哪代，大到一个国家，或者小到一个单位，要干成大事，不仅需要雄厚的财力，人才更是重要的因素之一。广济医院也是如此，该院在医疗事业进入快速发展时期，遇到了医护人才不足的情况，广济医校便应运而生了，成为中国近代创办最早的西医学校之一。而此时，国内西医学教育正处于萌芽期。

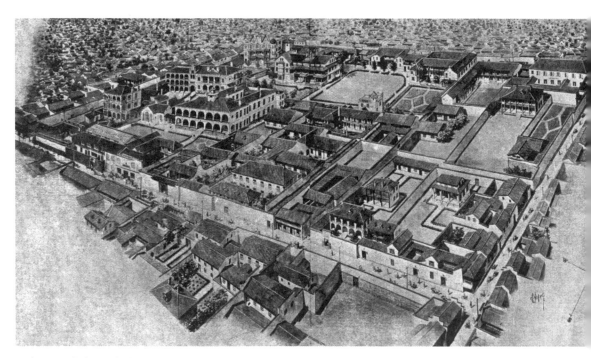

广济医校及广济医院鸟瞰图

培养本土化的人才

在梅滕更院长等人多年的积极努力下，广济医院的规模得到快速扩张，硬件设施显著改善，并在浙江及周边地区打响了名气。除了杭州本地，还有许多患者慕名从外地来看病，这也使广济医院出现了医务人员严重缺乏的问题。梅滕更夫妇等一批医生及护士就像车轮子一样连轴转，有时晚上只能睡几个小时，就得起来给患者看病或护理，大家都在打着一场又一场的"疲劳战"。

1881年，在梅滕更到广济医院之初，几乎每天都繁忙给人看病，所以他便开始招收实习学生。当时应征的有3人，在他身边学习医术并做些辅助医疗工作。其中，有位叫张集成的实习生，当年曾在香港与孙中山在同一所医院学医，医疗水平较高。这批学生在后来被称为"广济医科特届生"。

广济医院扩张后，需要的医务人员数量剧增。梅滕更院长也多次向英国教会申请，要他们为医院再派些医生来，但得到的答复是教会一般给一所医院派遣的医生只有几名，没有能力一次向一家医院派遣几十名医生，更何况英国的高校也不可能一下就培训出这么多的医生来，不能完全依靠教会。因此，梅滕更院长便打算创建广济医校，尽快培训医学方面的中国学生，向他们传授西方的医疗技术，以解决医护人才缺乏的当务之急。

创办广济医校

1884年，梅滕更倡议创设医校，教授中国学生。由于当时广济医院人力物力缺乏，他们便因陋就简，利用医院剩余的几间房屋，作为广济医校的校址，分别设置了课堂和实验室。同时聘请有教学经验的希考基（S. Hickin）医师专任教务兼任诊务。梅滕更院长及医院里的一些水平较高的医师，在医疗之余，也会去给中国学生上课。1885年，广济医校招收第一期学生，入学时规定"品行端正，身体强健，年在二十岁以上三十岁以下，曾在中学校毕业者或具有中校毕业同级之程度者方为合格。"入学时要参加考核，考试科目为"国文、英文、数学、生理学以及化学，同时还要体检。"医校学制设为五年，"本校分设预科本科。预科一年毕业，本科四年毕业。"计有刘铭之、张葆庆、吴筱谷、王家祥、徐亦庄、杨锡恩、陈子陶、廖忠培、阮恩荣、张斯贵这10人。这一届学生在1889年毕业，后来全都成了西医药界的精英骨干力量。1904年，广济医校产科招收第一批女学生，有沈惠英等同学。1906年，设立广济药学堂，梅滕更自兼校长，以莫尔根为教务主任，招收第一届药科生，这是中国近代创办最早的药科学校。

　　从1890年到1905年这15年间，广济医校陆续招收了刘铭新、包金琳、林洞省、杨怀德等四届医科学生。在这期间，广济医校于1894年聘请葛崇德（Arthur Thos Kember），于1899年聘请巴斌特（N. Barbington）来杭，参与《医方汇编》和《西医产科心法》等课本的编译工作，大多是在这个时期忙中偷闲编译出来的。广济医校也相继配置好了较为完备的生理实验室、化学实验室、病理实验室等硬件设施。同时，还提出了校训，创作了校歌，设计了校徽。

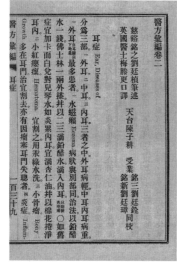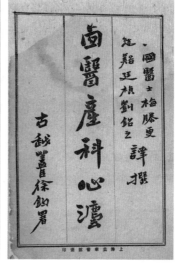

《医方汇编》（左）和《西医产科心法》（右）

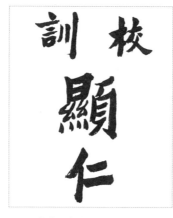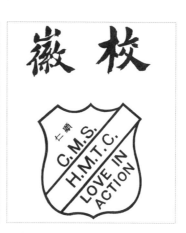

广济医校校训　　　　　广济医校校徽

校 歌

C. M. S. Medical Training College

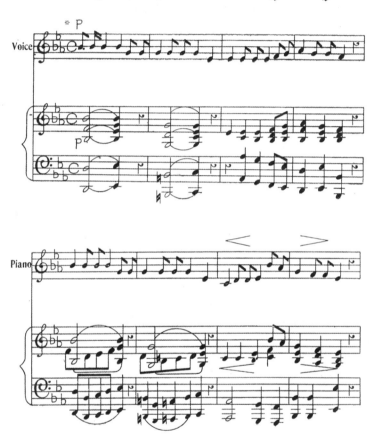

今日浙医二院的院歌改编于广济医校校歌的曲谱

在广济医院各项业务的顺利发展下，广济医校已经具备与医院分立的足够条件。经过充分的筹备，广济医院与广济医校于 1906 年分立成两部。大方伯的屋舍划分为广济医校部，标名"广济医学堂"（辛亥革命后改称广济医学专门学校），梅滕更院长兼任医校校长，又聘请了莫尔根（H. B. Morgan，1900 年来杭）、斐德·约翰（J. O. Beatty，1901 年来杭）、文思济（G. J. Evans，1910 年来杭）、柯达士、刘铭之、刘铭新、林洞省、朱延益、楼会翔、于颂恩等为教授，另由刘铭之、刘铭新、林洞省、于颂恩等担任会计、文书、管理等职务。同时，广济药学学堂（后改名为广济药学专门学校）由莫尔根担任主任，广济产科学堂（后改名为广济产科专门学校）由梅夫人担任主任。广济医校就这样先后诞生了。

枝繁叶茂，影响深远

1911 年，梅滕更校长在英国休假结束返回杭州的时候，特地从英国伦敦添购了许多关于医疗诊断和电疗的器具，供学生实习之用。学校装备了引擎发电机等先进设备，院校的设施开始变得现代化起来。1913 年，医校招收了陈闻达等第八届学生，并聘请了一大批教授。

1913 年，正规的中国医学教育开始成形。这一年，颁布了医学专门学校规程。此后，政府对教会医院采取了维护主权的办法：不得以传播宗教为宗旨，校长、董事会成员必须有中国人。政府还设立了医学教育委员会、护士教育委员会。

1917 年，广济护士学校（以下简称"护校"）成立。人才和设备的补充，使得学校的条件越来越成熟，于是在广济同学会的倡议下，信心满满的梅滕更校长开始积极筹备学校的立案。1917 年，梅滕更校长与虞心炎先生一起将所有资料文件呈报政府，申请办理立案手续。同年底，由学校呈请浙江省政府上报北京教育部立案，翌年就获得批准。广济医校的立案，开创了全国教会学校向中国政府立案的先河。

广济医校立案的成功，使得全校师生都为之振奋。众人更增加了对提高医院和学校教学水平的盼望。而这第一步，便是筹建新校舍、给学校添置更多现代化设备。为了扩建医校新校舍，作为校长的梅滕更回到他的祖国募捐，声言如募不到 10 万元决不回来。经历了五六年的时间，梅滕更校长终于募集到了 14 000 英镑。其中 4 000 英镑，是梅校长在这些年间四处奔走募集而来，而另外 1 万英镑多亏了麦克雷（Ebenezer Maclay）勋爵夫妇的慷慨捐赠：为纪念在一战中于 1918 年在法国阵亡的儿子，他俩当场认捐 1 万英镑，相当于 10 万元大洋。因为他儿子生前曾在一封信里说，使命似乎在召唤他成为一名医学传教士，他很愿意走上这条路。父母支持梅滕更校长在杭州办医校，正是对儿子的最好纪念。

建医校款项好不容易凑齐后，新校舍于 1923 年在旧校舍原址兴工奠基。次年落成的新校舍为三层洋楼，其中有大小课堂十余间，还有图书馆、物理实验室、生理实验室、化学实验室、病理实验室、生物实验室等。寝室、浴室都有安装自来水等设施（当

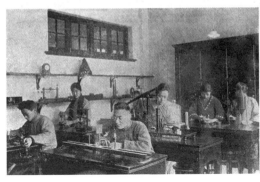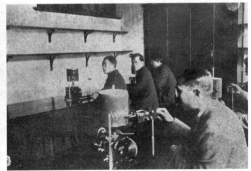

物理实验室（左）、生理实验室（右）

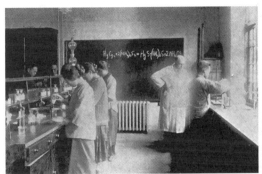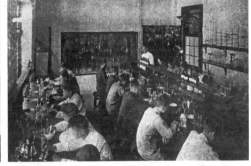

有机化学实验室（左）、无机化学实验室（右）

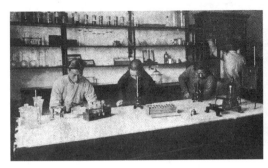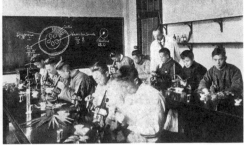

病理实验室（左）、生物实验室（右）

第一章·薪传，铸就百年名院

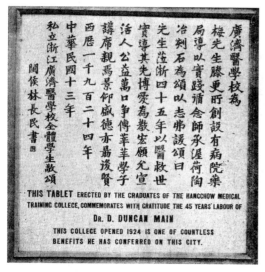

新校落成纪念碑

时杭州还没有自来水），是当时中国一所规模宏大、设施完备的著名医校。著名教育家陶行知先生年轻时曾入此校就读。

广济医校新校舍落成揭幕当天，在杭城的中外名流士绅和广济的毕业生纷纷前来参加盛典，场面热闹非凡。新医校落成的大理石碑文，是由著名诗人、建筑学家、一代才女林徽因的父亲林长民先生挥毫题写的，他在碑文中赞颂梅滕更校长："先生莅浙，四十五年，以医救世，实导其先，博爱为教，宏愿允宣……"梅校长对来宾说："感谢大家的厚爱，我觉得自己受之有愧。构筑最有价值人生的，不是名声，不

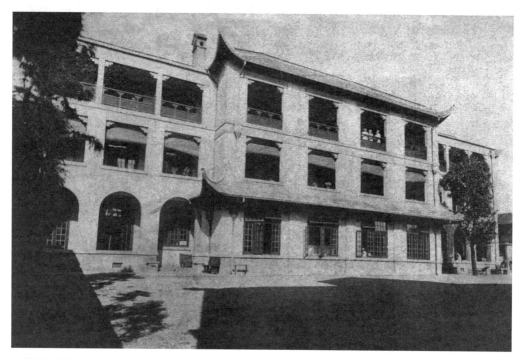

广济医校新校舍

是大理石板，不是财富，也不是地位，而是奉献……"

1925 年五卅运动后，各地工人学生掀起反帝大浪潮。6 月 1 日，杭州在中共地下组织的领导下，发动全市罢课、罢工、罢市及各种集会宣传活动，举行全市大游行以示抗议，并组织"杭州市五卅惨案后援会"主持其事。当游行示威队伍经过广济医院门口时，由于广济医校不允许师生参加爱国活动，广济学生大为激动，这成为后来部分广济学生离校的导火索。6 月 6 日早上 7 点，医、药、产三科的学生全部离校。

为解决广济离校学生的善后问题，浙江省立医药专门学校（即浙江医科大学前身）和广济医校召开了两校联席会议，商

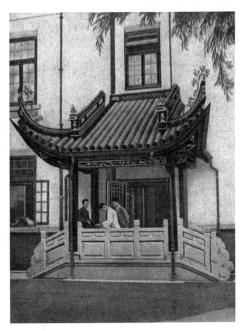

广济医校的中式门廊

议由浙江省立医药专门学校添设医、药特班和护士特班（时称"六六特班"）6 个班级，接纳离校的广济医校医、药两科学生入学，并由广济医校原有教员执教。同日，创立浙江省立女子产科学校，接收脱离广济医校的产科学生和助产士。至此，浙江省立女子产科学校正式成立，由省教育厅主管，是我国最早创办的公里医药卫生学校之一。

"六六特班"事件使广济医校受到了很大的冲击，广济医校医、药、产、护四科由此停止招生。1927 年，当北伐的战火蔓延到杭州，广济医院及医校遭到不法分子入侵，经由英国领事馆出面请浙江当局封存保管后，广济医校也因此停办，结束了其历史的使命。

广济医校自 1881 年招收特届生，至 1927 年停办。纵观其历史，从广济医校毕业的医科学生，先后共十一届，约 160 人；药科共九届，70 余人；产科十届，142 人。三科毕业生共 370 余人。

此前广济医校运用当时西方先进的教育方法，培养了众多的西医杰出人才，从此校毕业的同学，大多是德才兼备、学贯中西之辈，其毕业后或服务于公众团体，或自立诊所、医院，殊途同归，无不为社会效力一生。广济医校极大地推动了中国西医事业的腾飞。这是中国最早的医校之一，在近代中国医学教育史上占有很高的地位。

北伐前后广济医院的"收"与"还"

1919 年五四运动，1921 年中国共产党成立，1924 年国共两党合作，同年秋天，西北军统帅冯玉祥发动"北京政变"，推翻了"贿选"的大总统曹锟，随后邀请孙中山北上。1926 年，浩浩荡荡的北伐战争拉开序幕……

动荡中的广济医院

1927 年 2 月 17 日，北伐军进入杭州城。当时，全国"收回教育权运动"持续高涨。全国有相当一部分教会学校暂时停办，大批外籍教员撤离中国。

早在五卅运动结束后，社会各界就曾向梅滕更提出过收回教育权的要求，他当时也并不固执，只是说广济医校一向是归英国教会管辖，应该由浙江的会督向英国教会提出申请，核准后才能让手，不是短时间内能解决的。

北伐军占领杭州后，收回教育权的事务本应归政府处理，但此时的国民政府把精力全都投放在整饬治安、进展军事上，无暇顾及其他。

1927 年 2 月 25 日 9 时，100 余名不明真相的革命党人和不成熟的学生们，在未与政府沟通的情况下，突然纠集在一起冲入广济医院，将广济医院和医校封闭了。

广济医院被占领，不许他人进出。在一片混乱声中，广济医院的副会计陈鉴良、登记员袁问梅等人被五花大绑，像犯人一样被挨个审问，被迫交出医院的钱财、钥匙等。

见此情景，医生、护士、工役们竞相逃散，其中女护士们沿途哭逃，让人揪心。住院的患者们看到这一幕，全都陷入恐慌，整个景象非常可怜凄凉。广济同学会中有人闻风赶到，想要进去查看情况，然而各处出入口都布置着守卫，里外交通断绝，无法进入。

一波三折，谭信院长处理难题

早在 1927 年 2 月初，北伐军开始进入杭州时，广济医院的外籍医务人员已提前前往上海躲避，院务工作交由医院华人委员会管理。

3 月 2 日，在上海躲避风潮的谭信（Hubert Gordon Thompson）院长得知广济院校的消息后，担忧不已，他立刻动身坐船赶到宁波去见英国驻宁波理事。

谭信 1903 年毕业于英国维多利亚大学，在大学获得了医学、化学两个学位。1906年他在英国利物浦大学获得医学博士学位，并在此担任解剖学助理教授。3 年后，他成为英国皇家外科学会会员。1911 年，他受英国教会派遣来到中国，在云南教会医院工作，是一名非常出色的外科医生。1926 年 11 月底被英国教会调到杭州接替退休的梅滕更老院长，担任广济医院院长和医校校长等职。

没想到刚刚上任几个月，医院便遇上这样的事情，谭信心急如焚。一到宁波领事馆，他立即向英国领事报告了广济医院的情况。英国领事得知情况紧急，即刻在谭信的建议下修书请求中国政府将广济医院财产点查清楚后予以封存。同时谭信把应用的开支寄交医院的会计，嘱咐他将款项发付给全体职员并且关闭院门。但从此后他接到的书信或来使的消息看来，关闭保护院校的计划始终受到多方面的阻挠，一时难以实行。

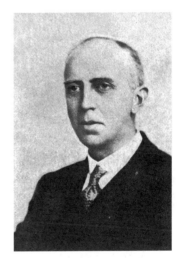

上任于危难之际的谭信院长

1927 年 3 月，谭信持领事翰垒德致浙江省政府的函至杭州，向浙江省政府所派代表提出了医院的维持、管理、设施的点验以及医院资产等问题，双方最终就医院处理达成意见，对广济医院提出封存要求。3 月 15 日，浙江省政府明确了收回广济医院自办，通过《浙江最近政纲》，其中有两条：一是"收回各地教会医院，建设市立医院"；二是"收回一切外人所办学校，改为省立"。3 月 24 日，浙江省临时政治会议决议：广济医院"自接管之日起，经费由省政府发给"。

广济被"发还"，继续造福患者

1927年4月1日，国民政府委任蒋可宗、姜卿云（广济学生）等6人为管理医院的委员，正式实行广济医院和学校的管理。5月27日，民政厅厅长马叙伦在浙江省政务委员会会议上提出将广济医院改为浙江省政府直辖，得到会议通过。6月7日，浙江省政府委任著名的寄生虫病学家洪式闾等人组成广济医院院务委员会，洪式闾任院务委员会主任。广济医院改名为浙江省政务委员会直辖广济医院，原有的职员大多已经散去，只剩下几个人员留下来继续工作。

谭信与广济同学会依然不断地向政府提出交涉，希望能够将广济院校发还给他们。《广济医刊》的撰稿人虞心炎曾在文章中写道："从我们受托的同学们手中占去的，还是仍旧归还到我们的手中，这个梦想逼着我们频频不休。"谭信也明确说出自己的立场："向谁拿去，向谁还来。拿去多少，还来多少。这是我唯一的主张。"

1927年9月，浙江省政府明确提出发还广济医院，但因时任浙江省政府主席周凤岐辞职，发还之事"因之停顿"。9月28日，交涉员公署从民政厅拿到相关卷宗。10月5日，民政厅派员到交涉员公署，商议发还广济医院办法，然因谭信已回上海，又逢浙江当局改组，发还工作因此受到影响。

北伐战争结束后，南京国民政府建立。谭信院长再次前往英国驻宁波领事馆，请英国领事再向南京国民政府外交部要求发还广济院校。广济医院医生苏达立也多次恳请归还广济医校。在多方奔走下和几经周折后，终于获得了南京国民政府的允许，并向浙江省政府发去一封电报，指出必须于1928年7月1日前由浙江省政府派员会同交涉员将广济医院及分院点查发还。

1928年1月9日，浙江省政府为发还广济医院清查资产；3月基本清查完毕，并向南京国民政府做了汇报。

3月底，南京国民政府军事委员会下属之军医监理委员会的常务委员宋美龄、何香凝、刘纪文、牛惠生等，处于外交和宗教方面的考虑，呈请军事委员会通令部队发还教会医院。随后呈请南京国民政府令各省市将所占教会医院发还教会。

4月初，南京国民政府通令各级政府发还教会医院。

1928年5月，经浙江省政府议决，广济医院准许发还，并由苏达立接任院长。

战火中的仁爱之歌

九一八事变后，1932 年 1 月 28 日晚，日军突然向驻守上海闸北的国民革命军第十九路军（以下简称"十九路军"）发起了攻击，随后又进攻江湾和吴淞，十九路军在军长蔡廷锴、总指挥蒋光鼐的率领下，奋起抵抗，即一·二八事变。邻近上海的广济医院，在抗日战争中做出了贡献。

抗战中的"伤兵医院"

上海一·二八事变爆发后，中国空军参加了抵御外敌的作战。在此期间，院长苏达立带领广济医院医务人员为在空战中受伤的中方官兵提供治疗，在幕后默默支持着抗战，为英雄们提供了最好的医疗保障。

1932 年 2 月，爆发一·二八事变以来最激烈的一场空战。此次空战结束后，我方 3 名伤者——石邦藩、赵甫明、龙容萱被迅速送往广济医院急救。

广济医院从此成为抗日空战的后方医院。

1937 年 8—11 月，中国军队在淞沪会战中失利，国民政府从南京西迁至重庆，日本侵略的战火弥漫了华北与江南。为了躲避战乱，葛岭的西湖肺病疗养院、骨科医院迁入杭州城内，并入广济医院，医院便在日寇恐怖的阴云中，承担了救治伤兵、保护难民的责任。

1937 年 8 月 14 日，上海战区形势变化。收到日机进袭的最新情报后，空军第四航空大队大队长高志航由于率先冲入敌编队中，受到日机火力射击最多，因而右手中弹，他自己用纱巾裹伤后继续作战。战斗结束后，高大队长下了飞机来到总站长办公室，才发现鲜血已经浸透飞行服。他对邢总站长说："我去一下杭州城有点事要办，千万不要

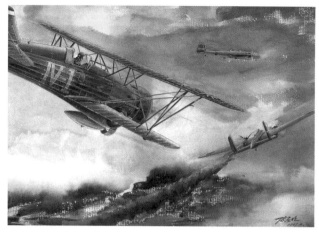

高志航浴血长空的场景海报

让队上人知道我受伤，以免影响士气。"按照他自己的想法，到医院只要包扎一下即可回队。但在广济医院裹伤时，医生发现这颗子弹打在右肘的转弯处，无法抓驾驶杆，更无法作战。经医师检查一定要动手术、然后住院治疗，方不影响飞行。高志航只好暂时离开大队长指挥位置留在广济医院疗伤。

消息传出，各报刊出高大队长的英勇事迹及照片。全国各地的慰问电像雪片一样飞过来，杭州各界得知后，纷纷前往广济医院慰问。

在卢沟桥事变后，受浙江省政府委托，由田浩征出任广济医院第二分院（伤兵医院）总干事之职，主要医治从上海前线和杭州笕桥空战送下来的伤员。

据不完全统计，广济医院在抗日战争中，先后收治重伤兵上千名，为中国军民在抗日战争中取得胜利做出了巨大贡献。因此，被人们誉为"孤岛里的一盏灯"。

杭城市民的避难所

在上海沦陷后不久，日寇就把魔掌伸向了"人间天堂"——杭州。1937年12月24日8时，日军的先遣军藤井部队从余杭攻进了杭州，藤井下令"放假三天"，于是美丽的西子湖畔成了鬼子横行霸道的地方，日寇还在杭州城内杀人、放火、强奸妇女、抢劫财物。突然失去家园和生命安全保障的杭州百姓，如待杀的羔羊，无助、无奈地暴露在日军的屠刀之下，在惊恐之中四处寻找避难所。

由于当时日本还没有对英国宣战，所以处于杭州市中心的广济医院，便成为当时这几个避难所的联络中心。从 12 月 24 日开始，广济医院门外就拥满了惊恐的妇女和孩子，广济医院除了治病救人，还承担起难民收留、分流等救助工作。

对于具体的救助行动，英国著名记者田伯烈（H. J. Timperley）在《外人目睹中之日军暴行》一书中，摘录了广济医院一外籍医生的信件，信中较为详细地介绍了他亲身经历广济医院帮助难民的情况：

自 12 月 26 日起，真正的守护工作开始了。圣诞节之夜，医院的四壁，会有凝重的撞击声，让我们略感不安。26 日早晨，我便偕苏达立医生巡视医院的周围，查看有没有需要加强防御的地方，当我们走到东北角时，几名妇女恳求我们援助。我们叫她们避到蕙兰中学去，那里有一个红十字会收容所，只需要走 10 分钟。她们说红十字会不肯收容她们，语气很坚定，我答应领她们同去。于是她们招呼亲戚朋友和孩子，请我这里等一等，那里等一等，我领了一群妇孺，穿过街道，穿过日本兵的岗位，直到蕙兰中学，门外正有约 100 名难民，喧嚷着要进收容所。

此后数天内，我每天总有两三次要带领因亲自经历、看到或听到各种事情而惊恐战怵的妇孺到收容所去，每次 10 或 20 名不等，这些妇孺多数聚集在医院外面等待收容。自 1937 年 12 月 24 日起，我们就关起外面的大门，由外国人轮流看守。最初两天是我值班的，赫尔德（Phyllis Hadow）医生帮了我许多忙。贾纳特（Garnett）女士后来成为"把门大将"，一天到晚守在门口，决定谁可以进院。看见成群的难民如潮水一般涌入医院，以求安全，我立刻关上大门，逐渐加以区别，男的大多数叫他们出去，女的则集合在前门边院外患者的讲道所内，然后我领她们到难民收容所去。

当时的情景极为凄怆：可怜的母亲带了几个孩子，有的抱在怀里，有的牵衣蹒跚而行，成年的姑娘携着被褥、衣服、家用杂器等等的大包小包。她们一步一步踯躅前进，每隔几分钟要停顿一次，不使中途失散，慢慢地经过一条条的街道，沿路遇到许多日本兵，她们只要看见日本兵的面目，心里就会恐怖！当日军的暴行进一步"升级"，越来越多的难民如潮水一般涌向广济医院，医院负担也越来越重，最为忙碌的可能要数当时的院长苏达立了，他把更多时间和精力投入救难工作中，对杭州百姓的救助、伤兵的医治做出了很大的贡献。

当时，广济医院就是杭州城里规模较大的难民避难所之一，日军占领杭州城后在城里疯狂烧杀掳掠，最危急时刻避难所曾经接纳过 25 000 名之多的妇女和儿童；即使在平时，避难所救助的妇孺难民也经常保持在 1 万名以上。

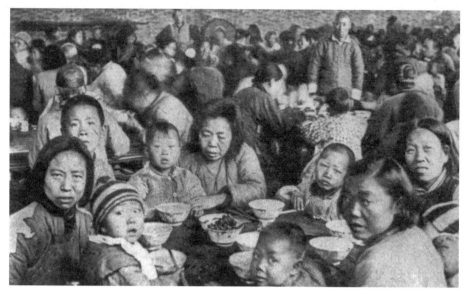

抗战时期，广济医院救助的难民

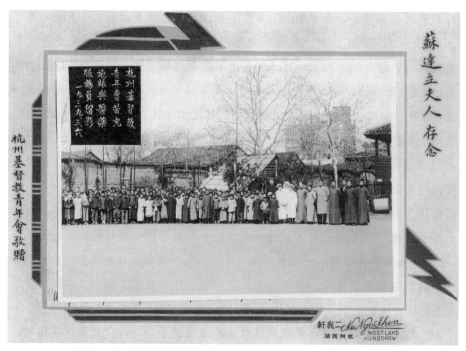

抗战时期，广济医院与基督教青年会联合救助儿童的纪念合影

沦陷中的不屈与坚守

1941 年，日本侵略者偷袭美国珍珠港，向美、英等国宣战，由此爆发了太平洋战争，第二次世界大战进入了新的阶段。

与此同时，日寇加紧了在华的侵略活动，欧美各国的在华"租界"和"领地"相继陷落于日寇之手。广济医院也于 1942 年 8 月被日军占领，作为侵华日军的伤兵医院，后改名为杭州同仁会医院，由日本同仁会委派的日本医生冈田富为院长。

同仁会接管广济医院后，他们以高压政策逼迫"广济"的医务人员留院工作，但大部分人宁可失去工作，也不愿为日本人做事，纷纷选择了离院。还有一批英国传教士及护士被迁居松木场麻风病院。特别是英籍院长苏达立等人因在抗战初期救治过中国伤兵，所以被以"救治中国军队伤兵"为由扣押于集中营。

1945 年 8 月抗日战争胜利后，广济医院这才重新由英国人接收，仍由刚从日寇监狱里获释的苏达立任广济医院院长和松木场麻风病院院长。但此时的广济医院已满目疮痍，人员凋零，财产被日寇抢劫一空，病房、宿舍已破败不堪。

苏达立院长与其所执掌的广济医院，在中国社会的动荡时期和杭州最恐怖的岁月中，一方面，致力于广济医院维持运转；另一方面，充分发扬人道、博爱、奉献的精神，积极参与人道救援的工作，为杭州周围军民提供了一个生命的避难所，这段历史值得人们永久纪念。

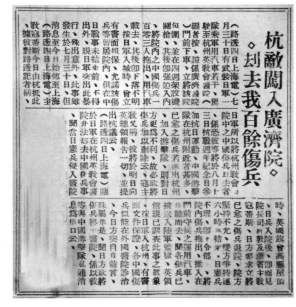

《东南日报》关于日军侵入广济医院的报道

抗战后的恢复与重建

持续多年的抗日战争，使中华民族蒙受了巨大损失和深重灾难。为了医治战争创伤，1945 年，政府设立了行政院善后救济总署，其主旨是在联合国善后救济总署的援助下，对广大收复区进行紧急救济和善后复原。1945 年，日本战败，广济医院仍由英国人接管，苏达立任院长。

总署的救济与帮助

抗战胜利后，为了有效推行善后救济工作，提高工作效率，行政院善后救济总署在全国范围内设立了 15 个分署，浙闽分署为其中之一。浙闽分署成立于 1945 年底，初期统辖浙闽两省，后福建由总署直辖，浙闽分署遂改为浙江分署，负责浙江省的善后救济工作。

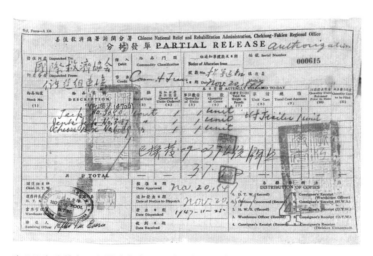

善后救济总署浙江分署对广济医院进行物品分发的凭证

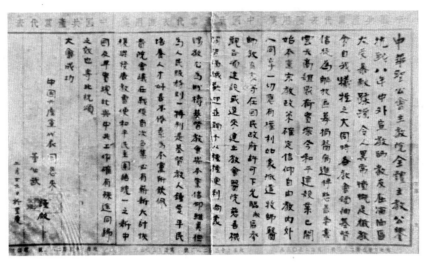

周恩来、董必武给我国教会组织（广济医院系其主要成员之一）的褒奖信

作为行政院善后救济总署的地方执行机构，浙江分署在遵循联合国善后救济总署和行政院善后救济总署的一系列议案、政策和规定的基础上，结合浙江实际，开展了一系列的救济和善后业务，以医院善后为主，兼顾医药救济和传染病防治工作。

浙江战前原有的医院和战时新建立的医院，约为 150 个，病床约 4 600 张，但在战时损失了约 70%，剩余的千余张病床，大多也不合乎标准，"只有床之名，而无床之实"。甚至有些医院受战争影响，连院址也被销毁，善后任务异常艰巨。

根据规定，浙江分署是不直接参与医院管理的，而是协助地方政府和慈善团体（尤其是教会）所办的医院善后。战争给浙江带来的创伤是无法估计的，很多医务人员临时躲避在外，回来后发现医院早已面目全非。广济医院在抗战后也是满目疮痍，财产被抢劫一空，屋宇也破败不堪。在这种情况下，广济医院依靠英国教会的支援与浙江分署以及社会各界的鼎力相助，在艰难环境下再次站立起来。

苏达立重回广济

广济医院在战后逐渐恢复与重建，这段历史在《苏道使忆华》一书中也略有提及。《苏道使忆华》为苏达立院长的好友吴华民翻译苏英文自传《从教会医院到集中营》的中文版书名，文中提到苏达立院长自日本投降、从集中营中被营救出来后，仍心系广济医院，赶往杭州查看广济医院当时的状况。广济医院曾被日本军队占用为军医院历两年，各项器材设备等已被劫掠一空。

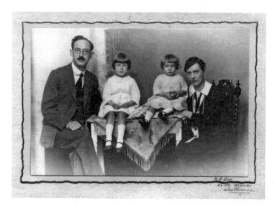
苏达立医生和妻子女儿

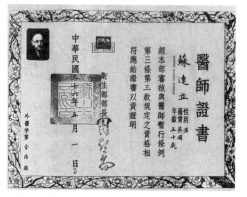
苏达立的医师证书

抗战胜利后，多方人士曾为广济医院的归属奔波，"顾德文医师及巴格罗（Bargrove）护士自上海龙华平民集中营释放自由后，即往杭州巡视广济医院，9月底赫尔德医师、贾纳特女士及吴德君，重获广济医院所有权证书，10月1日医院重新开幕，接受患者医疗。"

1945年以后，广济医院一部分医疗辅助科室开始招收"学徒"，毕业后给予毕业证书，可以留在广济医院从事医疗辅助工作。1947年秋，私立广济高级护士职业学校设立，开始招收护士学生，这批学生毕业之后纷纷投入广济医院的恢复和重建过程中。

1947年，苏达立院长结束了在英国的进修，再次同夫人一起前往中国。这次他抵达杭州时，有许多中西方友人前来迎接，对他们表示热烈欢迎。苏达立曾表示，医院在过去多年中，历遭厄运，多有破损，但他仍深爱着这所医院，愿以余生继续为医院的发展而不懈努力。

在医院逐渐恢复的过程中，苏达立院长与当时的浙江省政府秘书长雷法章先生逐渐熟识。一心只为广济医院的恢复与重建的他，为广济医院又多了一位热诚襄助的好心人而深感欣慰。

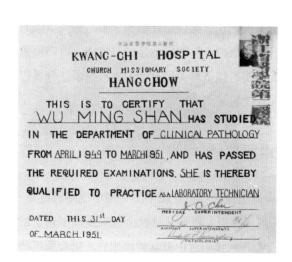
由广济医院颁发的英文毕业证书

迎接曙光，仁者同心，砥砺而行

1949 年 10 月 1 日，中华人民共和国成立，实现了国家的高度统一和各民族空前团结，彻底结束了旧中国半殖民地半封建社会的历史，彻底结束了旧中国一盘散沙的局面，这是中华民族走向伟大复兴的一个历史转折。广济医院也在这段时间，逐步走出了战争的阴影，完成了医院的恢复与重建。

解放后广济员工的生活

1949 年 5 月 3 日，杭州解放；10 月 1 日，中华人民共和国成立。新生的政权，似第一缕春风，把崭新的希望，吹到了广袤的土地上，它在每一位百姓心中，种下了重建的渴望。于是，一时间，春色满园，百花齐放。

1949 年进院，在食堂里当工人的陈以德，以一个工人的身份见证了这一转变，通过如下的回忆，我们乍一眼看，中华人民共和国成立初期的广济医院，似乎在这样不动声色间，就完成了旧貌换新颜的转变。可是，再仔细看，在平静的转变之下，他们火热的激情，张扬的青春，肆意燃烧在那个火红的年代——

广济医院的职工，大体上可以分为三类：医生、护士、工人。那时医院的等级观念还是比较明显的，尤其是在一些细节上，比如广济医院的食堂就有三个——医生食堂、护士食堂、工人食堂；食堂的伙食标准都是每餐五个菜，不过医生、护士都是五个荤菜，工人是四个荤菜加一个素菜。

我是 1949 年 4 月开始到医院食堂里当工人的。当时食堂里加上厨师长也不过十来个人，人手比较紧张。不过那个时候，医院里的工人之间都是很团结的。杭州解放后不久，我们就自发地成立了工人联谊会。我还记得当时是在医院的大操场上，我们围坐成一圈，大家都在一张纸上签了名，我们这个联谊会就算正式成立了。护校有共青团地下组织，但是什么时候成立的记不清楚，都有什么人当时都是保密的。

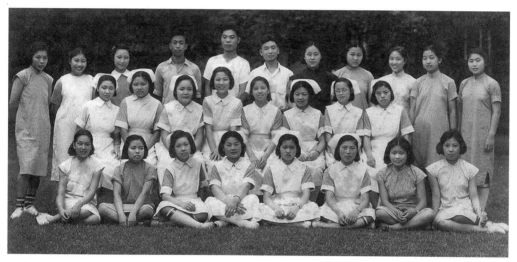

中华人民共和国成立初期，医院成立了青年团支部

中华人民共和国成立后的那些年，我们工人联谊会的成员在医院里还是做了点事情的，有几件还影响蛮大的，所以我的印象也比较深刻。

第一件事情就是我们自发组织的工人护院队。这个事情说起来蛮有意思的。当时，广济医院里的外国人很多，医生、护士都有。杭州解放后，军代表的到来，其实就意味着已经开始有政府的监管了。这个时候，很多外国人就陆续地开始准备离开杭州。我们怕他们临走之前会搞破坏，所以就成立了这样一个护院队。大家都是白天在各个岗位上班，晚上就轮流值班，在医院的各个角落巡逻。到了1952、1953年的时候，外国人都走光了，我们这个护院队也渐渐地不需要再巡逻了。

第二件事情，有两个护士结婚怀孕了，医院里就要把这两个"大肚子"都解雇。以前，医院里是这样的，护士都是不结婚的，一旦要结婚生子了就必须离开医院。可是，当时都已经解放了，医院还这样做，我们实在看不下去了，就为这两个护士出面，跟院方交涉，最后她们都留了下来。我记得当时的内科主任柯乐道，也是个外国人，还为这件事情，向医院里哭诉，说我们工人"虐待"外国人。其实"虐待"肯定是没有的，不再百依百顺了倒是真的。

这里顺便说一下，我们工人和护理人员的关系一直都还蛮好的。记得那时有个助理护士叶隐①生了肺病，没有钱看病，医院里也不管，工人们就自愿为她募捐。其实大家工资也不多，但大家就自愿为她凑钱，让她打盘尼西林（即青霉素），后来她的病就慢慢好起来了。还有一件事情，就是中华人民共和国成立后我们医院第一对自由恋爱结婚的夫妻，他们结婚时，我们联谊会的成员每人捐五毛钱，给他们买了一张方桌、四张凳子，还在医院的阶梯教室帮他们办了个茶话会，当时差不多全院的人都参加的，很热闹呢！

第三件事情，是杭州解放前的一次罢工。当时物价极不稳定，上午的价格和下午的价格都会有天地之差。有时候医院发的工资，早上还能买六斗米（相当于现在的37.5千克），下午就一斗都买不起了。所以，我们就组织罢工，要求医院里按米的价格算工资，比如一个月六斗米，而且要下午再发。医院后来也同意这样做。关于工人联谊会的故事，我主要就记得这几件了。

政府接管医院之后，根据政治表现、年龄、工作能力等条件，曾对医院的工人进行过一次彻查和筛选，一百来个人里，最后留下了二十五个人。当时来当工人的，都是些文盲，斗大的字不识一个的。医院里为了提高工人的知识水平，就把我们这些人召集起来，办了个扫盲班，请了老师给我们上课，教我们识字。这个班我们差不多上了两年的样子，都是白天上班，晚上上课，每个礼拜都要上的。

扫盲班上完之后，我们又参加了高小班的入学考试，一共有七个同学考上了。其他那些同学，有些是扫盲班没有坚持下来的，有些是没有通过考试的。高小班也是夜校性质的，到大塔儿巷的中正中学上的课。高小班毕业的时候，就只剩陈以德和我，我们又通过考试去杭十中（浙江省杭州第十中学）读夜校。但是，不多久我们这个班就停止了。

自由恋爱

在漫长的封建时期，中国人的婚姻总是离不开"父母之命、媒妁之言"。两个适龄的年轻人被安排到了一起，结发成为夫妻，然后度过他们冷暖苦乐的一生。

① 医院人员编制是学习英式制度的，由于人手紧张，医院护理人员分正式护士和助理护士，正式护士是都是从护校毕业后留院的，是科班出身；助理护士基本没有正规地念过护校，只是在工作中边做边教边学，经过护理夜校学习，然后再通过一定的考核，也可以转为正式护士。

1919 年，五四运动给当时的旧中国吹来了新文化新思想的气息，人民开始追求婚姻恋爱权，"自由恋爱"也渐渐地从知识分子传到了广大人民群众的身边。

在广济医院的万花筒里，也有着这样一场让很多老广济人记忆犹新的婚礼，那是中华人民共和国成立后的第一对自由恋爱而走进婚姻殿堂的新人，新娘叫王洁，新郎叫李世潮。他们的故事，也可以说是两个年轻人相互吸引、相互靠近、相互厮守的故事。当时，王洁是助理护士，模样端庄俊秀，而且工作、学习都非常积极，运动会、救火队，常常都能看到她娇小的身影。李世潮是办事员，高大英气，为人踏实，而且当时还是医院救火队的队长。医院经常会组织一些训练活动，每次都要爬墙、爬树。朝夕相处间，她的活泼吸引了他，他的稳重打动了她，两颗年轻的心越走越近。与现在相比，中华人民共和国成立初期的物质是匮乏的，可这丝毫不影响年轻人的"风花雪月"。

经过近两年的相处，1951 年，他们终于携手走进了婚姻的礼堂。他们的婚姻也确实是从"礼堂"开始的，也就是当初医院的阶梯教室，也叫"协和讲堂"。这是医学生们

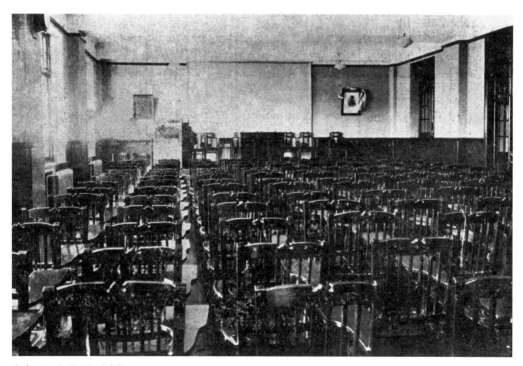

广济医院的"协和讲堂"

上大课的地方，也是医院召开职工大会的场地。结婚当天，两位新人穿上了簇新的列宁装①，背着红艳艳的大绸花，被簇拥着来到了礼堂，一脸羞涩，一脸兴奋。礼堂早已被同事们悄悄地布置得喜气洋洋，院长苏达立被请来当证婚人，除了上班人员，医院里所有的职工济济一堂。同事们还为新人捐钱，你两毛我五毛，为他俩买了喜糖点心，办了一个茶话会，还帮他们添置了简单的新家具：一张方桌，四张凳子。全院所有的职工都分到了他俩的喜糖。据说，所有的这一切都是同事们自发组织的。这场自由恋爱，收获的不仅仅是两个人的幸福，还有所有广济人的祝福。婚礼能办得这样举院欢庆，可以说是空前绝后的。这对备受祝福的夫妻也相敬如宾地走过了几十年的人生路。

---

① 是苏联的一种革命服装，样式跟中山装有些相似，因为列宁在世时经常穿这种衣服，故此命名。

华丽转身为"浙医二院"

　　中华人民共和国成立后，伴随着黎明曙光的来临，广济医院华丽转身为"浙医二院"。纵观中华人民共和国成立后近 20 年的发展之路，我们看到一段充满起伏、矛盾、曲折与成就的学科发展历史。以外科为核心学科的战略发展方向，得以确立；"医、教、研"三者密切结合的优化趋势日益明显。

　　医院床位从 1949 年的 117 张，在八年内翻了两番（1957 年底为 450 张）。无论是在抗美援朝的炮火中，还是在自然灾害的困窘中；无论是在疫病防治的第一线，还是在下乡医疗队的躬耕中；浙二人（浙医二院员工自称）都保持着勇为人先、开拓进取的精神。锐意进取，大胆革新，学科谱系日臻完善，许多领域产生了全省乃至全国的第一例突破。

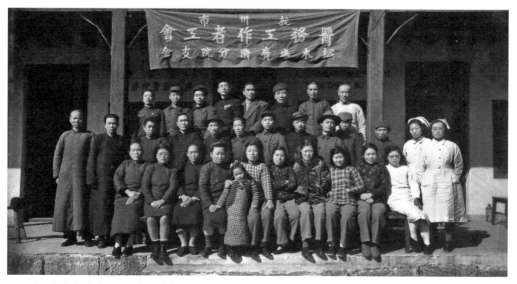

1951 年，松木场广济分院医务工作者的临别留影，也意味着医院进入了新的历史时期

从广济医院到浙医二院，迎接时代的变革

1949年，杭州迎来解放。彼时，广济医院是浙江省床位最多、规模最大的医院，床位117张，职员178名，设内、外、皮肤、妇产四个科室，配备手术台、X线机和显微镜等医疗设备。医院的检验科、药剂科、病理科、X线室都有专业人员，医院具有相当的知名度与美誉度。

中华人民共和国成立初期，卫生事业百废待兴，很多外国医疗工作者纷纷离开中国。然而，绝大多数广济人都满怀憧憬，救治解放军和志愿军伤员，迎接新曙光的到来。余文光在1949年被聘请到广济医院担任院务主任与外科主任。广济人就在爱国激情的驱使之下奋不顾身地投入到国家的建设中去。

在那个时代，国家新的医疗卫生发展方针也在摸索中逐渐明晰，因为效法苏联的医疗模式，内科外科分科化、妇幼保健工作普遍化、传染病等科室独立化的趋势越来越明显。在国家对教会医院进行重组、改编、易名、换领导班子的政策指导下，浙医二院进行了一系列大刀阔斧的改革。

医院的主权回归政府与人民。

1951年1月，浙江省立医学院增设医学专修科，增加省立医学院的教学医院，指定妇女保健院为第一医院，广济医院为第二医院，浙江省立杭州医院为第三医院。

1951年1月18日，英国教会浙江教区负责人邓述堃及广济医院董事会朱天临和苏达立等人，将广济医院估价计人民币32万多元，并经协商后同意于2月1日起将院舍租给国立浙江大学医学院作为教学医院之用。2月13日，浙江省人民政府委派六名人员组成的工作小组进驻并参与医院管理。新广济医院领导班子成员如下：朱焱任院长，陶然（军代表）任第一副院长，余文光任第二副院长，王常胜任政治协理员（党支部书记），吕福恩为护理部主任（曹美咏于1951年底接任）。同年，我国牙周病学创始人、广济医院口腔科的肖卓然教授出任华西口腔医院院长。这年年底，原广济医院院长苏达立等外籍医生回国，广济医院及各分院结束了作为教会医院的历史。

1952年3月24日，由我国教会组织浙江教区代表朱天临及广济医院董事会主席邓述堃致函浙江医学院，愿将广济医院全部财产无条件移交浙江医学院所有。后经浙江省卫生厅报华东军政委员会卫生部批准，由浙江省人民政府出面接收。

1952年，我国参照苏联模式，将医学院从综合大学里独立出来。2月20日，浙江省立医学院和国立浙江大学医学院两校合并，成立浙江医学院（位于法院路）。

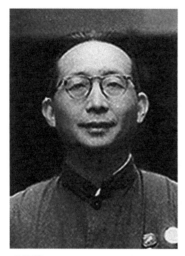

王历耕

浙江医学院成立后，备受社会各界的关注。当时担任第一任浙江省卫生厅厅长职务的著名寄生虫学家洪式闾，同时兼任浙江医学院院长（洪式闾曾在1927年担任广济医院院务委员会的主任），对广济医院有着极其深厚的感情。他一直以来就希望为广济医院"正名"。在他的积极筹措与多方协调之下，1952年，浙江省人民政府正式接管广济医院，将其更名为浙江医学院附属第二医院，任命王历耕为院长。王历耕是我国著名泌尿外科专家，中国民主促进会浙江省委员会四位创始人之一，早在1948—1953年，已开展阴茎癌、肾结石、肾结核等大中型手术。

学科优化，加强教研，打造"大外科专科"的核心竞争力。

医院更名后，病床增至206张，并调整为大外科专科医院，设有普外科、胸外科、骨外科、泌尿外科、肛肠科、皮肤科，而后陆续增设脑外科（1957年）、肿瘤科（1957年）等9个临床科室。自1952年起，内科、眼科、耳鼻喉科相继被合并归入浙江医学院附属第一医院（以下简称"浙医一院"），妇产科合并归入妇幼儿保健医院。1949年，杭州广济麻风病院在德清上拍购买土地，创建我国首个麻风农场。1952年4月，浙江省人民政府接收杭州广济麻风病院患者178名，杭州广济麻风病院纳入浙江省卫生事业发展的轨迹。

中华人民共和国成立后的十年，是医院飞速发展的黄金时期。1953年，因工作需要，王历耕由中央政务院安排调任北京医院外科主任，医院由张旭光接任院长。1956年，邓云任院长。

1957年，为适应教学要求、满足患者需求，医院再次调整为内外科综合性医院，医院新建门诊大楼及住院病房，医疗用房面积大大增加，医院病床扩展到450张，增设内科、神经内科、耳鼻喉科、口腔科

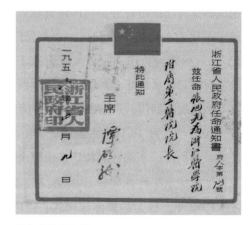

张旭光任命证书

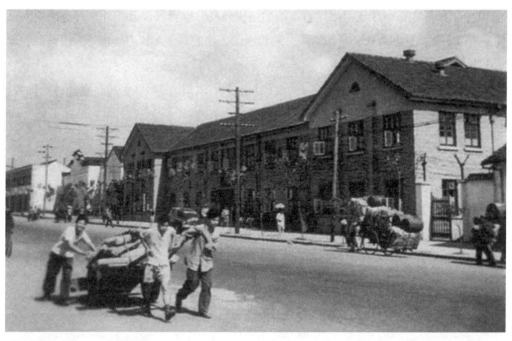

1957 年落成的浙医二院门诊楼

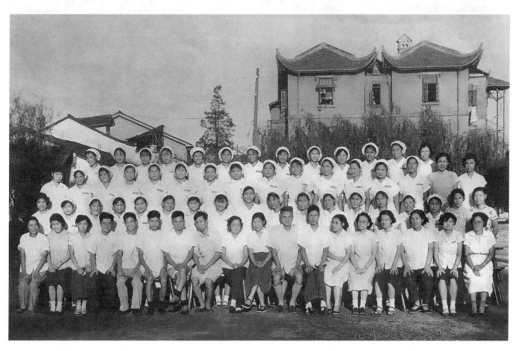

1960 年，浙医二院护校第一届毕业生全体师生合影

等 10 个临床科室。浙江省卫生厅将医院的泌尿外科、肛肠科以及普外科部分医护人员调去浙医一院。这些调整，帮助浙医二院与浙医一院的科室配置更合理、人力资源管理更得当。

1958 年，浙医二院重新开办护校。在整个过程中，医院始终保持着大外科的优势，同时重视内科的发展，领航浙江省外科技术的发展。

热情与创新演绎医者的家国情怀

中华人民共和国成立后，医院组织医疗队积极参与抗美援朝及其他战役，并接收大量的伤兵；投入大量精力于治疗传染病和寄生虫病，特别是血吸虫病的防治；投身于爱国卫生运动、面向工农兵的医疗培训、援非医疗队支援等一系列带有时代烙印的医疗工作。

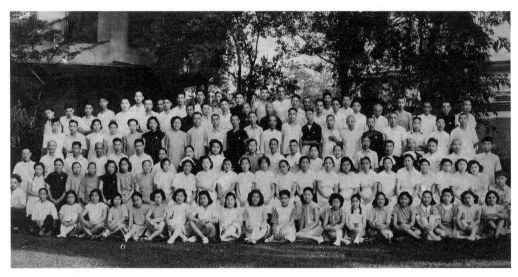

20 世纪 50 年代，浙医二院全体职工合影

中华人民共和国成立初期的疾病谱主要以传染病、寄生虫病及战争创伤等为主。孙常省（检验科医师）回忆当时的情况时说："杭州刚解放的时候，大量的伤兵与受伤群众来医院治病。骨外科、脑外科、胸外科、肛肠科等一批科室逐渐形成。因为手术量的剧增，一度出现输血科。外科也出现专门的麻醉组，也是麻醉科的雏形。在巡回医疗队下乡的过程中，医院为肠源性青紫病（肠源性发绀）、浮肿、肝病、血吸虫病的治疗做

出重要贡献。医院的工作人员在沿海地区筛查丝虫病、血吸虫病，并在嘉兴开展血防工作，曾普查一万多名群众的血吸虫病感染情况。"

1960年，余文光任院长，浙江医学院改名为浙江医科大学，医院也随之改名为浙江医科大学附属第二医院，浙江医科大学医疗系也随之成立。同期，世界抗生素的研发进入"井喷式"的发展期，国内抗生素得到广泛的发展和应用，传染病和寄生虫病得到控制后，中国人的疾病谱逐渐转为慢性病。1957—1966年，医院的学科发展可谓是进入一个"小高潮"：出现同

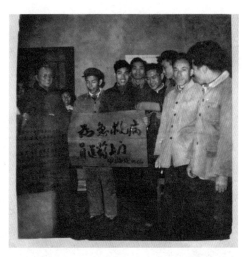

浙医二院门诊医生收到患者"为急救病员送药上门"感谢锦旗

位素室、肿瘤科等科室；胰头癌根治术、椎旁阻滞下肺切除术、低温麻醉下直视心脏手术、脑外科颅内手术、茶色素预防动脉粥样硬化、冠心病治疗等先进技术，走在全国同行的前列；1958年，医院援建半山工人医院（杭钢医院的前身）。

1963年，根据浙江省卫生厅的安排，医院的肿瘤科成建制迁移到杭州半山，成立肿瘤医院（现为浙江省肿瘤医院），由浙医二院肿瘤科主任张泰仑出任浙江省肿瘤医院首任院长。

随着门诊的扩建和病房楼的竣工，医院的规模得到快速扩张。在上级领导的关怀下，浙医二院先后添置了如钴60治疗机、大型X线机等先进设备，在医疗、科研、教学上都开始取得长足的进步。仅以1965年为例，医院的全年手术量就达到5 147人，住院患者人次数达7 782人。

1953年，浙医二院余文光教授成功完成一例胰头十二指肠切除手术，并将此病例发表于《中华医学杂志（英文版）》（*The Chinese Medical Journal*）："此系我国所报告第一个成功的胰十二指肠切除术的病例"。在血吸虫病的治疗工作中，他将脾肾分流手术用于门静脉高压合并食管静脉曲张破裂出血患者的治疗。他还在浙江首次利用丝织的oylon血管治疗了一名经腹股沟部巨大肿瘤切除的患者，使其免于截肢残疾。

当时，医院的胸外科还是跟脑外科"拼凑"在一起，总共只有8张床位。然而，胸外科的石华玉教授带领着同仁们，进行一系列大胆的创新，使用肺脏扩张器、水力

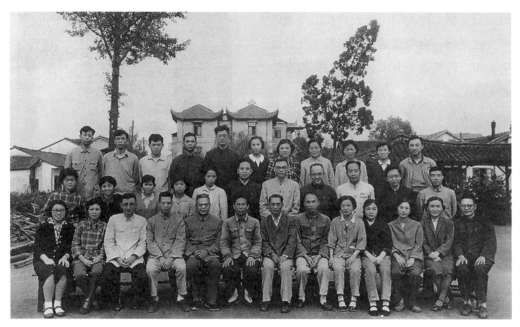

1963年，浙医二院肿瘤科人员调往半山成立肿瘤医院（现为浙江省肿瘤医院）

连续吸引器、血管阻滞器、胸内照明灯等先进的胸外科手术治疗器械。在20世纪50年代，他将多孔引流管等技术应用于临床。1957年的椎旁阻滞下肺切除术更是当时国内胸外科领域首创之举，医院的胸外科还开展低温麻醉下房间隔缺损直视修补心内手术，并进行人工机械瓣膜研究。这项突破，在浙江省属于首例。这段时间，医院心脏外科就开展了17例心脏手术，无一例死亡。1958年，浙江省卫生厅又将浙医二院胸外科成建制划归浙医一院。

外科医生朱焱，于1955年到天津医学院进修脑神经学科。他学成归来之后，于1957年创办了浙江省第一个脑外科专业，并在浙江省内率先开展颅脑手术，将颅脑手术的技术带入新的领域。

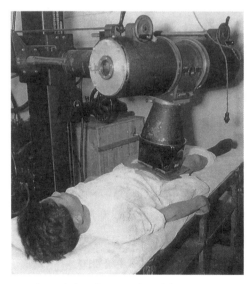

20世纪60年代，浙医二院的X光机

楼福庆教授，曾担任浙医二院的院长，带领同仁们进行茶色素预防动脉粥样硬化、冠心病治疗等研究。他的研究成果一直处于国内领先地位。

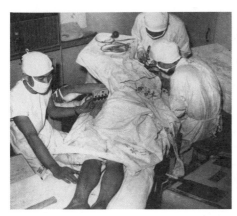 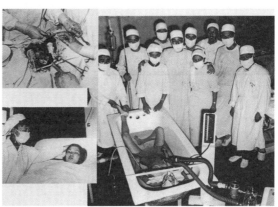

左侧小脑肿瘤摘除手术（左）、低温麻醉下心脏直视手术（右）

动荡中的星火

1966 年 5 月 16 日，在北京召开的中共中央政治局扩大会议上，通过了《中国共产党中央委员会通知》（《五一六通知》）。浙江省卫生厅提出"卫生工作革命化"的口号，要求医院组织人员去农村，为农村培养医药卫生队伍，开展爱国卫生运动，加强防病治病。

浙医二院在医护中坚骨干力量常年短缺的情况下，从未停止正常的门诊急诊工作。医院积极响应号召，派出巡回医疗队。在基层缺医少药、缺乏手术设备与消毒设备的情况下，队员们就地取材，不畏风险，开展了大批甲状腺巨大肿瘤、腮腺肿瘤、巨脾、胃切除等疑难病症的手术，还进行了硬膜外血肿的钻颅手术等，挽救了大批村民的生命。医院大力发展中医，设立中西医结合病房，在针刺麻醉、X 线静电摄影等技术方面有所突破。1968 年，医院派出花锦福等人去非洲马里进行医疗援助，从此每年都派出医疗队援助非洲。

维稳医疗秩序，初心不泯

从 1966 年开始，医院的"科、教、研"等工作被扰乱。伴随而来的，是许多临床科室的萎缩与科研活动的搁浅。

在此期间，医院的硬件建设基本停滞。然而，人民群众对医疗资源的需求一直增加，肩负着全省急救工作的浙医二院，门急诊人满为患。尽管存在着"看病难""住院难""医院拥堵不堪"等问题，然而浙医二院的医务工作者们却能克服种种困难，顽强坚持治病救人，发扬救死扶伤的精神，成为动荡中的星火。

1970 年 10 月 20 日，浙江省革命委员会生产指挥组卫生局给浙江省委生产指挥组的一份《关于浙医二院病人拥挤情况和今后意见的报告》（1970第28号文件），可谓是当时医院情况的真实写照，摘要如下：

省委会生产指挥组：

　　遵照毛主席"要认真总结经验"的教导，我们对浙医二院病人拥挤情况，进行了一次调查研究。浙江医科大学附属第二医院是一所综合性医院，设有内科、外科（脑外科、烧伤）、骨科、神经科、高压氧舱、血科等。核定床位450张，现有职工432人，其中医务人员322人（医师101人、护士163人、其他技术人员58人），其中老弱病残约占10%，经常保持在农村工作的医务人员100人左右，实际在院坚持"抓革命，促生产"的，只有200多医务人员，还担负全省急救工作的部分任务。

　　该院今年1至8月，共诊治门诊病人207 077人次，现在每天平均约有1 500人挂号看病，最多的一天，达2 400多人次。有些病人为了看上病，半夜3点钟排队，看上3分钟的病，配上3角钱的药。可是住院的矛盾还要突出，每天有40~50名危重病人需要住院，多数病人只好预约登记，"等待通知"。从1966年至今年8月份，预约登记住院的病人已达7 077人。因年长日久，小病成大病，有的已经死了。

　　该院革委会曾作过多次研究，采取了不少措施，如延长门诊时间，改进医疗作风，提高病床周转率，增加简易病床等。目前该院病床已从450张增加到574张，其中骨科从73张增加到133张，其他各科也有所增加，但还是远远满足不了病人的要求……

　　目前，医院病人拥挤的现象，不只是浙医二院的问题，而是县级以上医院都普遍存在的问题。其原因是多方面的，最主要的是农村群防群治工作没有搞好；其次是有的县区公社工矿医疗单位害怕冒风险，怕负责任，矛盾上交；再次是有些人迷信大医院……

　　在这份报告中，我们看到了当时医院资源不济、拥挤嘈杂、入不敷出、捉襟见肘，百般无奈的窘况，也看到了窘境中的医者们努力保证医院的医疗工作。医院的管理者也积极加床、想方设法地接收住院患者，提高救治率。

　　更为难得的是，我们看到医者们敢于直面问题、敢于向上级反映问题、始终将患者与服务对象的利益放置于第一位的担当与情怀。

第一章 · 薪传，铸就百年名院

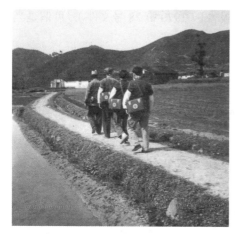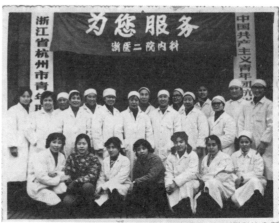

浙医二院巡回医疗队深入田间地头，送医送药下乡（左）、浙医二院内科医护人员开展"为您服务"活动（右）

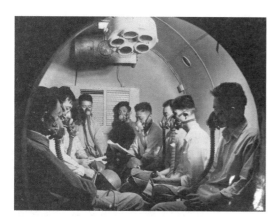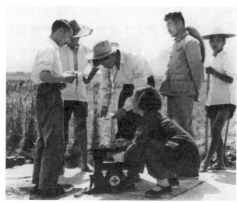

20世纪60年代末，浙医二院的高压氧舱　　　深入田间地头的浙医二院医生们

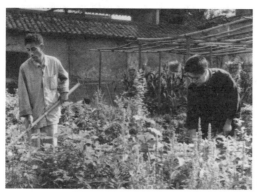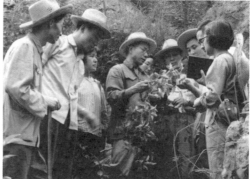

浙医二院大力发展中医，员工种植（左）、辨识中草药（后）

烧伤科发展，眼科、骨科崛起

　　1958 年 5 月 26 日，深夜 11 点，上海第三钢铁厂的行车吊运时，主扣松了，10.5 吨 1 300℃的铁水掉下来，爆炸了……瞬间，站在下方的一名炉长全身 89.3% 面积的皮肤被烧伤，深度烧伤面积达 23%，生命危在旦夕。这名炉长，就是邱财康。邱财康的伤情牵动着全中国人民的心。在医护患的共同努力下，几乎没有生还可能的他，神奇地痊愈了。这是世界烧伤医学史上的一个奇迹，也是中国烧伤医学史上的一个重要标记。

　　在邱财康手术成功的巨大鼓舞下，也因全国大炼钢铁，烧伤患者急剧增多，浙医二院普外科组建了烧伤救治小组（丁岳梁为烧伤科医生，黄梦娟为护士），设置烧伤病房，率先在浙江省内开展烧伤救治。

　　很快，一名大面积烧伤伤员被收入烧伤科。他是杭州钢铁厂（以下简称"杭钢"）的一名工人，烧伤面积达 98%，其中Ⅲ度烧伤达 55%。这是浙医二院收治的第一例

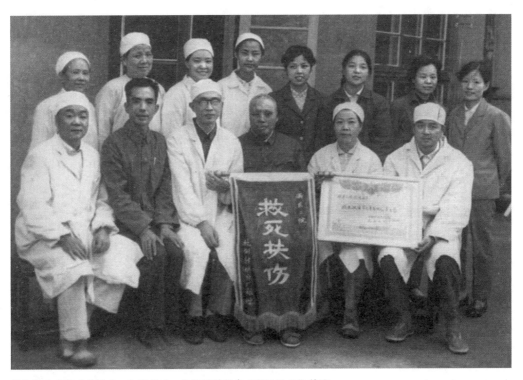

杭钢烧伤患者（前排左四）康复后，为烧伤科送来"救死扶伤"锦旗

特重烧伤患者，对于浙医二院烧伤人来说，是一次沉甸甸的尝试，这既是挑战，更是机遇。

李亚仙（烧伤科护士）回忆起这段往事，感慨万千：

1958 年刚设置烧伤病房时，只有 1 间病房，3 张床位，3 名专职烧伤护士。收治这名杭钢烧伤患者后，唯一的这间烧伤病房便成了抢救"战场"。护理部立即从外科选调了 3 名护士，与原有的烧伤护士组成烧伤护理抢救小组，专门负责这名特重伤员。那时排班为白班 2~3 名护士，夜班 1 名护士。夜班有时忙不过来或者遇上抢救，总值班医生便会去联系住得近的医生和护士。那时没有电话，全是跑着去敲门叫人，我就被叫过好多次。

那时的休克期抢救，主要靠大量输液，每天都是 3 000~5 000ml 的液体量。当时还没有外周静脉留置针，为了保证输液，除医生做大隐静脉切开置管外，多数靠护士穿刺。给烧伤患者静脉穿刺是真难，我们围在患者周围，从头到脚地找静脉。那些烧焦的、有创面的皮肤都是不能进针的，所以眉弓处、耳后、乳房、锁骨上、侧胸壁、腹壁、腹股沟，甚至脚底板乃至指缝都成了穿刺点，实在找不到的只能凭着解剖位置以及手感穿刺。所以当时烧伤护士静脉穿刺的水平是全院最高的，内科、外科经常有护士请我们去协助穿刺。这名杭钢患者便是在这样持续不停地静脉补液下，度过生死攸关的休克期。

休克期还有一项重要任务便是尿液观察。那时候没有现在这么方便的导尿袋，是用导尿管连接一根皮管、皮管下再连接玻璃瓶，玻璃瓶是生理盐水用完后的空瓶子，每天收集好和皮管一起送到供应室消毒。每小时观察尿量、尿比重以及酸碱度。尿比重检测使用尿比重计，酸碱度则用 pH 试纸，这些一直沿用至今。

接下去的感染期亦是危险重重。那时正值秋季，"秋老虎"还未退场，炎热的气温更是催生细菌繁殖。为了救治患者，医院和杭钢的领导们费尽周折，弄来一台上海刚研发出的窗式空调①，在抢救患者上发挥了重要作用。

烧伤患者需要频繁地取植皮，这些当时都在病房中进行，护士还要承担巡回护士和洗手护士的职责，巡回护士负责给手术医生取用物品，再将用过的手术器械清洗打包好送供应室消毒。洗手护士则主要负责剪皮。由于伤者烧伤面积较大，没有充足的自体皮，植皮便采用猪皮。猪皮比人皮厚，很难剪，手经常被剪刀磨出水泡

---

① 患者出院后，杭钢为了感谢医院，将这台珍贵的空调捐赠给医院。这是浙医二院拥有的第一台空调。

来，但看着一块块邮票大小整整齐齐的皮，充满了自豪感。随着时代进步，植皮一般采用自体皮或者已经加工好的异体皮，手术也全部在手术室进行，病房内手术也成了历史。

在那个物质匮乏、但精神高昂的年代，浙医二院烧伤人只有一个单纯的目标：全力以赴抢救这位工人兄弟的生命，希望创造属于浙医二院的奇迹。历经三个月左右的救治，杭钢烧伤患者终于痊愈出院。于他而言，是人生的另一个启程；于浙医二院烧伤科来说，是奠基式的里程碑。自杭钢烧伤患者后，浙医二院烧伤科开始陆续收治大面积烧伤患者。

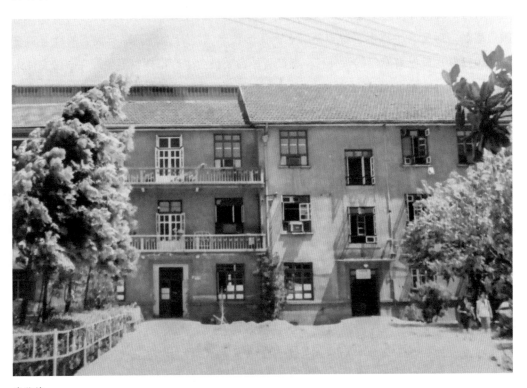

烧伤楼

1968 年，杭钢为医院资助 18 万元，建立一座三层的烧伤楼，烧伤科也就是在这个时候设立。在当时，医院的烧伤科环境算得上是省内最佳。当时病房已经有了空调、翻身床，手术器械等先进设备。当时的异种皮肤移植手术主要使用猪皮。那个时期，医院不可以直接购入猪皮，只能自力更生——通过自己杀猪的方式来解决。

鲁新（烧伤科医生）回忆说："20世纪70年代的一台植皮手术往往要花上一天工夫。前一天就开始为异体皮移植做准备；第二天一早6点，医生进行剃毛、切割、削薄、消毒等多道工序，忙碌到10点多。然后烧伤科医生对患者进行切痂、移植等手术，基本上要到下午4点左右。"

医院的眼科技术也有所发展。姜节凯（眼科医生）回忆说："为了给一位有可能要摘除眼球的严重角膜患者行角膜移植手术，我亲自提着冷冻箱，从杭州赶往嘉兴，取角膜。然后颠簸回杭州，我足足花了四个小时。我咬牙坚持着，一回到杭州就进手术室，手术非常成功，不仅保住了眼球，还获得了0.6的视力。这位重见光明的患者是来自永康的手工刀匠，他后米亲手打了两把菜刀送给我。"

浙医二院的骨科历史悠久。在医院创建初期，梅滕更就为杭州百姓进行骨科手术，颇负盛名。后又有牛惠生、曾宝菡等名医为多位名人进行救治，享有很高的社会美誉度。1953年医院已有专门的骨外科。浙江省革命委员会生产指挥组卫生局在一份文件中指出：

一、各级革委会应坚决贯彻执行省革委会［1970］112号文件，认真抓好医疗单位的整顿工作，广大医务人员全心全意为人民服务，坚决"把医疗卫生工作的重点放到农村去"。

二、坚决贯彻执行毛泽东同志"预防为主"的方针，迅速普及和巩固发展合作医疗，大力培养"赤脚医生"，积极推广中草药和新医疗法，开展群防群治。医大应积极地、有计划地为各地培养骨科、脑外科、五官科、神经科方面的技术骨干，以适应战备和工农业生产发展的需要。

三、发挥各级医疗单位（包括厂矿医疗单位）的积极作用，对群众开展宣传教育工作，实行全省地区包干，分级辅导，坚持划区医疗。各地区、市、县革委会要加强对医疗单位的领导，合理布局，加强薄弱环节，认真地把本地区的患者管起来，非疑难病症，不得随意转诊。

四、适当补充新生力量，选派一批初中毕业生到县以上医疗单位工作。

这份文件指出"医大应积极地、有计划地为各地培养骨科、脑外科、五官科、神经科方面的技术骨干，以适应战备和工农业生产发展的需要。"我们可以从此看出卫生医疗单位的主管单位对于骨科的重视。

乘着国家大力扶持骨科的"政策东风",医院的骨科借势发展。在扩大人员班子的情况下,骨科将病床从73张增加到133张。在收治一些截肢患者后,骨科江让、吴希圣等骨干人员对"断肢再植"投入大量科研力量,成功地开展了多例断肢再植手术,并在1971年成功实施了全球首例左足右移手术(断肢移位再植手术)。

1976年,口腔科主任刘克恭教授建立浙江医科大学口腔系。

1976年7月28日,中国河北省唐山市丰南区一带发生里氏7.8级大地震。浙江省卫生厅立刻组织"唐山抗震医疗队",抽调浙医二院的中坚力量前往进行救援。骨科医生们在唐山为无数患者进行了各种骨科创伤手术。

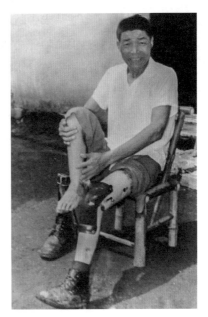

1971年,骨科完成全球首例断肢移位再植术

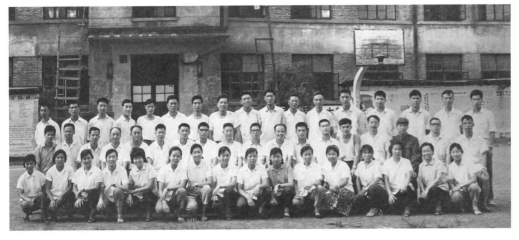

1976年,浙医二院医务工作者参加省抗震救灾医疗队奔赴唐山

新楼落成,回归有序,迎接改革

1973年,3 680平方米的新门诊大楼正式落成。这座建筑,凝聚了多少浙二人的辛

勤汗水，也见证了医院从未中断过的救死扶伤之善行。新门诊大楼落成之后，又不断扩建，占地面积最终达 12 340 平方米，成为当时杭州市区内设施最完善的门诊大楼之一。

此后，医院的医护人员整体数量与门诊数量都逐渐恢复，出院患者的人数与手术台次数（1978 年分别为 5 410 人、3 621 台次），仍明显低于 1965 年的 7 782 人、5 147 台次。原本于动荡中沉寂的护校又于 1977 高考恢复后重新开办，并更名为浙江医科大学附属第二医院护士学校。故此，在整个 20 世纪 80 年代，医院各个学科都处于马不停蹄地赶超与探索之中。

让人欣喜的是，一群有担当的浙二人已经在改换院容院貌、回归科研工作、革故鼎新、向着改革开放的新时代迈出坚实的脚步。

沐浴改革春风，学科突飞猛进

1978 年 12 月，中共十一届三中全会召开。1979 年，第五届全国人民代表大会第二次会议批准了对国民经济实行"调整、改革、整顿、提高"的八字方针，并提出用三年时间完成国民经济调整任务的目标。

重启科研交流，春天来临的迹象

1976 年，有限的医疗资源与人民群众日益增长的就医需求之间的矛盾，日益突出。彼时，余文光教授重新担任浙医二院院长。医院重视党和国家知识分子政策的落实，积极发展知识分子入党。岗位责任制、三级查房等制度或被恢复，或被完善后重新开始执行。

随着肿瘤研究室①（1977 年）、口腔矫形科（1977 年）、心胸外科（1980 年重新设立）和肿瘤科（1980 年）的相继成立，"医教研"工作逐渐步入正轨，很多学科走在浙江省的前列。医院各大学科的负责人纷纷参与到中华医学会和浙江省医学会的学术活动中。

许元良（外科医生）回忆当时浙江省医学会外科学分会重新开展活动的情景说："1978 年，我们医院牵头开展了中华医学会浙江外科分会恢复以后的第一次会议。那时候，钱礼教授已调任温州医学院院长，余文光院长是浙江省医学会外科学分会主任委员。钱礼教授建议这次会议最好在温州举办，余文光院长同意。那时候去温州还要走黄泥路。余文光教授已是 78 岁的高龄了，却对这样的学术活动高度重视！他认为这是我们医院大外科迈入新时代的关键时刻。我护送他去温州，看到他对学术工作是亲力亲为。他经常

---

① 1977 年成立浙江医科大学附属第二医院肿瘤研究室，1986 年成立浙江医科大学肿瘤研究所，1998 年成立浙江大学肿瘤研究所。

在周末给我们年轻医生上课，很多手术图、解剖图他都自己用炭笔清清楚楚画出来，给我们讲解，鼓励我们要发表论文，多参加学术会议……彭淑牖教授很有远见，他深深感召着我们外科人放眼世界，开拓进取。外科需要购买的设备都是他打报告购买。他在学术团队的组建上亲力亲为，亲自带学生做手术，查房也带着我们一丝不苟地进行。"

早在 20 世纪 70 年代，郑树教授就在下乡基层的医疗活动中对大肠癌高发地区进行普查，收集的数据标本高达上万例。贺识荆（肿瘤研究所员工）回忆说："在 1977 年全省科技工作者大会之后，郑树立刻筹建肿瘤研究室。我们当时的设备只有 1 台离心机、1 个培养箱、1 台普通的显微镜等。虽然设备差，但是郑树教授坚信科研的新时代即将来临。当时要购买设备都要先到学校申请，手续非常麻烦，但是她不辞劳苦，争分夺秒地做研究，最终揭开了大肠癌的神秘面纱，也建立了我们这样一支肿瘤研究所的科研团队。"

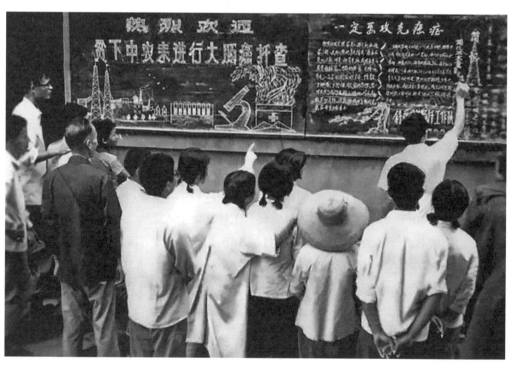

宣传大肠癌检查的黑板报

1976 年以来，知识分子政策的落实，使得医院的学科得以发展。1978 年外科齐伊耕教授带领团队与上海第二医学院附属瑞金医院合作成功开展了省内首三例肝移植术，烧伤科成功救治了全国首例烧伤面积达 100%、Ⅲ度烧伤面积达 74% 的患者。

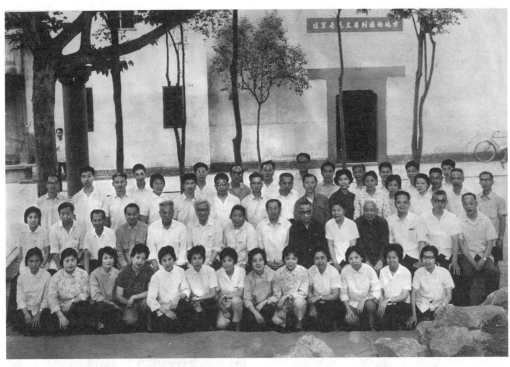

1978年，浙医二院外科与上海第二医学院附属瑞金医院（现上海交通大学医学院附属瑞金医院）合作，在浙江省内首先开展肝移植手术

改革开放后医院与国外的交流日益频繁，郑树、彭淑牖等杰出医生相继开始出国深造，国外学术代表团到访浙医二院也逐渐增多。1979年，医院一整年共接待了美国医疗学术代表团等12批次外宾。

同期，医院11 350平方米的一号病房大楼、2 063平方米的放射楼、14 400平方米的二号病房大楼也相继落成，并引进了浙江省

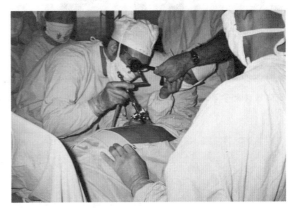

1980年，浙医二院与美国医疗代表团交流学习腹腔镜手术技术

第一台CT设备、第一台磁共振设备，核定床位600张，临床科室增至17个，住院条件和医疗设备大为改观。

1993 年，浙江医科大学医疗系更名为浙江医科大学第二临床医学院。

1996 年，浙医二院建立了浙江省第一个大型动物的实验室，开展了一系列体外循环手术，为之后人体重要器官的移植奠定了坚实的基础。

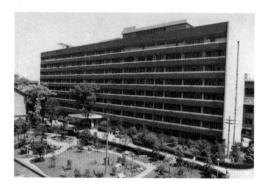

1980 年，浙江大学医学院附属第二医院病房新大楼启用

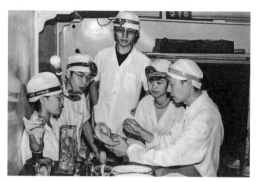

耳鼻咽喉科带教老师给学生认真讲解耳部解剖知识

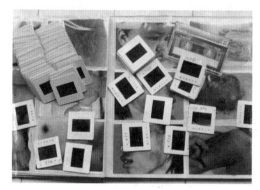

浙江医科大学第二临床医学院自编自制的教学"幻灯片"

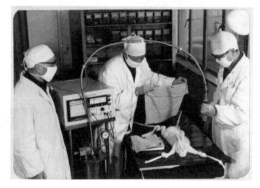

开展动物实验

奋起直追，以专科化应对挑战

之前，医院的外科系统主要是由普外科、骨科、脑外科、烧伤科组成。外科医生要在各个科轮转，辅助主刀医生从事很多跨科室的手术，充实自己。

在 20 世纪 80 年代，医院乘着改革开放的春风，在许多学科中不断推陈出新，创造出了领衔全省乃至全国的辉煌成就。在这个过程中，许多学科开始分出小组，专业化的趋向越来越明显。例如：普外科逐步分成很多组，比如胃肠组、胰腺组、肝胆组等。

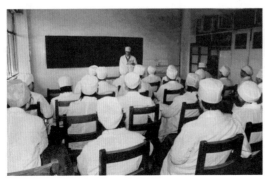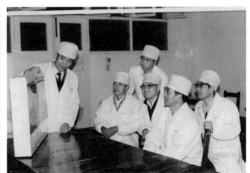

内科读书报告会（左）、外科博士生向指导老师汇报课题（右）

这些科研小组的骨干力量后来都被派到各大医院进修，再回院开展工作后成为学科带头人。1980年，重新成立了心胸外科。同年，肿瘤外科从普外科分离出来，成为单独的科室。

俞锋（内科医生）回忆说："1979年，医院组织开展心脏手术，前两例效果不错，第三例出现一些问题，心脏外科手术似乎遇到了瓶颈。余文光院长意识到，必须要有人专职专科来做心脏手术，所以我们医院就在1980年的时候专门成立了心胸外科，年底，科室成立的最后批文下来了，我们科室人专门搞了一个小小的庆祝活动。

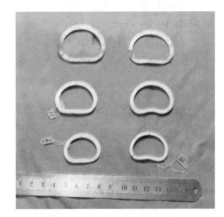

1984年，浙医二院心胸外科自制人工心脏瓣膜用于临床获得成功

1980年，我和另一名医师赴上海交通大学附属瑞金医院进修心血管专业一年，把心脏起搏器的技术学过来。进修结束后，我们带了两台当时很先进的起搏器回来。当时浙江的医疗领域，还从未开展过起搏器工作。1988年后，我去国外进修。进修回院后，有次美国心血管外科代表团来访，交流心脏搭桥手术的技术。单江主任和我把患者先送到其他医院做导管之后，再带回我们医院做搭桥手术，我们可能是浙江省最早做心脏搭桥手术的医院。在整个20世纪80年代，我们医院心脏外科每年手术量就100~200例，在当时算是很不错的。"

1983年，神经显微外科摘除垂体腺瘤，开创浙江省显微神经外科手术新领域。1988年，在浙江省率先开展人工晶状体植入、人工牙种植手术；外科在浙江省率先进行肝癌第Ⅷ肝段切除术。1989年，心血管内科从大内科分离，单独成科；心血管内科在浙江省

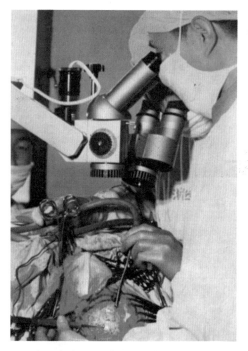

1983年，陶祥洛教授在浙江省率先开展显微外科摘除垂体腺瘤

率先应用双腔球囊导管治疗风湿性心脏病二尖瓣狭窄。同年，一篇以浙医二院眼科姚克教授为第一作者，名为《非球面等视象后房型人工晶体的临床应用》的论文发表在《中华眼科杂志》上。非球面等视象后房型人工晶体，这项自1985年5月开始设计和研制，并于1986年11月开始运用于临床的技术，解决了此前球面人工晶状体所存在的影响视网膜上成像质量的问题。这项首创的技术荣获国家科学技术进步奖二等奖。

进入20世纪90年代，专科化的趋势硕果累累。医院创造性地展开了多学科联合工作，联合攻关，开展临床医学科学研究，集中力量攻克临床上常见病、多发病，以及疑难病种。郑树教授主持的肿瘤研究所在国际上首次发现三个大肠癌相关基因；彭淑牖教授首创的刮吸法断肝术及肝尾叶切除术达国际先进水平；姚克教授无缝线小切口折叠式人工晶状体植入术为国内首例；临床全热解碳双叶人工心脏瓣膜进入第三代，达到国内领先水平。

1994年，医院心血管内科成功实施射频消融术，心胸外科成功实施"迷宫"手术，消化内科小胃癌早期诊断诊断率已提高至33%，达到国内领先水平。1996年，脑外科微导管技术治疗偏瘫患者，三线悬吊式人工晶状体植入术达国际先进水平。1998年，外科在浙江省率先开展背驮式肝移植术以及神经外科开展神经内窥镜下微创手术，均达到了当时的先进水平。同时，医院作为中华医学会急诊医学分会（该分会于1987年5月在杭州成立）所在地，首创二线急诊，在国内率先开展多发性创伤一期治疗，抢救成功率为95.36%。

科学管理，积极进行改革

1976年后，医疗主管机构面对医院管理的新形势，不断解放思想、开动脑筋，寻求改革与发展的突破。

1979 年 4 月，卫生部、财政部、国家劳动总局三部委发布《关于加强医院经济管理试点工作的意见》，提出医院可以实行"五定"，即定任务、定床位、定编制、定业务技术指标、定经费补助，并要求科室需结合"五定"，制定各项有关的定额标准、规章制度，建立各种岗位责任制和其他科学管理制度，始于广东农业经营体制改革的"五定一奖"进入医疗领域。在院级"五定"的基础上，浙医二院护理部制定了护理的"五定"，即定任务、定人、定量、定时、定职责，并举办学习班以推动执行。

这些政策为医院管理注入了活力，促使医院的新一届领导班子开始各种形式的探索。

1982 年，楼福庆接任院长。浙江省卫生厅将浙医二院确定为技术经济责任制试点单位，确立了责、权、利相结合的岗位责任制。医院的神经外科、耳鼻喉科、手术室、后勤成为改革的试点科室，制定业务数量、教学培养人才、科研指标，同时制定完成指标的具体措施及考核方法，奖金分配上奖勤罚懒，制定加减分条例，以克服平均分配的弊端。

1984 年 4 月，国务院批转卫生部《关于卫生工作改革若干政策问题的报告》。伴随着一系列改革政策的出台，医疗这片沉寂多年的大海开始泛起波涛，市场化的步伐开始步入医疗行业。

对浙医二院而言，改革也在前期探索的基础上拉开了帷幕。1984 年，为改变领导班子年龄偏大的现状，浙医二院院科两级领导班子进行了调整。6 月 6 日，以吕俊陞为院长的新任院领导班子到位，其后年龄超过 60 岁的 13 位主任先后退居二线，成立专家顾问组，继续为医院的发展建言献策。新任领导班子上任伊始，如何继续改革成为急需面对的课题。次月，浙医二院便提出了"关于改革的初步设想"。为了更好地进行改革，新任领导班子一行四人先后赶赴北京、天津、南京等地参观学习。回杭后，浙医二院旋即成立了改革领导小组和改革办公室，提出了试行多种形式责任制，实行院长、科主任二级负责综合目标管理责任制，聚焦提高医疗质量和服务态度等重点方向。

1985 年 4 月 25 日，国务院批转了《卫生部关于卫生工作改

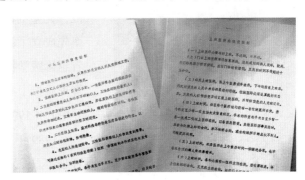

浙医二院严格实行责、权、利相结合的岗位责任制

革若干政策问题的报告》，报告提出："各级卫生机构要积极创造条件实行院、所、站长负责制。"在这轮基于党政分工的院长负责制改革中，浙医二院也不例外。

1987年，有关部门提出给医疗机构"断奶"，医疗机构被推向市场，自谋出路。正是这一年，浙医二院推出了以吴金民为院长的新任领导班子。医院改革力度进一步加大，首次实行聘任制，实行责权利相结合的岗位责任制。次年6月，浙医二院医院改革咨询小组成立。对咨询小组而言，收费问题可谓改革工作核心中的核心。为统一收费价格，浙医二院先后召开了院、科两级共14次会议。确定逐步开展成本核算，并在附加考核条例的基础上，以院内超定额服务为主，修订了业余和横向联合有偿服务、家庭病房管理等各项规定。"人均属累进调节"小法在这一年开始试行，科室奖金、超劳务业余服务酬金的分配成为改革的一项重要举措。改革之下，医院职工的积极性大幅提高，增加床位扩容挖潜，最高时达800余张，对于改善患者就诊、住院难的问题发挥了重要的作用，神经内科的床位周转率更是提高了32.9%之多。

1989年1月，国务院发布了《关于扩大医疗卫生服务有关问题的意见》，这份文件提出要"充分发挥医疗卫生人员的积极性和技术、设备潜力，扩大医疗卫生服务"。紧跟国家政策，浙医二院将重点工作确定为挖掘潜力，在已有的多种形式承包责任制的基础上，制定开发新项目的规定，开展新项目科室的基金和劳务费分配。同时还修订了较完善的医技、护理、行政管理考核条例，以期不断加强自我约束机制。

也正是从1989年开始，院内感染的管理控制得到空前重视，医院相继成立院内感染防范小组和感染管理委员会及监测小组，组建医院感染监测网，修订消毒隔离制度，并对各项措施予以规范，完整的院内感染管理制度初步形成。医院还率先成立了浙江省麻醉质控中心（1989年）、浙江省急诊医学技术指导中心（1989年）、浙江省感染管理质控中心（1994年）、浙江省烧伤救治技术指导中心（1995年）。

1989年11月29日，卫生部发布《医院分级管理办法》，中国的医院评审工作开始起步。而在此前的试点工作中，国家选择浙江省作为试点，

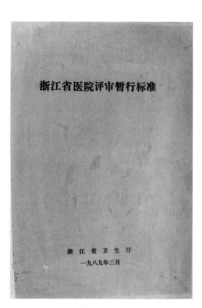

1989年，经评审考核，浙医二院被评定为三级甲等医院

而浙江省选择浙医二院作为试点医院。等级医院的评审，如同一张生动的发展地图，又如同一套完善的发展路径，帮助医院看清自己所在的位置、必经的站点、未来的方向。

这年 7 月下旬，浙医二院成为全国首家通过三级甲等医院评审的综合医院，又一次在社会上树立起美誉度，成为许多医院争相效法的标杆。

也是在这一年，浙医二院创办了中华人民共和国成立后第一个院内刊物——《院风院貌》，1999 年改版为《浙二人》，以建院 130 年的院庆为契机，医院重新梳理历史脉络，进行文化建设，凝聚起浙二人奋发向上的激情与梦想。

深化改革、优化服务，援建邵逸夫医院

浙医二院斩获全国首批三级甲等医院这一殊荣，发展迅速。1992 年，处于改革十字路口的中国，借邓小平南方谈话之机，开始了新一轮改革。同年 9 月，国务院下发《关于深化卫生医疗体制改革的几点意见》，提出"医疗卫生单位应积极兴办医疗卫生延伸服务的工副业或其他产业，以工助医，'以副补主'。"这一政策被认为刺激了医院创收，也影响了医疗机构公益性的发挥。

这一年的 7 月，浙医二院院长吴金民宣布了一个令医疗界内外哗然的消息：主动放弃国家每年 165 万元的财政补贴，试行医疗技术劳务收费浮动价格，医院的收费标准随之拉开了档次，平均上涨了 20%~50%。

改革启动最初的几天，院长办公室桌上的电话一直响个不停，有担忧的，有抱怨的，有看好戏的，有人甚至预言——不出三个月，可以到浙医二院门口"打麻雀"（杭州话，意为门可罗雀）了。

医院管理者坚信，改革是为了更多人的利益——医生疲于应付门诊，患者则抱怨得不到最理想的治疗，一流的医疗卫生资源得不到合理利用，医院低效运行，必须向这些顽疾开刀。一份"马鞍"型的曲线表形象地说明了改革的成效：刚开始的两个月患者人数下降了 9%，两个月后渐渐与上年持平，之后慢慢上扬。经统计，在手术次数与上年同期相差无几的情况下，大手术的数量增加了 35.1%，小手术下降了 66.6%，急诊室更是平均每天有 4 例生命垂危的特重抢救患者。

另一个明显的效应，是各科室自发产生的服务竞争：挂号室提早一小时上班；口腔科有了电话预约；化验室主动提出，过去化验点太分散，患者跑来跑去不方便，应该集中起来……医生护士们说，我们要想方设法"讨好"患者。吴金民院长也在职代会上向

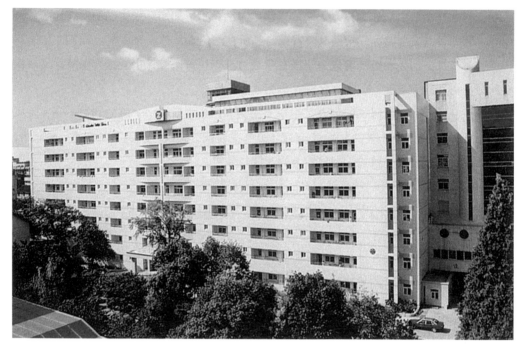

20 世纪 90 年代，浙医二院重新修缮的住院部 1 号楼

全体代表解释道："如果优价没有优质，那我们真要没饭吃了！"

　　港台媒体评论称：大陆出现了首家不要国家补贴的"高价医院"。这一举措背后，"优质优价"的改革思路对国有医院长期按照相同标准收费所形成的患者过度向高水平医院聚集现象起到了很好的作用。1992 年 7 月，与收费改革相配套的"综合目标管理责任制"与全体员工见面，在分配上取消了奖金制，改为超额劳务与业余劳务补贴，上不封顶，下不保底；制订了严格详尽的责任制，比如对收受红包者一罚十；对医疗事故、

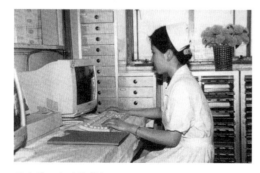

医院管理全面计算机化

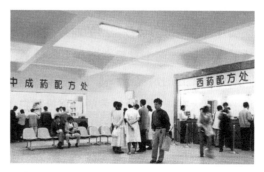

药房实行开放式柜台服务

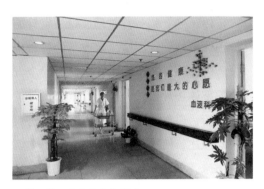
温馨、美观的病房艺术走廊

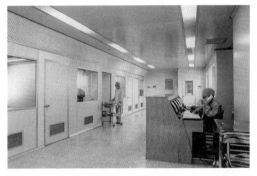
省内规模最大的现代化层流病房

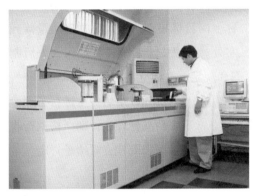
生化检验科准确快速出具报告

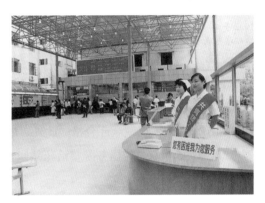
宽敞明亮的挂号收费厅

严重差错，不仅要追究当事人责任，还要追究有关领导责任；等等。

直到今天，这种凭借经济杠杆改进医院管理模式的做法，或许还有些争议。但医院管理者改革的勇气，并没有因时光流逝而淡去。

吴金民院长说："医疗体制改革之难，难在如何突破重重利益的阻隔，破解体制性、结构性等深层次矛盾。在当时特定的历史环境中，我不过是一个试路人，从未停止过摸索与创新。等到我在 1998 年离开浙医二院，到浙江医科大学附属邵逸夫医院（以下简称'邵逸夫医院'）担任院长以后，我将这样的理念又注入邵逸夫医院的管理层。"

1994 年 5 月，在庆春路的东头，邵逸夫医院正式开业运行。邵逸夫医院可以说是与浙医二院血脉相连、资源共享，并且隶属于同一所大学的"兄弟医院"，保障邵逸夫医院开业后可以正常运行的重担落到浙医二院的身上。截至 1998 年底，浙医二院共有 52 名中青年骨干被调入邵逸夫医院。吴金民身兼两院院长，多人担任科主任级干部和护士长，彭淑牖等老教授留在浙医二院的同时在邵逸夫医院兼职，邵逸夫医院依此得以快速发展。

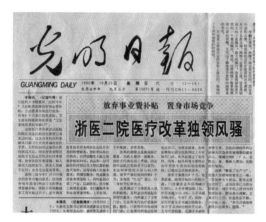

1992 年 10 月 25 日，《光明日报》头版刊发浙医二院医疗改革成果

1996 年，以提高护理质量为宗旨的护理改革站到了浙医二院改革的舞台中央。内、外科 8 个病区开始试行起全方位的整体护理模式，护士们重新设计护理病历，通过清单打勾的方式完成对疾病的描述，使护理人员从书写病历中解脱出来，并先后共制订了内科 18 个病种、外科 17 个病种的标准护理计划。在模式病房中开始推行等级护士制，按职称上岗目标护理，以保证护理质量落到实处。增设安全护理质控小组，先后制订了青霉素、先锋霉素（头孢菌素）皮试的范围和规定。在建立各项管理机制的同时，浙医二院护理部非常重视护士业务素质的提高，先后对当时的 300 余名护士进行了理论面试和操作考试，成绩全部合格。此外，浙医二院非常重视药品管理，长期严格执行收费标准，1996 年 9 月，国务院整治药品回扣专项检查组在浙医二院检查时给予肯定。

迈入新世纪，揭开宏伟篇章

　　面对 20 世纪 90 年代医院改革所产生的各种矛盾与问题，浙江省卫生事业的管理者们对医院的发展进行了反思，并给予指导意见。在 1999 年全省医院工作会议的《认清形势，深化改革——为促进医院可持续发展而努力奋斗》中提出"以患者为中心，以质量为核心，以科研为竞争力"的理念，如同茫茫大海中的指南针，指导医院重新回归对社会的责任感，再度揭开公立医院改革的宏伟篇章。

四校合并，一个新的发展契机

　　1998 年，浙医二院被评为"全国百佳医院"。同年 9 月 15 日，浙江省教育领域发生了一件大事——经国务院批准，浙江大学、杭州大学、浙江农业大学、浙江医科大学合并并组建为新的浙江大学。1999 年，浙江医科大学附属第二医院更名为浙江大学医学院附属第二医院，并成立浙江大学医学院临床医学二系。同年，口腔科赵士芳等医生去筹建浙江大学医学院附属口腔医院。四校合并后，中专学校全部取消。2002 年浙江医科大学附属第二医院护校最后一届学生毕业之后，护校历经起起伏伏，至此落下帷幕。1998 年，我国急诊医学事业的奠基人之一江观玉教授接棒任浙医二院院长。在总结过去经验的基础上和创建百佳医院的背景下，新任领导班子提出了"以患者为中心"的发展理念，以取代"向我求医"的传统观念。基于这一理念，浙医二院对前期改革进行了反思，关闭"三产"（广义上的服务业），确立了科技兴院的战略，狠抓人才培养，科研经费大大增加。仅在 1999 年，医院投入的科研项目配套启动资金就高达 100 万。医院对国家级、部级课题进行重点扶持，以学科建设促进医疗技术水平提高。

　　更名后的浙医二院不只是换了一个名字，而是回到了大学的科研精神，回到蓬勃的学习氛围中。在 1999 年，医院组织医务人员利用晚上与双休日进行学习，甚至连午休时间都拿来学习。在一年中，医院全院性的学术互动就有 87 次，科室学术活动 736 次。医学生要先进行军训再进行 24 小时住院制的培训。可以说，在 1999 年前后进院的那一批医学生，都在这种"军事化"的训练中培养出吃苦耐劳的品格，如今，他们都成为各个学科的顶梁柱与医院的管理人员！

在 1999 年举办的 130 周年院庆典礼上，新的门诊科教综合楼进行了奠基仪式。

这一座 22 层的地标性建筑将要在几年内崛起，这标志着医院发展进入到一个新的时期：不但在理念上明确了创一流的技术，以质量为核心，而且在服务理念上进行迭代，要创一流的环境，尊重患者的就医体验。

到 2000 年底，医院的门急诊量达到 119 万人次，比上一年增长 12.96%。出院 21 345 人次，比上一年增长 4.01%。数据背后体现的是医院重新回归社会公益性与科研软实力，重新肩负起社会责任感，赢得美誉度。

"科教兴院"提出新世纪三大愿景，整顿作风

在新旧世纪更迭之时，管理者们绘制了新世纪医院发展的宏伟蓝图。新一届领导班子"科教兴院"的大旗树立起来，就学科建设提出了新世纪的三大愿景：第一，拿到国家级大奖；第二，获批国家级重点学科；第三，创办国家级杂志。

回首 1998—2004 年，我们不得不为医院领导班子的高瞻远瞩，提出切实可行的愿景惊叹！

2001 年，彭淑牖教授主持的"刮吸解法的建立与多功能手术解剖器研制"荣获国家技术发明奖二等奖，2004 年，彭淑牖教授捆绑式胰肠吻合术的临床及实验研究获国家科学技术进步奖二等奖。郑树教授"我国大肠癌高危人群防治的基础与临床应用研究"于 2005 年获国家科学技术进步奖二等奖。创刊于 1990 年的《急诊医学杂志》于 2001 年更名为《中华急诊医学杂志》，成为中国科学技术协会主管、中华医学会主办的国家级学术期刊。此外，浙医二院于 1998 年在浙江省率先开展了新型的背驮式肝移植术以及脑室镜颅内手术，2000 年又开展了全国首例前房型人工晶状体植入术矫正超高度近视。浙医二院的学科建设进入了"快车道"。

江观玉院长重视医疗团队的建设。他带领团队严格执行各种医疗制度，规范收费标准，用优秀的医院文化对员工们进行精神洗礼。有医生回忆说："江观玉院长在 1998 年

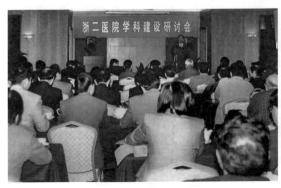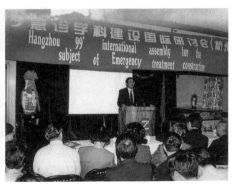

学科建设研讨会

到 2004 年的任期之中，非常看重工作作风与劳动纪律的建设，大公无私地对待员工。行医先学做人，他看重医者的诚实品格。在 1999 年 12 月 31 日晚上，应对'千年虫事件'，医院要求科主任和值班医师坚守病房。晚上 8 点，江观玉坐镇在急诊中心。院领导巡视组报告某值班医师脱岗。江院长立刻问责。十几分钟后，脱岗医师与该科的科主任都来了。脱岗医师声称他一直在医院内，江院长勃然大怒要他如实交代。脱岗医师承认自己的妻子与孩子前来探望他，他带孩子出院去买了一个玩具。江院长对他进行严肃批评，全院通报该事。虽是一件小事，却对全院职工都起到教育作用。科教兴院离不开作风建设，医院发展离不开人的建设！如何培养德才兼备的人才，关系到医院的可持续发展！"

在稳健中积蓄跳跃的力量

2004 年，张苏展接任院长，继续坚持科教兴院的方针，稳步推进医院各方面的工作。7 月，国际血液学最具有权威性的杂志《血液》发表了徐荣臻为第一作者的文章《酪氨酸蛋白磷酸酶 Shp2 高表达参与人白血病发病机制》，影响因子（IF）达 10.13。

2005 年 1 月 10 日，卫生部副部长高强在全国卫生工作会议上作了题为《全面树立和落实科学发展观，推进卫生事业的改革与发展》的工作报告。报告指出，坚持以人为本、执政为民，把维护好、实现好、发展好人民群众的健康权益放在第一位，作为卫生工作的出发点和落脚点。改革开放成果的花朵在新世纪开得愈加盛艳，杭州城市化发展的进程越来越快，人民生活水平日益提高，出行的方式也更加多元化，私家车出行渐渐成为主流。城市道路拥堵，救护车无法第一时间到达患者身边的问题横亘在各大城市眼前。

时间就是生命，如何缩短因拥堵而造成患者时间的浪费？如何将急救时间还给患

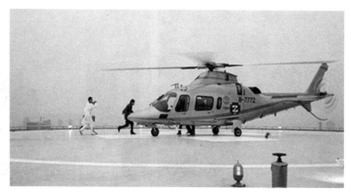

2005 年，浙医二院进行急救直升机试飞，填补了浙江省空中急救的空白

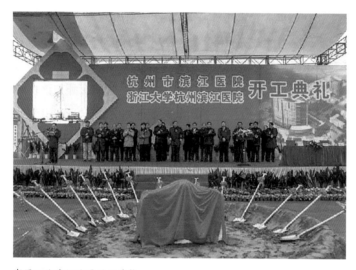

浙医二院滨江院区开工典礼

者？2005 年 11 月 18 日，浙医二院进行急救直升机的试飞，为建设浙江省卫生强省填补了空中急救的空白。

城市化进程加剧了杭州市的扩张，杭州周边地区人们如果想要到大医院看病，就需要跑远路来到主城区的浙医二院，这给他们的生活带来了很大的不便。2007 年 5 月，杭州市委、市政府决定在滨江、下沙两个副城区各建一所"国内一流、省内领先"的三级甲等医院。浙医二院及时把握这一历史契机，在浙江大学的大力支持下，积极参与竞争，最终被确定参与滨江医院的经营管理。同年，浙医二院又积极探索和推行与滨江社区卫生服务机构的"双向转诊"制度，努力地提高医疗资源的合理使用率。

新世纪的新愿景一直激励着浙二人奋进。2007 年，浙医二院肿瘤学科被评为教育部重点学科，眼科被评为教育部重点扶持学科；姚克教授领衔的课题"白内障发病的相关机制与防治研究"获国家科学技术进步奖二等奖。自此，三大愿景全部实现。浙医二院以医教研三足鼎立于新世纪的浪潮中，面对时代浪潮的冲刷，发出嘹亮的"浙二之音"。

医疗服务的改革，任重道远

从 1998 年开始，医院进行一系列医疗服务的改革，如：急诊化验 2 小时出报告，X 线片 30 分钟出报告，急诊 B 超、胃镜随到随做，平诊胃镜、B 超预约时间不超过 24 小时，病理 3 天内出报告……医院门诊候诊大厅收费、咨询等窗口从"门洞式"服务变为"敞开式"服务，推行计算机信息管理，完成门诊系统和医嘱系统的建设；新建 PET 中心、妇科、泌尿科、精神科心理卫生病房；建立院前院内相结合的急诊网络体系，争创"黄金一小时"急救体系；实现全年无医疗事故、严重差错发生。

1999 年门诊科教楼奠基，2006 年医院急诊中心大楼正式运行。迈入新世纪，眼科中心大楼与解放路上"四姐妹"大楼的启用，彻底改变了医院旧面貌，成为解放路上一道亮丽的风景线。医院医疗用房达到 16.3 万平方米，解决了医院医疗用房过小、无法满足快速增长的就诊需求问题。硬件的增容也带来了诊疗数据的快速增长，截至 2008 年 11 月，医院核定床位 1 600 张，实际开放床位 1 874 张，1—11 月门急诊量 168.01 万人次，11 个月的门诊量是 1998 年全年的 1.9 倍之多。

随着门诊科教综合楼、急诊中心、脑科中心、国际保健中心"四姐妹"楼的投入使用，空中 120 直升机可以随时出发救治患者，医院也在许多公共卫生事件中发挥"排头兵"的重要作用。姚克医生"眼科汽车医院"的梦想也投入实践，为千万患者带去光明。医院也通过"双向转诊"等制度来优化医疗资源的配置，发挥医院品牌的辐射力，提升社会美誉度。

2005 年 7 月 1 日，卫生部部长高强在北京人民大会堂做形势报告。这场报告对前阶段医改的定性评价受到社会的广泛关注，其中极为重要的一点是提出"公立医疗机构公益性不足"。此后，"市场化"的提法逐渐被淡化。

2009 年 3 月 17 日，《中共中央　国务院关于深化医药卫生体制改革的意见》正式颁布。被称为"新医改"的新一轮改革正式启动，浙医二院也将再次屹立于时代潮头。医院改革应向何处去？改革与发展如何平衡？建设中的滨江院区如何运营管理？新时代的重担由张苏展传递给了王建安。

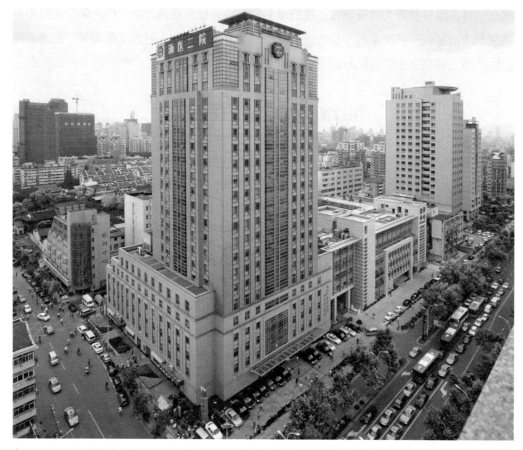

浙医二院"四姐妹"楼（从左至右为门诊科教综合楼、急诊中心、脑科中心、国际保健中心）

　　时光深处，总有岁月一抹香，一百多年来医院为医者的济世仁心、心怀家国的胸襟与担当透过历史的风云，直抵浙二人灵魂深处。路漫漫其修远兮，王建安院长接过医院发展的火炬。以史为鉴，胸怀世界，他要站在医院深厚文化积淀的基础上与世界最先进的医院管理理念相接轨。百年名院的辉煌而璀璨的时代，即将缓缓拉开序幕。

鼎新，拨亮名院之光

如果将浙医二院比作一架弥足珍贵的钢琴，那么改革就是在琴键上不停跳跃的双手，演奏着时代的旋律。

2009 年，医药卫生体制改革在万众瞩目中破冰启航，浙医二院新一届领导班子深入挖掘医院历史文化内涵，凝练出"患者与服务对象至上"的核心价值观，提出"科技创新，服务大众，培育新人，引领未来"的使命以及"精湛演绎技术，关爱体现服务"的服务理念，以及"建设具有鲜明学科特色的国际品牌医院"的愿景，提出并深化"卓越战略""全球化战略"两大规划。

十余年来，医院的发展插上了腾飞的翅膀，扶摇而上，各项工作均得到了党和政府的高度肯定。

站在百年未有之大变局的重要时刻，医院党政班子以习近平新时代中国特色社会主义思想为指引，践行党委领导下院长负责制，勇担历史使命，在抗击新型冠状病毒感染疫情、医疗精准帮扶、急难险重救治、"效率医疗"改革、尽心立德树人、创新驱动发展的大考炼中，秉承高视野、大格局、深情怀的理念，擘画了"一院多区"的宏伟蓝图，凝练升华了深入人心的"浙二精神"，为建设世界一流医院不懈奋斗。

鼎新之光，照亮了百年征程，也为浙医二院的未来指明了方向。

精神之炬，引领百年名院

什么是最好的医院？

这是一个时代的命题，也是王建安等新一届医院班子 2009 年向全院提出的第一个问题。一所百年名院，树壮叶繁，在时代新的召唤下，我们如何让百年老院绽放新枝？医院的管理者在思考，员工也在思考，一个个思考慢慢汇聚成一个新的共识："当它成为患者和员工心灵的最后归属地时，这就是最好的医院！"

而这一切的达成，都需要在同一个价值体系的感召下，让医院的核心价值观、服务理念、使命和愿景内化为全体员工的思维模式和工作方式；让医院文化如树根一般源源不断地向每个员工供应养分，让员工在医院文化的凝聚下风雨同舟；让医院全体上下目标一致、步调一致，不断发挥潜能、凝聚力量；让医院的建设和发展做得更好、更快、更强，创造更加辉煌的明天。

一个价值体系，更是一张航向图

2009 年，浙医二院的价值体系在经过充分讨论的基础上"出炉"了，它是一个宣言，像一声号角，开启了百年名院新的征程。

★ 核心价值观：患者与服务对象至上

对一家医院而言，最主要的服务对象，毫无疑问，就是患者。为了确保患者得到最高品质的医疗服务，浙医二院全体员工不懈努力，坚持每日提供优质、细致的医疗服务，真正以患者的需求为出发点，优化就医流程、降低医疗成本、改善就医环境；并将服务延伸至院前的预防、宣教、体检、日常保健和院后的随访、健康指导、心理咨询等等；倾听和满足患者的需求，倡导新理念，发展新技术，提供先进的设备和设施，不遗余力地捍卫健康、呵护生命。

事实上，医院的服务对象不仅包括患者，还包括患者家属、来医院访问或寻求帮助的各类人士、医院员工等。每一位被服务的客体，都是服务对象，都需要医院以对待亲人般的真诚和耐心，付诸每一个服务环节。

对待患者，浙医二院强调"质量与安全"，以引入国际公认的现代医院管理理念为抓手，对标世界最高的医院管理标准，让每一位员工都将"患者安全"作为第一要义，落实落细到每一项工作中。

对待员工，医院极力营造舒适、舒心、公正、公平的工作环境，给予细致入微的关怀，让员工不仅成为"关爱"的接收者，也是"关爱"的传播者。

★ 服务理念：精湛演绎技术，关爱体现服务

事关生命，医疗无小事，医院无小事。

"精湛"，是要求医院的每一个岗位每一位员工都精益求精，都是各自领域的技术专家，包括医生诊疗的技术，护士照护的技术，行政员工统筹协调的技术，也包括工人清扫保洁的技术，保安巡查安检的技术，厨师烹煮蒸炸的技术……每一位工作人员都在不断地实践和学习中练就卓越的技术、铸就优秀的品质。

同时医院、医疗也有特殊性。这种特殊性，源于医疗服务的特殊性。当浙医二院服务于生动鲜活又千差万别的人群时，需要在每一个环节里都特别强调关爱。关爱，要求医院员工能待患者如亲人，用"爱心+良心"去做好每一项服务，始于患者需求，终于患者满意；要求医院透过每个细节主动为患者输送人文关怀，处处尊重患者的生命权、健康权、知情权、隐私权以及心理需求；要求医院员工在服务中主动地、快乐地践行"关爱"，即内化于心，外化于行。

★ 使命：科技创新，服务大众，培育新人，引领未来

创新是医院的立业之基、生命之源，是医学的立身之本、不竭动力。

浙医二院，一直推动自主创新，鼓励员工不断关注和探索新理念、新思路、新技术，与全球最先进的技术理念接轨，勇于攀登临床新业务"制高点"，敢于抢占新技术新项目"最高峰"。

作为浙江大学的优秀附属医院，浙医二院重视科研教学，搭建完整的科学研究链，鼓励医务人员开展临床研究，同时，重视医学生和住院医生的培训，而且也为医生、护士、后勤和管理人员提供继续教育，为新岗位上的老员工不断提供教育和培训，以保持其高质量照护和服务的资质及能力。

作为一家同行认可度高、百姓口碑好的大型公立医院，浙医二院要借助不断提升的医疗技术、日益更新的服务理念、多元多边的全球合作，把世界前沿的技术、管理理念，内化为适合中国国情的精髓，辐射下沉至更多的基层医疗机构，变成老百姓便捷可及的服务内容，服务最广大的患者，这是医院的责任；要能深刻领会患者的真实需求，敏锐地捕捉到行业的发展趋势，勇于尝试和探索，并形成行业的标杆典范，这是医院的使命。

浙医二院努力以高质量的科技创新成果来引领行业的未来，致力于为全球的患者和服务对象提供优质的照护和服务。这样的科技创新，能惠及最广大的人群，助力提供更高效、便捷、舒适、精准的医疗服务；这样的科技创新，力争始终走在全球同行的前列，走在时代潮流的前沿。

★ 愿景：建设具有鲜明学科特色的国际品牌医院

立足于"建设世界一流医院"的总目标，浙医二院以"卓越"和"全球化"两大战略为抓手，坚持以若干学科带动，立足创新，交叉整合，靠拢全世界同专业Top50水平；以关键技术引领，大力加强提升临床服务能力与技术层次；适应国家科技战略布局变化，转化发展范式，推进临床研究水平，尤其是高层次的原创性成果，彰显学科特色；坚持管理水平与世界最先进水平同质化——以品质和患者安全为核心，完善全面质量管理体系；以文化引领和内涵建设为导向，提升医院国际声誉和患者满意度；以培训和交流为手段，推动员工思想行为方式转变，塑造医院品牌。

价值体系孕育下的"浙二精神"

自2009年起，核心价值体系的精髓被浙二人坚定不移地落实落细在每一个行动中，这些理念已经成为整个医院精神气质的有机组成部分，成为每一位员工的共同价值导向。

在一次次的考验中，医院核心价值观体系与新时代的新精神、新要求交汇融合，作为核心价值观体系的新诠释、新实践，"浙二精神"孕育成熟、瓜熟蒂落。涵盖了五个维度的"浙二精神"，成为继核心价值观体系之后，又一把精神之炬，将浙医二院的精气神提得更亮。

★ 甘舍小家、愿为大家的奉献精神

奉献精神是我党持续传承的优良传统。习近平总书记曾鲜明表达自己"我将无我"

的担当和"不负人民"的情怀，其中蕴含着最彻底的奉献精神。在梁家河，浙医二院党委书记王建安深深地感受身心的洗礼，习近平总书记的话激起了他最深层的共鸣。

这种精神与医院百年渊源的精神内核相呼应。正是在这种奉献精神的鼓舞下，因为党和人民的需要，浙医二院工会主席汪四花带着对双亲、爱人、女儿的深沉牵挂，克服了区域之间文化、饮食、语言等多重差异，义无反顾地奔赴贵州，全身心地投入帮扶工作中去。2016年9月至2020年11月，她以高度的政治责任感和使命感，带领团队深深地扎根于苗疆腹地，奉献于黔东南百姓健康守护重任，成为苗乡百姓最信任的"四花院长"、脱贫攻坚前线的巾帼战士，也是家人眼中"最熟悉的陌生人"；在抗击新型冠状病毒感染疫情的过程中，浙医二院院长王伟林带队，广大党员群众和青年骨干主动出列、挺身而出，奔赴武汉等省内外一线战场，他们能打必胜，"浙医二院身影"遍布华夏，"浙医二院经验"全球共享；抗疫三年，从湖北武汉、新疆、辽宁、河北、云南、江苏、黑龙江，到上海、海南、贵州、西藏，浙二人积极响应国家号召，不惧风雨、不畏艰险、勇担重担，毅然奔赴祖国各地疫情最严重、人民最需要的地方。

★ 敢于拼搏、不畏艰难的革命精神

革命精神是中国共产党保持先进优秀作风的看家"法宝"，攻坚克难的力量源泉，走向胜利的政治优势。

革命，需要有"不达目的不罢休"的拼搏精神，变"做事情"为"做事业"。革命，需要有"主动布局、自我革新"的勇气。在公立医院高质量发展的时代背景下，以及抓经济、促生产、提效率的现实要求下，浙医二院最早提出了"效率医疗"，成为破题新形势下"国家需要、患者需要、医院需要"的新路径，革命精神引领全院上下走出舒适圈，理顺生产关系，精准挖掘生产潜力，充分利用医疗资源，以最佳质量、最短时间、更低费用，达到最优疗效，服务更多患者，成为全国效率典范。

★ 精益求精、严谨求实的科学精神

科学的本质，就是为尚未解决的问题找办法。科学精神，需要能从日常事件中找到问题，然后用简洁的指标、严谨的设计去求证。比如，历经6年余的研究，核心组聚在一起开展了600多次讨论，《新英格兰医学杂志》发表以中国团队为主要通信作者的首篇冠心病领域的国际多中心、大样本、随机对照临床研究文章，发现冠状动脉临界病变患者功能学指导下介入治疗在不增加死亡、心肌梗死等心血管事件发生率的同时，可减少近21%不必要的支架植入。科学精神，也体现在管理中的精益求精，擅于聚焦问题"钉钉子"。比如医院独特的紧急呼救体系，"浙医二院标准"的标配抢救车，都是医在实践中十几次，甚至几十次的改进结果，最终被公认为全国最好、最完善的医疗急救体系。

★ 团队协同、众志成城的合作精神

现代医学的发展阶段中，个人也好、学科也好、医院也好，任何单打独斗的思路，任何孤芳自赏的傲慢，最终都必然归于失败。只有团队协同、互补互利，才能形成"1+1>2"的放大效应。习近平总书记用"像石榴籽一样紧紧抱在一起"来比喻"各民族团结"，实际工作中，浙医二院也需要发扬这种"石榴籽"一样的团结合作精神。

在群体重症烧爆伤员救治中，5个核心团队，包括烧伤、急诊创伤、重症、手术麻醉及护理，不断磨合，携手日夜兼程，才能取得救治的巨大成功。"精细化照护、精准化治疗"，细致到每个床边都配了放大镜，仔细查看患者伤处皮肤细微的变化。

再如，医院每一位员工要保持学科的引领，发挥重点专科、重点学科优势作用，推动"学科发展"向"学科群发展"的范式转变，不仅仅是在专病导向的小整合，而且是立足在高峰学科建设，形成深层次的、根本性的大整合。

★ 对标国际、精湛医疗的创新精神

放眼全人类，浙医二院离世界一流到底有多远？约翰·霍普金斯医院1912年发明肾脏透析、梅奥诊所1914年分离出甲状腺素、克利夫兰医学中心1958年发明冠脉造影……这些都是我们追赶的目标。1953年，余文光老院长完成全国首例胰十二指肠切除术（Whipple手术），现在又有哪些全球首例、全国首例？

党的二十大报告指出："以国家战略需求为导向，集聚力量进行原创性引领性科技攻关，坚决打赢关键核心技术攻坚战。"作为一家研究型医院，浙医二院一如既往发扬科研创新的优势，集中力量产出创新成果，解决医学领域的重大问题，真正去回答别人没有回答的问题，解决前人无法解决的困难。

全球首创心脏瓣膜介入治疗"杭州瓣膜"；全球首例侵入式脑机接口控制机械臂书写汉字；全球首次发现三个大肠癌相关基因；全球原创"捆绑式胰肠吻合术"攻克行业难题；中国首例双肺及肝脏同期联合移植术；中国首建闭环式5G智慧急救体系；微小切口复杂白内障手术，引领国内白内障的七次变革……这些成果都为患者带去新希望。

对标国际，浙医二院坚定不移地坚持科技创新"四个面向"：面向世界科技前沿，面向经济主战场，面向国家重大需求，面向人民生命健康。2023年，浙医二院在年度国家自然科学基金立项中共获资助212项，在全国医院中位列第二，并连续十三年领跑全国。在浙二人心中，科研不仅是传统、文化、成就，也是照亮患者希望和重生道路的一束光。医院之所以在科研工作上能够保持长久的毅力与活力，离不开持之以恒的创新精神。

在医院层面，创新是共识，也是"指挥棒"，并在此引导下，形成了举院创新的良好氛围。每一年国家自然科学基金立项发榜之日，就是医院下一年度基金立项动员的启动之时，医院以国家基金申报为契机，逐渐形成了基金项目申报全程服务和精细化管理的模式。同时，利用平台与激励筑巢育人。一方面，为科研人员搭建起从基础研究到小动物、大动物研究平台，临床研究平台，流行病与卫生统计平台等完整的研究链，并成立技术转化办公室和细胞治疗中心，保障科研硬件支撑；另一方面，以物质和精神双重奖励的方式提升医生科研热情，激发科研潜力。

浙医二院旗帜鲜明地鼓励新技术、新项目，不仅关注科研项目的推介，更关注创新成果的转化，不断营造"创新为本"的基金文化。率先推行"科研导师制""科研假"等创新举措，较早开展系统的临床研究培训、创新大赛，发起创新俱乐部、临床随机对照试验（RCT）专项、"5510工程"（拟利用5年时间，给予每个项目500万经费支持，资助10个创新中心项目），鼓励跨学科交叉融合形成大项目、大文章、大成果，充分结合临床医学人才成长规律和高峰学科建设需求，形成"评估、考核、成长、再评估"螺旋式筛选培养、揭榜挂帅机制。

毛泽东同志曾经指出"人是要有一点精神的"，医院亦然。十多年来，在核心价值观体系和"浙二精神"的引领下，医院的变化是有目共睹的：行政后勤实实在在地为一线服务，临床一线认认真真地为患者服务，医院切切实实地为员工考虑。

精神之光，照亮百年征程，精神之光，也鼓励了浙二人朝着建设"更高质量、更加卓越、更受尊敬、更有梦想"的一流大学优秀附属医院奋进，十多年的兢兢业业，浙医二院实现了从量变到质变的积累，从优秀到卓越的飞跃，从口碑到向往的升华。

继承"患者至上"的价值瑰宝

2009 年，在浙医二院建院 140 周年之际，一座带有广济医院建筑风格的红砖门楼，亮相于人流熙攘的解放路北侧，门额上蔡元培先生当年为广济医校题写的"济人寿世"四个大字格外醒目，除此之外，墙门西侧一尊广济医院院长梅滕更与小患者互行鞠躬礼的雕塑，引起了人们更多的好奇与思考，十余年来这尊雕塑逐渐成为一种医患之间相互尊重与信任的美好印记，成为浙医二院深厚人文内涵的生动注解。

"任何一个团队要成功，都要靠一点精神，靠一点气质，靠一点理想。做事要有品质，做人要有素质，医院才会有品牌。"走过 140 余年的百年名院，以这样一种共识开始了传承和发扬的鼎新之路，在老广济医院"显仁"的价值观之上，新的班子提出了以"患者与服务对象至上"为医院的核心观念，用价值观来凝聚人心、培育新人、振兴文化。

"你们是医院的新鲜血液，是医院的未来和希望；医院未来的文化、发展、技术、教育及服务水平，与你们的思想、行为和能力息息相关。因此，医院有三点希望：第一，希望你们迅速融入医院的先进文化中来；第二，希望大家能努力学习和塑造自我；第三，希望大家明是非、辨善恶、知礼节。我们要懂得感恩和孝顺。因为人的道德和品质是一个有机整体，有良好的家庭观和道德观的员工，才能成为一名真正优秀的员工。"

浙医二院对每一届新员工的培训，首先从文化开始，好的医务人员应该具备"3H"，具体表现为好的医务人员不仅要有一颗人文之心，懂得如何关怀患者，还要有敏锐的感官、灵巧的双手、厚实的专业，以及良好的心态。

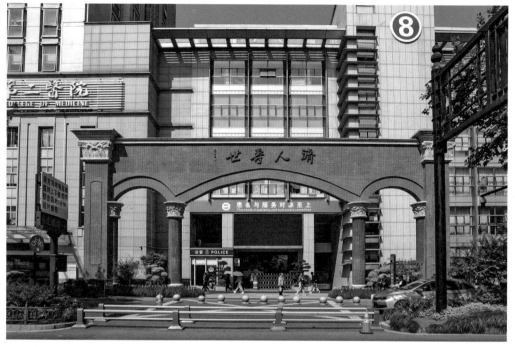

"济人寿世"红砖门楼

"两好"工程，夯实价值观的根基

"对患者好，对员工好。"这是十年来医院使用最高频的一句话，从最初被质疑，到被认同，再到切实地被感受到，浙医二院一步一步夯实了价值观的根基。

2011 年 4 月，正在骨科病区接受治疗的骨折患者陈女士，突然感到胸闷、抽搐，突发昏迷。医护人员立即推来抢救车、除颤仪，拿来急救药物，整个抢救忙而不乱、有条不紊。几分钟后，陈女士睁开了眼睛。陈女士不知道，她获得重生正是得益于医院领导层的一个决策：为使患者在发生猝死时能够得到及时的救治，为全院每个病区和门诊统一配置用于抢救心搏骤停的除颤仪和抢救车。而此前，浙医二院和很多医院一样，除颤仪只存在于心脏中心、重症监护室、手术室等少数科室，一旦出现抢救患者的情况，护士只能紧急调剂除颤仪，而患者很容易错过最佳抢救时间。为此，医院花了 300 多万元，在全院范围内配备了近百台抢救车。对于花了这么大代价是否值得的疑问，医院给到的回答是："虽然有些病区，可能一年也用不上一次除颤仪，但生命无价，突发时用一次就值！"

这种对生命的敬畏和尊重同样延续到对患者生命最后一程的照料。

浙医二院的太平间很小、很窄，但在这里，你可以感受到温馨和爱，这里有花、有装饰、有家属休息和与逝者告别的地方，墙上还有许多患者家属送来的锦旗。医院可能无法挽救所有患者的生命，但在患者离开时，医院可以体面且有尊严地送他们走完生命的最后一程。

对于浙医二院，"患者与服务对象至上"不是一个空洞的口号，更是聚焦于患者最日常、最实际问题的解决，比如停车难和挂号难的问题。

浙医二院解放路院区，地处闹市，促狭拥挤，全院车位仅 280 个，而医院保卫科登记本院员工的车就有 1 000 多辆，日门诊量 13 000 多人次，停车尤难。

2009 年，新一届领导班子作出了一个决定：把所有的车位都腾出来让给患者，

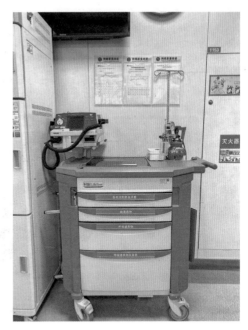

全院标准配置抢救车

立即在医院内引起轩然大波。把车位让给患者，方便了患者，却让员工不方便，这是尊重知识，尊重人才吗？不便、失落，使得部分员工心怀不满。

面对难题，院领导以身作则、率先垂范，首先把自己的车停到了医院外。宁可自己不方便，也要为前来就医的患者提供方便。随后，院领导又决定把行政楼全部腾出让给临床，行政则搬到医院外面租房办公，同时在医院周边租了几百个车位让一线员工停，又在离医院最近的地方花高价为博士生导师租下 47 个车位。

挂号难，挂专家号更难，挂名专家号难上加难。面对晚上就开始通宵排队挂专家号的长长队伍，医院随即开通了晚间自助挂号。2012 年，全国首个"24 小时自助挂号服务"在浙医二院实行，有效缓解了挂号难的问题。

早上排队的人少了，医院半夜排长队挂号现象消失了。但第一个月自助挂号，16%的患者看完病未付挂号费就走了。这一走，等于是免费看病。按这样的推算，一年几十万元没有了，怎么办？

医院认为，每天 20% 新患者，80% 的老患者，第一次不付费，不能说第二次不来了。医院客户服务中心可以给没有交费的患者发短信，提醒他们下次补交，不交下次就无法挂号了。

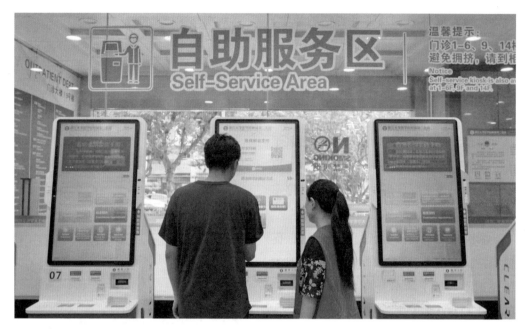

自助服务区

　　4个月后，挂号未付费的比例下降至4%。这一做法得以持续下去。不到半年时间，解放路院区每天接诊1万多名患者，8 000余人是通过自助预约挂号的，原来挂号窗口32个，实行自助预约挂号后，当时共关闭了10多个窗口。

　　"不仅患者，所有员工也是我的服务对象"，这是医院管理层一个新的共识，对患者好的另一面就是对员工好。

　　十多年来，浙医二院坚持人才引领驱动，围绕医院战略发展规划和人才工作建设目标，扎实推进人才引育各项工作，并形成"选-引-育-用-成-推-尊-厚-颂-留"360度全视角的人才战略，聚天下英才而用之。

　　医院实施更加开放、便利的人才引进政策，从海内外全职引进多位临床学科带头人，人才聚集效应加快形成，国家级高层次人才总数不断增长，医工、医理、医文、医药跨学科人才和特殊专业人才不断涌现；培养国际视野的领军人才，近百人在国际学术组织、学术刊物、国际会议中担任重要职务；人才发现、引进、培养、管理系列制度体系不断完善。由此构筑起的临床科学家人才蓄水池，将成为新时代健康事业提速发展的原动力。

　　坚持发扬科学精神、创新精神，不断深化全程培养机制，系统培养临床科学家，着力造就拔尖创新人才。加强高层次复合型医学人才培养，增加个案管理师、临床药师、研究型护士、呼吸治疗师等特殊专业人才配备，人才队伍结构持续优化；设立"种子基金""青年拔尖人才遴选及精准培育项目"，对青年医生的支持力度进一步加强；深入开展护理管理者领导力提升项目，成为全国首家护理团队身心健康管理（NEAP）项目省级基地，护理人才培养渠道平台进一步拓宽。2020年，浙医二院入选国家科技创新人才培养示范基地，成为诸多海内外顶尖医学人才首选落户目的地。

聚焦后备人才培育，建立人才"蓄水池"。创新选拔机制，大胆选任青年中层骨干；启动多层多元的青年骨干培养计划，包括开展"临床科学家"系统培训，深入推进青年人才全程培养，打造一支德才兼备的未来医学骨干队伍；鼓励青年临床骨干校内、院内管理岗位挂职锻炼，开展系统的管理轮训；推动多院区"融合式挂职"，让青年人才在实践中成长。

聚焦人才评价机制创新，打破人才成长"天花板"。探索"破五唯"实施路径、卫生专业技术职务（临床医师）分类评价实施办法，构建医、教、研分类分层多维度评价体系，开通"一招鲜"人才晋升绿色通道。

医院从医疗安全、生活、事业、发展等多个层面建立员工幸福平台，提升员工归属感和获得感。凡是去世界排名前50的医院、大学、研究机构进修一年以上的，医院资助往返经济舱机票一次，生活津贴每月1 000美元，保留其出国期间的工资、科室平均奖及福利待遇。

作为全国著名的医疗机构，浙医二院员工经常处于"战时状态"，高强度工作、与生命"赛跑"……如何让员工从烦琐的流程化工作中解放出来，将更多的时间和精力投身于为患者提供更优质、精准、温暖的医疗服务？医院和企业合作，建立线上信息办公平台，作为医院统一的移动办公入口，它的功能覆盖了医院全管理职能，原先需要线下完成的工作被搬到了线上，实现了从管理到临床无缝沟通交流。

2018年，医院一位儿科医生因公出国，出发前需办理外事审批手续。之前审批流程烦琐，需拿着材料辗转多个部门或领导审批。但这一次他只需要在工作间隙通过线上提交申请，除了取回盖有红章的证明材料原件需"跑一次"外，其他流程均可在手机上完成。

2018年5月，一名晚期直肠癌患者因癌症复发进入浙医二院进行手术，术后第6天晚上，出现腹痛、白细胞增多的症状，体温达38.8℃。当晚，值班医生拨打了上级医生丁克峰教授的电话，汇报了这一情况。在外地出差的丁克峰第一时间通过线上的"口袋病历"查阅患者的病历资料，结合血检报告和CT报告，迅速判断并告诉值班医生患者腹腔内有炎症，但并不是腹膜炎，无须再次手术，只需保守治疗。

经过治疗，患者症状明显好转。从丁克峰接到值班医生电话，到给出诊疗意见，全程不到 30 分钟。

基于智能化、移动化、人性化的改革，大大便利了员工，节约了宝贵时间，而一系列的"民生工程"也让员工的生活更有品质感。

2014 年建成约 1 000 平方米的员工健身中心及高知俱乐部；改建食堂，建立青年职工交友平台，致力解决员工子女入学、入托问题，创立浙江大学首家"妈咪暖心小屋"；关心、照顾、补助困难员工，增加员工医疗费用，制定患病离退休职工就近就医制度；组建心理支持小组，激励员工岗位建功，打造"青"字号品牌工程，服务全院青年的多元化需求……

回忆那段时光，时任浙医二院党委书记陈正英深有感触地说："一家医院有过人的技术和准确的判断，能够吸引人；但一家医院若有细致入微的情感设置，才能打动人。"这种细致的情感设置不仅是对于患者也应该对于员工，而这正是"患者与服务对象至上"的真谛。

文化重塑美好的医患关系

2011 年 4 月 19 日，浙医二院联合媒体、企业共同发起成立浙江省第一个为患者服务的志愿者联盟——"广济之舟"志愿者联盟。

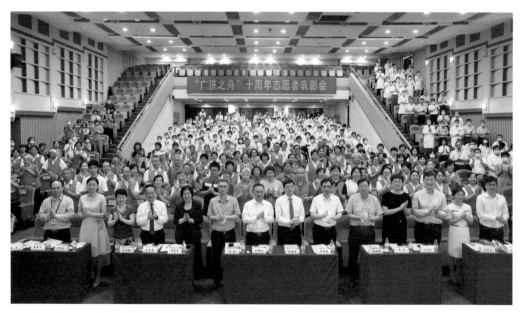

2021 年 7 月 6 日，庆祝"广济之舟"志愿者联盟成立十周年暨优秀志愿者表彰大会合影

　　十多年来，志愿服务已成为医院医疗服务不可缺少的一部分，志愿者不但帮助病友解决就医过程中的困难，而且成为医院优质服务理念的推动者，悄无声息地改变着医院的工作人员、改变着医院的文化，使人文精神与医学科学美丽邂逅，赋予现代医学新的人道内涵。

　　从最初的 7 名志愿者到如今的 6 000 名注册志愿者，从门诊的 3 个岗位深入到院前、病房、手术室等 22 个专业化岗位。"广济之舟"志愿者们有来自社会各界的爱心人士，有来自各大高校的学生，还有很多医务人员的孩子，他们用真诚服务了近 1 700 万人次的患者。对此，常务副书记丁克峰感慨万分：他们急患者所急，想患者所想，不是员工胜似员工，成为医院"患者与服务对象至上"核心观念的一面耀眼旗帜。

　　志愿者黄侬雯，是从志愿服务项目成立之初，作为首批加入的志愿者，她以非凡的毅力与无尽的热情，一坚持便是 13 个春秋。黄侬雯说，"志愿者工作有时候会忙到没时间喝水，没时间坐下休息，但是仍然觉得这是一份很有意义的工作，只有自己亲身经历，才能全方位地感受'有意义'这三个字的重量"。她也是众多"广济之舟"志愿者的一个缩影，在这条奉献与温暖并行的道路，他们与浙医二院一起同呼吸，共成长。

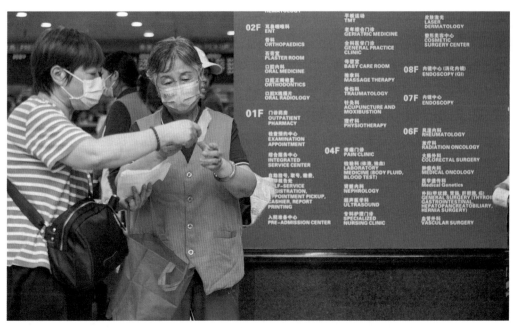

"广济之舟"志愿者为患者服务

这个平均年龄在 60 岁的志愿者团队，无论刮风下雨，严寒酷暑，只要门诊开诊，"红马甲"就会在患者需要的地方发光发热。他们以细腻的情感和专业的素养，耐心解答患者疑问，缓解他们的焦虑和不安。他们不断要求自己，努力学习自助机等智慧服务系统的使用，引导患者填写满意度调查，他们用自己的实际行动证明了：即使是微小的善举，也能汇聚成改变世界的强大力量。

十年多来，每天不计其数地咨询、引导、轮椅借用、报告打印……基本 4 小时的服务中，服务量就有近 500 人次。

本着奉献爱心、快乐助人、弘扬人文的服务宗旨，"广济之舟"不断开拓创新，聚焦患者需求，分类开展服务：基础性服务包括为患者提供就诊咨询、代借轮椅、打印报告和协助挂号等，专业性服务包括造口支持、心理支持、语言支持和钢琴支持等 8 个专业小组。

炎症性肠病和造口两个专业化小组的志愿者，都是这个科室的患者或者家属。他们在经历过病痛之后，用积极乐观的心态给有同样病痛的患者给予心理支持和用药指导。有患者苦恼以后肚子上有个"造口袋子"，志愿者就撩起衣服说："你看，我们都有呀！"每每此时，患者都像是找到了家人。

骨髓移植志愿者专门负责帮助配型成功的患者前往全国各地取骨髓，上海、广州、哈尔滨、贵阳……祖国大地上都留下了他们的足迹。从取到送回医院，为减少患者的支出，除了必要的机票费用，其他的志愿者能自己承担的尽量自己承担。为了表达对捐赠者的崇敬之意，志愿者还会自己买鲜花或其他小礼品送给捐赠者。

2021 年，浙医二院积极探索医务社工本土化服务模式，将医务社工的专业性与志愿服务的常态化相融合，从门诊到病区，相继开展银龄助老、陪同就诊、音乐快闪、情绪疗愈等志愿服务项目。联合浙江省内 46 家医院，推动成立浙江省医院协会医院社会工作暨志愿服务工作委员会，已连续三年举办浙江省医务社工暨志愿服务管理学术年会，承办首届浙江省医院协会志愿者服务项目大赛暨优秀社工案例大赛，参会学员超 3 000 人，为探索浙江省医务社工本土化、专业化服务模式贡献力量。

2012 年，"广济之舟"志愿者服务联盟获得由共青团中央颁发的第九届中国青年志愿者优秀项目奖；2022 年，荣获第七届浙江慈善奖志愿服务奖，2023 年，"给我一小时"情绪疗愈志愿服务项目荣获浙江省卫生健康系统青年志愿服务项目大赛金奖。

对患者好，对员工好，这种基于人性需要的理念，大大激发了医院员工服务的自觉性，也提升了服务的境界，让"患者与服务对象至上"成为一种自然流露。

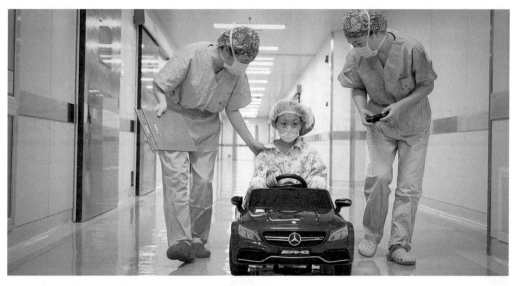

眼科小患者惧怕手术，医护人员买来玩具车，让小朋友开着车跟着医生去做手术

第二章 · 鼎新，拨亮名院之光

质量安全为先，从执行力内化为思维方式

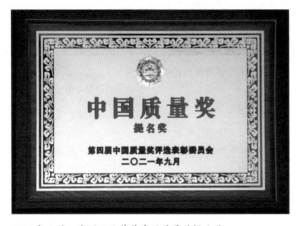

2021年9月，浙医二院荣获中国质量奖提名奖

2021 年 9 月 16 日，在中国质量（杭州）大会上，浙医二院心血管内科逐鹿国家质量管理领域最高荣誉"中国质量奖"，并获全国卫生行业最高奖项第四届提名奖，也是该奖项设立以来浙江省医疗卫生系统首次获此殊荣。2022 年 1 月 7 日，浙江省人民政府公布 2021 年省政府质量奖获奖名单，浙医二院成为全省唯一获奖的医疗机构。奖项的背后，是浙医二院多年来对质量与安全的不懈努力。

"医疗质量与安全就像在斜坡上攀登的球，需要持续的动力。如果推动的力量小了，或者消失了，球不但会滚下来，而且因为重力加速度的作用，它下滑的速度会更快。对医疗质量安全来讲，持续的推力就是日常工作中不间断地考核、评审、专项活动等。"这是医院班子成员在多个场合对医疗质量安全的比喻。也正是有了这种时刻不松懈的心态和事事皆落地的措施，让质量与安全成为浙医二院的灵魂，上升为一种文化。

"人命关天"，这是人们常说的一句老话。患者到医院看病，最核心的需求是得到优质与安全的医疗服务。为了确保医疗的质量和安全，2009 年 12 月，浙医二院与台北医学大学万芳医学中心建立合作关系，邀请医院专家组来院"把脉"各个临床服务环节，浙医二院的管理团队也多次前往万芳医学中心交流学习。双方的合作，开启了浙医二院医

疗质量持续提升之路。医院于 2010 年成立质量管理办公室,由院长牵头主抓,全面推进质量管理。

在与台北医学大学万芳医学中心的深度合作过程中,时任浙医二院院长王建安萌发了一个全新的想法,希望搭建一个海峡两岸医院管理者之间交流合作的平台。2011 年 9 月,由浙医二院、台湾医务管理学会、台北医学大学联合牵头举办的海峡两岸医院院长论坛应运而生,成为当时浙二人学习医院质量管理的绝佳契机。海峡两岸医院院长论坛以"同根同源携手共进,引领世界医院管理新潮流"为宗旨,至 2024 年已是第十三届,已成为国务院台办重点交流项目。

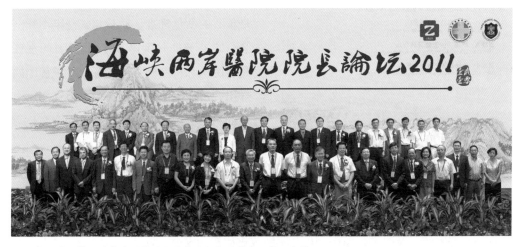

2011 年 9 月,第一届海峡两岸医院院长论坛成功举办,盛况空前

通过双方频繁的思维碰撞与实践交流,浙医二院上至医院管理层,下至一线员工,其思维方式和实践能力均得到了大幅提升,医院所倡导的"患者与服务对象至上"的价值理念更加深入人心,也有了更多的制度载体和管理工具的载体予以实现。

浙医二院在医院决策层与行政部门、临床部门之间建立了三级质量管理体系:医院质量与安全管理委员会—各分支质量与安全管理委员会—科室质量与安全管理小组,并通过设立四级医疗质控网络和质量管理联络员,定期开展监督检查,有效进行自控和互控,从而形成全员参与、齐抓共管的质量安全管理格局。

每年年初,浙医二院质量与安全的最高级别会议都会如期举行,医院领导、职能科室主任和部分临床科室主任共同参与,策划和制定当年的医院患者安全目标、优先级改进项目、风险控制项目,这些指标和项目形成后提交院长办公会审定通过,然后向全院

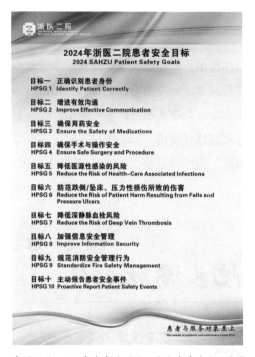

浙医二院 2024 年发布的"医院十大患者安全目标"

发布、全员培训。接下来，全院业务科室的质量管理小组会根据医院确定的总目标，并结合本科室的流程、病种、术种，确定本科室的优先级改进项目。

在浙医二院质量与安全管理体系中，院长是医院质量与安全的第一责任人，科主任是科室质量与安全的第一责任人。作为第一责任人的王伟林院长反复强调："质量是医院发展的根本，也是所有工作最核心的衡量标准，质量与安全离不开一套行之有效的制度体系"。管理者的责任是将医院和科室确立的指标变成过程中的导引，进而变成员工的行为，最终变成全员的思维方式，而这正是质量安全文化形成的过程。

医院还大力推行多样化质量管理模式。

医院为鼓励不良事件上报，促进人人参与质量改进，早在 2010 年，医院建立了全院性不良事件与近似错误电子呈报系统，各部门一旦发现相关质量隐患，就可以通过这一网络直报系统，及时进行原因分析，不断改进质量和安全。针刺伤害管理就是浙医二院全面实施安全与质量管理的鲜活例子。

一日下午，护士小何为完成输液的患者拔除输液器，此时意外发生了，尖锐的钢针刺破了小何的手，顿时一滴血珠冒出来。小何连忙冲到洗手池旁边，用力挤出伤口的血液，并不断地用水冲洗，最后用聚维酮碘棉签进行了消毒。这起小意外到这里就结束了吗？远远没有。小何根据医院针刺伤的流程进行了不良事件上报，并查询了患者有无传染性疾病。医院保健科的工作人员接收到这一信息，立马通知小何去急诊进行传染病检测，并叮嘱她要定期复检，保健科会跟踪随访，单据保存以作报销。觉得自己虽受伤但安全很有保障。但是，针刺伤事件在医院时有发生，如何从源头上保护医护人员成为医院管理层思考的问题。2016 年，在医院领导的支持下，护理部在全院推行安全型带正压接头型留置针，倡导"无针输液理念"，避免针头反复穿刺，减少针刺伤的发生，最大限度地保证员工安全。

2011 年开始，医院设立了多样化的质量考核，包括 PDCA 项目［将质量管理分为 Plan（计划）、Do（执行）、Check（检查）、Act（处理）四个阶段］、品管圈及不良事件与近似错误呈报，通过评比来激浊扬清，促进全体医护人员的质量意识和品质管理能力，形成自上而下与自下而上相结合的双轨制医院质量管理模型。

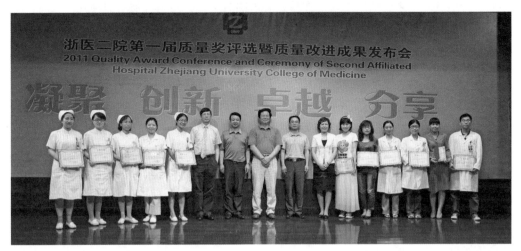

2011 年 6 月 21 日，首届医院质量奖评选，获奖团队合影留念

同年，医院更是引进一套代表国际标杆的质量管理体系，并且于 2013 年开始，连续三次通过美国医疗卫生机构评审联合委员会（JCI）的认证。医院通过对从挂号、导医、待诊到检查、住院等一系列过程进行严格查验，全面改进医院服务的各个环节，由此开始，一件件令人感叹、印象深刻的改变悄悄发生。

上千个紧急求助铃遍布全院病房及所有公共区域卫生间内；每个斜坡处都有"注意安全"的醒目提示；全院统一配置抢救车、除颤仪、急救箱等急救设备；投入 100 多万建立覆盖全院广播呼叫系统，并设立院内广播的代码；门诊与病房每隔几步就配有免洗消毒液，瓶身上使用期限一目了然……

以前，在 CT 室门口经常停着七八辆躺着患者等候检查的推车，患者病情随时会发生变化，生命安全可能会受到影响。之后这个流程被重新设计，"CT 室等待区"正式推出，配有专职人员以及抢救设施，杜绝了患者等候 CT 检查时的风险，保障患者安全。

临床危急值的管理也与患者安全息息相关。浙医二院规定的临床危急值项目共有 56 项，涉及检验、病理、放射、超声、心电图、内镜中心等六个科室。患者一旦出现"危急值",都会第一时间被定位召回。2015年2月18日,浙医二院门诊办公室里的电话铃声响起,工作人员孔臻立即接起了电话。电话来自心电图室,检查医生告知患者姓名、病员号、危急值结果。孔臻在重复这些信息后,询问清楚患者的开单门诊医生。紧接着,立即把信息转达给开单门诊医生。原来,这位患者一直感觉胸口闷,又伴随后脑勺疼痛,特地从外地来到浙医二院。在检查心电图时,就诊断出疑似心肌梗死。这时,检查医生立刻启动危急值处理流程,并把这位患者留在了心电图室。门诊医生在接到电话后即刻前来处理,给患者开通绿色通道,直接进入救治环节。

手术环节是医疗服务中高危环节,为了确保手术的万无一失,2012年,医院推出了"手术医生阳光资质"和"手术部位标记"两大举措。

受一次全国性质量管理大会启发,医院推出了"手术医生阳光资质",将全院所有外科医生的手术资质公布在医院网站上,注明某医生能够从事哪些手术,不能从事哪些手术。全院所有员工都能看到,让全院的人共同来监督一个医生能做哪些手术,不能做哪些手术。一场手术除了主刀医师,还需要麻醉医师、护士等多名医务人员的配合,如果某个医生想做不在自己范围内的手术,相关人员可以第一时间向院方无责呈报,保证患者的医疗安全。

手术部位标记制度的确立,是确保手术安全的另一重要举措。正确的患者、正确的手术、正确的部位标注被严格要求和执行,日常持续监控手术部位标记正确符合率要达到100%,且在每次进行手术前都设置"time-out"(手术安全核查)环节,即主刀医师、麻醉医师、护士等所有在场人员核实患者身份、手术部位和方式,确保正确的患者、正确的部位、正确的操作。

从2014年开始,浙医二院还每年进行全院范围内的患者安全文化调查,患者安全文化积极反应率呈逐年上升的趋势,2023年达到76.3%,优于美国卫生健康研究与质量机构2022年的调查结果(70.0%)。这表明医院管理层和全体员工对患者安全越来越重视,在全院范围内营造了良好的患者安全文化。

浙医二院在品质管理的道路上,始终秉持创新发展,追求卓越品质,致力于管理与服务持续创新,推动医院高质量发展。医院把每年9月定为"患者安全月",提出"人人都是患者安全管理实践者"口号,开展各种主题宣传活动,宣传质量与安全文化。通过对诊疗过程、管理过程、服务流程等进行测量、分析与改进,运用多维质量管理方法与工具,举全院之力,锲而不舍地攀登质量高峰。

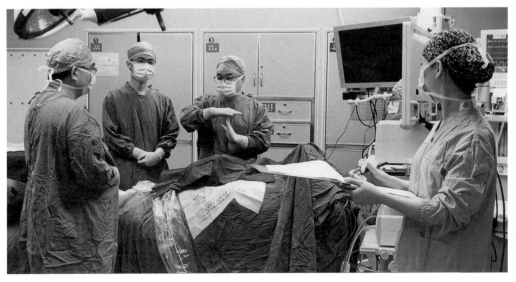

医生在术前进行"time out"

流程重塑，让就医成为愉悦的旅程

2016年底，浙江省首次提出"最多跑一次"理念。2018年4月，浙江省委、省政府发布医疗领域"最多跑一次"改革行动方案，为医疗领域的"最多跑一次"改革定下了基调。浙江省卫生健康委领导在一次接受媒体采访时说道："老百姓到医院是看病的，不是来排队的，任何排队的环节都是不合理的，我们能处理的环节都必须处理掉，这就是'最多跑一次'。"早在2010年，浙医二院就着手探索开展分时诊疗，优化就诊流程，更在2011年成为浙江省第一家开展双休日专家门诊常态化服务的三级甲等医院。这种基于为患者提供良好就医体验的一系列举措，也为医院全面推进"最多跑一次"改革提供了先机，之后不断完善的智慧医疗、日间手术以及床位协调中心，有力破解了医院一直存在的"挂号难""住院难"等问题。

全院一张床：床位统一协调

在传统医院中，外科医生能否在医院"吃得开"，一个很重要的指标就是看他有几个床位。但这种床位成为"医生口袋里的资源"的情况，使得科室忙闲不均，有的科室人满为患，患者苦等一星期甚至一个月才能等到床位，有的科室却患者寥寥。医院的病床资源始终无法得到有效的利用。

2009年，医院新领导班子一上任，便对床位管理模式进行改革——床位应当由医院进行统一调配才能实现效率最大化。但这一想法很快遭到了质疑：将床位从医生口袋里拿出，由医院统一调配，会不会造成名医、骨干医生的床位处置权被剥夺？会不会导致病源流失抑或其他更严重的后果？

改革之初，不被理解，阻力可想而知。时任浙医二院院长王建安便一个一个与医生谈话交流，还把员工请进放映室，观看老影片——《沂蒙六姐妹》。看了电影后，王建安动情地说："在抗日战争和解放战争时期，老区的群众把自家门板都拆下来做担架，抢救八路军、解放军伤病员，支援我军更好地打击日本鬼子和国民党军队，难道我们有些医生口袋里的几个床位也不愿拿出来？你们就与'沂蒙六姐妹'比一比吧！"在医院多次开展思想政治工作后，医生们想明白了，床位不是自己的权利，而是患者的方便。

2010年5月，床位协调中心开始投入试运行，普胸外科最先试行。2011年正式成立床位协调中心和术前检查一站式服务。全院床位统一协调，多院区一体化管理，实现床位资源、预约信息、院前准备、检查结果"四个互通"，让"无效等候"变"有序安排"。床位协调中心同时提供院前检查服务，为择期手术、治疗的患者进行快速院前准备，大大节约了检查等候时间。2022年，平均住院日4.74天，比2012年缩短46.74%，且比全国三级医院的平均住院日短4.06天。

一站式日间模式：让更多患者获利

2018年5月，来自外地的患有腹壁韧带样瘤的年轻妈妈陆云（化名）在浙医二院日间手术中心完成了第3次治疗，仅住院1天。想起第一次来杭治疗时耗时近半个月，陆云有些感慨，"好像进入了'快车道'，自从高强度聚焦超声刀被纳入日间手术范畴后，治疗时间缩短了3倍，我来杭州治疗就像度周末。"而这日间手术中心的前身可追溯至2005年，在心血管造影、白内障手术等条件比较成熟的少数病种尝试术后当天出院。2009年，医院决定以心血管介入手术为切入点，启动日间手术模式，当时在心血管介入中心隔出一个房间，摆放几张沙发，患者做好心脏支架手术后在躺椅上休息，经过医生评估，当天情况稳定，便可回家了，这就是后来日间病房的雏形。

2010年日间手术模式正式在全院运作，并成立拥有53张独立床位的日间手术病房，搭建连廊，贯通楼宇，实现病区、手术室全联通，让患者转运时间"零"浪费。这是中国日间手术的一个典范，它首创了一套严谨的日间手术评估标准及管理体系——"三准入、三评估、三随访"和一个应急预案，探索建立起的日间手术的运作流程、规章制度等，更是成为全国日间手术的理论与实践双版本"教科书"。2016年，受浙江省卫生计生委的委托，医院承担浙江省日间手术技术指导中心的职能。

2023年，医院日间手术总量达49 030台，纳入391种手术，占住院手术总量33.58%以上。

　　自开展日间手术以来，浙医二院日间手术的规模快速扩大，目前在 3 个院区均设置有集中式管理的日间手术病区共计床位 137 张，由麻醉手术部直属管理。日间病房配备专门的护理团队，另有配比充足的楼层医生、护工、后勤等工作人员。开展日间手术的科室覆盖了 20 余个科室，涉及 391 个病种术式。日间手术的工作量逐年快速增长，日间手术占择期手术比例从 2016 年 26.74% 上升到 2023 年 33.58%。日间手术覆盖的手术种类持续增加，医院将越来越多的三、四级手术纳入日间手术管理，如垂体瘤切除术、脊髓病变切除术、全髋关节置换术、膝关节置换术、乳腺癌根治术+乳房再造术、肺癌根治术、甲状腺癌根治术等。

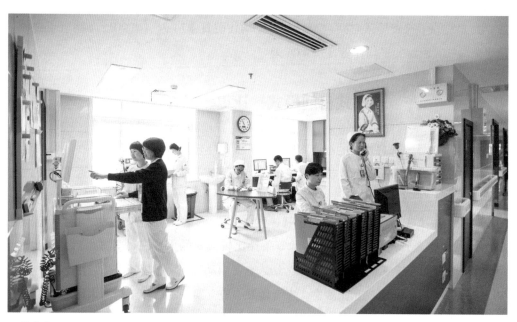

日间病房

智慧医疗：优化"院内+院外"就医闭环

　　2017 年，随着浙医二院"智慧医疗"建设的全面推进，过去常为患者诉病的到医院看病的"三长一短"问题（挂号候诊时间长、取药检查时间长、缴费报账时间长、诊疗时间短）得到了明显的改善，5 秒钟就可以预约到一位医生，10 秒钟就可以完成一次诊间结算……

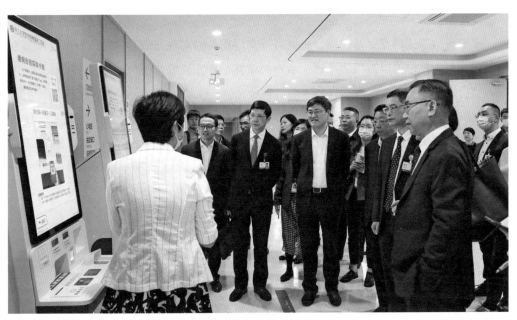

2020 年 10 月，浙江大学党委书记任少波调研浙医二院智慧医疗模式

　　浙医二院皮肤科主任满孝勇感慨，十多年前医院门诊人满为患的场景，日均 7 000~8 000 人次的门急诊量经常将门诊大厅挤得水泄不通，而如今，日均门急诊人次已达 13 000~15 000 人次，却远不复十年前摩肩接踵的景象。

　　"每次我给患者刷完卡，我听到最多的评价就是'现在真方便'。"在门诊诊间，满孝勇已无数次听到这句患者的口头禅——"现在真方便！"

　　虽然医院解放路院区占地面积依然如故，门急诊人次却几乎翻了一番，反之排队现象却日趋减少，服务窗口也逐渐减少，患者满意度蹭蹭蹿高。究其原因，经过多轮的就医流程优化，加上信息科技的加持，尤其是 2018 年以来医院所推行的"最多跑一次"改革，让众多前来浙医二院就诊的患者感受到了前所未有的就医体验。

　　2019 年的门诊，医院就已经投入了 300 多台自助机，覆盖到每个楼层，实现预约、挂号、取号、结算、查询等多功能于一体。现在预约方式更加多样化，患者可以通过电话、网络、诊间、自助机、社区平台及四大"掌上医院"平台（APP、微信公众号、浙二好医生、支付宝生活号）等方式，网上开放 90% 以上门诊号源，所有院区、所有号源渠道全部打通，可在线挂号、取号，预约就诊时间精确到半小时以内，患者可实时关注"排队叫号"进度，并可按时间段直接至诊间就诊，极大地减少了医院原有的"三长一短"现象。

而智慧结算让付费更是便捷,患者可以全过程自助实现充值、结算、发票打印。在诊间,医务人员也可以直接为患者完成诊间结算,并完成检查预约。如果需要住院,医院的"自助住院系统"实现了自助入院、押金充值、住院清单打印、出院结算等服务。

在院外,一些复诊患者或者具有咨询需求的患者还可以下载"浙二好医生"APP。在这 APP 上,免受来回奔波之苦,在线联系浙医二院相关医生,甚至还可以上传相关检查化验资料,供医生诊疗参考使用。

"一章一中心":让服务更贴心

2018 年 10 月 31 日,杭州市民何女士来浙医二院就诊后,发现了一个"小惊喜"。看完门诊的她,到一楼窗口准备办理疾病诊断证明、医保审批和退检查费等业务,按她原先的经验,要跑 3 个部门、3 个服务窗口,可没想到的是,如今一个窗口就搞定了所有业务,且证明上盖的是统一的章:浙江大学医学院附属第二医院医疗业务专用章。"对患者来说,简直太方便了!"

2018 年 10 月,浙医二院在全国率先启用"一章制"管理新模式,给患者带来了全新的就医体验。一直以来,根据政策规定,各家医院的医保、门办、财务需要审核盖章的业务项目有 30 多项,需要使用近 10 个名称不同的章,如医疗证明专用章、外配处方章、基本医疗保险审核章、基本医疗保险办公室章等。

为了简化工作程序,让工作人员盖得明白,患者看得明白,浙医二院率先向浙江省卫生健康委申请实行"一章制",即在医院办理所有需要审核盖章的业务,如病假证明、外配处方、大病保险特殊用药备案、医疗保险特种治疗备案、外转就医审批、医院等级证明等 30 余项业务均使用同一个章。

"一章制"受理部门是医院综合服务中心,早在 2018 年 6 月,浙医二院就将原先分散在门诊一楼的医保窗口、门办窗口、财务窗口及咨询窗口集中打通,将门诊大楼的主要四个服务部门归并整合,实现了从部门单独设立窗口到综合服务窗口的转变,打破了患者在不同的窗口咨询或办理不同业务的办事规则。

为了做到"一窗办理,集成服务",医院在综合服务中心设立全能岗,组织相关工作人员多次理论培训、实际操作训练,建立培训、考核手册,跨部门学习专业业务。实现了工作人员一窗办理所有门诊业务——导医、咨询、发票打印、建档、收费、医保审核、咨询、来访接待、医学证明审核盖章、一级信息修正、麻醉病历办理、资料复印、失物招领等。基本的咨询及业务处理可以在每个窗口完成，专业复杂的业务由专科处理。

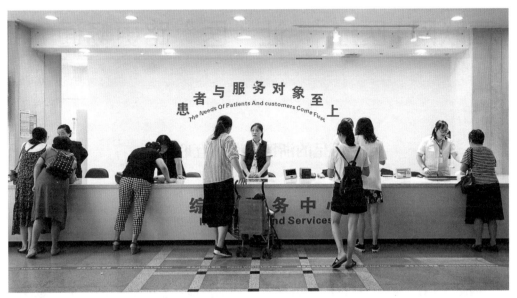

综合服务中心工作场景

第二章·鼎新，拨亮名院之光

2018年12月31日，浙江省委书记车俊就浙医二院"最多跑一次"改革专门进行了批示："省卫生健康委推进'最多跑一次'改革向医疗卫生服务领域延伸，浙医二院实施十大举措的过程中，坚持问题导向和便民目标，有效地破解了群众看病、挂号、候诊、缴费、就诊难等老大难问题，实现了患者、医生、医院共赢。这种经验应在全省医疗健康系统推广。同时也值得我省教育、科技、体育、人社等部门借鉴，进一步深化'最多跑一次'改革。"

让就医成为愉悦的旅程，浙医二院守其初心始终不变。从2010年着手探索开展分时诊疗、优化就诊流程，到2018年启动"最多跑一次"改革，浙医二院将改革内化于诊疗的方方面面，找痛点、疏堵点，让"机器、信息"跑，让患者少跑甚至不跑，让老百姓在改革中增加更多获得感、幸福感、安全感，努力办好新时代人民满意的卫生健康事业！

"互联网+医疗"，让"医"路更畅通

精彩纷呈的浙医二院"互联网+"

2015年3月，"互联网+"的提法首次被写入政府工作报告，这彰显着一种全新的行业变革。而浙医二院对"互联网+"的探索最早可以追溯到2007年，这一年，浙医二院在全国率先建立了远程医学中心，在此后的十余年中，浙医二院的"互联网+"在国内留下了一连串精彩的脚印……

2008年7月，浙医二院可视远程医学中心全省联网正式开通；2011年底，被授牌"卫生部病理远程会诊区域中心"。

2015年11月，国务院副总理刘延东考察浙医二院余杭分院，并实地观摩四级远程医学会诊服务；1个月后，浙医二院心血管专家王建安开出全国首张互联网在线处方。

2016年5月，成立浙江大学医学院附属第二医院互联网医院（以下简称"浙二互联网医院"），打造全国首个实现全数据互联互通的网络医疗体系；一年后，"浙二好医生"APP正式上线，这是国内较早进行的"互联网+医疗"模式。依托实体医院的优质医疗资源，借用互联网平台，搭建掌上云医院，实现医护与患者之间云端联通，开展线上健康咨询、自助检验开单、院后康复随访、慢性病在线续方等服务，实现"诊前-诊中-诊后"一站式互联网医疗服务闭环。

2020年1月，新型冠状病毒感染疫情暴发，浙二互联网医院紧急开通海内外线上义诊，咨询量超过7万余条；上线"慢病在线续方·药品配送到家"服务，配送范围达20省市。在疫情进入常态化防控阶段时，率先推出线上自助开单检测服务，简化诊疗流程，提升服务效率。

2022年2月，浙江省提出要大力发展"互联网+护理"服务，推进"互联网+医疗健康"示范省建设。浙医二院积极探索创新多元化医疗护理服务模式,在线连通省、县级医院护理专家,从流程规范、具体实践、质量把控等方面给予社区护理人员全方位的指导,打造"省级医院-县级医院-社区-家庭"四级联动数智平台,线上与线下、远程与实地相结合,让患者居家也能享受省级优质资源。

同年,浙二互联网医院先后上线"日间手术中心""入院服务"功能,为患者提供入院办理全程引导、无纸化检查检验项目导检单、完成状态实时查询等服务,还能通过互联网医院平台对出院患者进行及时、有效的随访,进一步优化就诊流程。让数据多跑路,让患者少跑路,让服务更有温度。

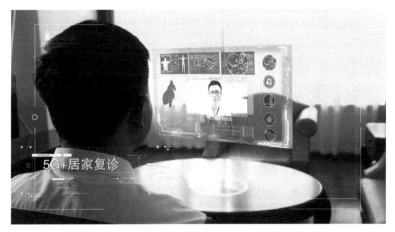

浙二互联网医院可实现医患之间云端联通

患者居家即可享受优质医疗

说起互联网医院的便利,38 岁的王建生最有发言权,"感谢'浙二好医生',让我的'双腿梦'慢慢实现。"

原来,王建生小时候因意外事故导致小腿萎缩,长大后只有单腿能跑跳,一直以来,他靠"单腿跳"送外卖维持营生。2018 年 8 月,《人民日报》、中央电视台等官方媒体对自强不息的王建生进行了报道。浙医二院了解情况后,主动联系王建生,表示可以为他提供治疗帮助。

8 月 7 日,王建生送完中午的最后一单外卖,坐在距离医院 30 千米外的一家餐馆里,通过"浙二好医生"见到了浙医二院骨科严世贵教授。在视频问诊中,严世贵评估了王建生的病情，并将自己门诊时间、检查项目、初步手术方案告诉了他。

术前，严教授团队再次通过"浙二好医生"平台对王建生进行多学科视频问诊，彼时他人正在广西。"画面接通后，医生们远程看到了我腿的情况，还告诉了我手术方案。想着不久后就能用双腿走路了，隔着屏幕，我感到很激动。"

9月10日，王建生在浙医二院滨江院区接受了手术治疗，顺利装上假肢的他将用双腿"跑"上全新的人生道路。

在浙医二院就诊过的患者，通过"浙二好医生"完成身份认证后，即可在线查询院内检验、检查、内镜、体检等报告；若对报告存在疑问，还可通过图文或视频的方式在线联系专家进行咨询。以往，很多老年慢性病患者隔三岔五就需要到医院配药，但现在浙二互联网医院的复诊续方功能支持医生在线开出电子处方，患者复诊、购药、支付、选择配送等均可通过平台在线完成，省时省力。

十余年来，依托互联网平台，浙医二院聚焦百姓民生需求，先后开展了远程会诊、"双向转诊"、国际远程会诊、远程电子ICU（eICU）托管、远程手术直播等服务，先后与全国20余个省（自治区、直辖市）、200余家医疗机构建立远程协作关系，推出了门诊化、日常化、大众化的远程会诊模式，成为公认的规模最大、辐射最广的"远程医学中心"实体。另外，医院还构建了"国际知名医疗机构-浙医二院-县域-乡镇"四级远程医疗网络，这是国内规模最大的国际远程联合诊断中心之一，在海内外形成巨大影响。

在此基础上，以数字化创新为核心驱动力，浙二互联网医院打造了智慧互联的效率医疗模式，重构就医路径，打造全数据互联互通体系，实现了"人与信息、人与服务、人与数据"的多方位连接，为患者提供全流程、智慧化的闭环就医服务，极大地增强了患者就医获得感。

5G改革，开创数字化医疗新时代

2019年4月8日上午，浙医二院滨江院区与杭州市滨江区西兴街道社区卫生服务中心联合开展了一场特别的急救演练。

"患者"受伤出血，从社区卫生服务中心出发，由一辆5G急救车送往浙医二院滨江院区，车内医护人员忙着给"患者"测量生命体征，做B超检查……

与此同时，一切检查数据都通过5G网络传输回浙医二院5G智慧急救指挥中心的大屏幕上，包括车辆信息、行进路线、"患者"的各项生命体征与B超图像等。指挥中心的急诊专家张茂教授戴着虚拟现实（VR）眼镜，身临其境地观察"患者"病情变化，实时指挥随车医生快速抢救，并迅速判断出"患者"脾破裂，需要急诊手术。

由于"患者"出血量较大，急救团队判断"患者"到达医院后需要特殊止血药品和血制品输注。与相关部门联系后，无人机立即从浙江省血液中心起飞，将药品和血制品配送到浙医二院滨江院区，航飞过程在指挥中心的屏幕上全程直播。无人机降落在院内停机坪后，护士通过手机扫码就顺利取出了急救物资。5G救护车到达医院时，浙医二院急救团队已经做好了所有准备，立即投入对"患者"的救治中。

5G网络因其高速率、低时延的特点而备受关注，它在医疗领域的应用也引起了广泛关注。

浙医二院对新技术的应用始终走在前列，自2017年起，浙医二院即在全国率先探索5G、AI、机器人、物联网等在医疗领域的落地实施，先后创建多个全国第一：首例5G远程超声、首辆5G救护车、首次5G急救道路实战演练、首个5G智能化ICU示范单元、首创eICU远程托管、首个5G数字化空中手术室、首条无人机送血专用航线……

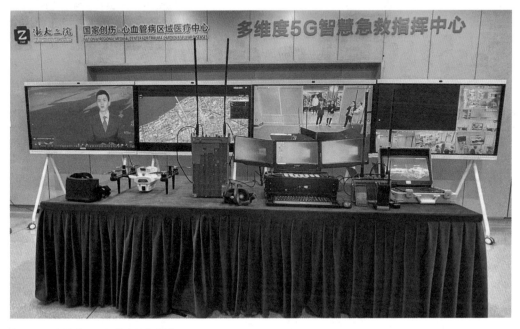

浙医二院多维度5G智慧急救指挥中心

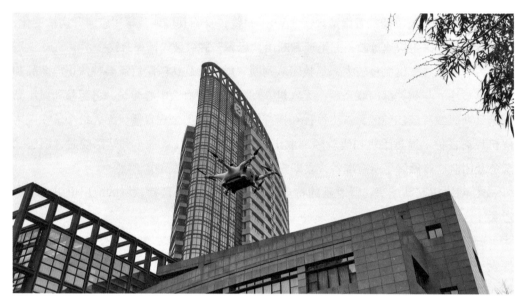

2021 年 3 月 24 日，浙医二院和浙江省血液中心共同建立的国内首条无人机血液运输航线正式通航

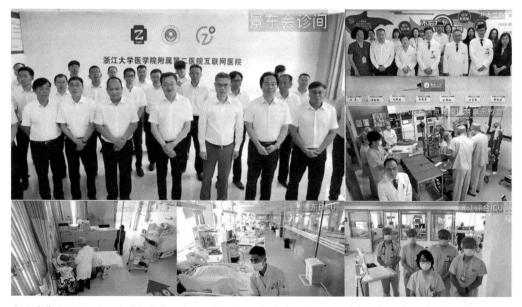

中国科学院院士、浙江大学校长杜江峰调研浙医二院 5G 智能化 ICU

新型冠状病毒感染疫情初期，为了更好地救治武汉急危患者，浙医二院迅速搭建了本部与驰援武汉医疗队的多学科诊疗（MDT）远程会诊平台，并在 22 个 ICU 病房内搭建远程监测系统，投放远程便携智能心电监护设备。2021 年 3 月，浙医二院和浙江省血液中心共同建立的全国首条医用无人机血液运输航线。医用无人机能依托 5G 网络实现精准导航，遵循既定航线自主飞行，同时做到抗风、防雨、恒温，在紧急救援中避免延迟风险，为临床提供安全、快速的急救用血保障。

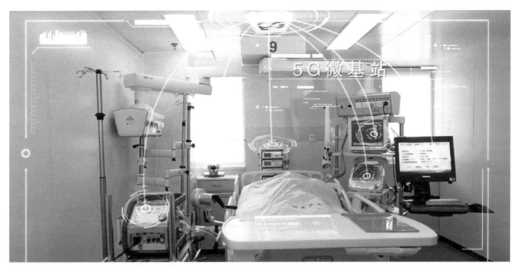

全国首个 5G-ICU

2021 年 6 月，浙医二院神经外科刘凤强主任医师作为主操作手，运用国内先进的立体定向神经外科机器人，依托医院 5G 远程指挥中心，远程控制位于 200 千米外的丽水市松阳分院（浙医二院"山海"协作医院）手术室里的"从操作手"，与当地医师在几乎零时延的环境下实时互动，为患者实施国内首例 5G 远程神经外科机器人辅助脑内血肿清除术，标志着国内首个 5G 数字化神经外科空中手术室成功搭建。

尽管 5G 技术渐趋成熟，应用场景也爆发式增长，但优质的医学可视化内容却十分稀缺。针对这一痛点，2022 年 10 月，浙医二院联合扩展现实（XR）、全息、医学可视化团队，创新打造了"5G+XR 全息医疗可视化应用"，建立海量医疗可视化素材库，以5G+XR 全息等技术为媒介，建立 5G 医学信息传播数智链路，从源头解决 5G 医疗领域中优质内容稀缺问题。

技术的发展为医疗资源的互联互通提供了基础和条件。纵观浙医二院十余年来对互联网、5G 通信技术及 AI、VR 等新兴数字化技术的应用与引领，与世界实现互联互通一直是医院的追求，这基于一个崇高的使命——与同行分享医学胜利果实，为患者带去更优质、更快捷、更价廉的医疗服务，将医院的医疗技术力量与医学人文力量拧成一股绳、汇成一股劲，为健康中国谋福祉。这是一所百年名院兼济天下的胸襟，也是它的素养和品牌。

效率医疗，为患者思为患者行

近几年，国家出台了一系列医改政策，从 2019 年 1 月发布的《关于加强三级公立医院绩效考核工作的意见》到 2021 年 5 月印发的《关于推动公立医院高质量发展的意见》等，国家频频用政策、规范、指标体系不断地引导三级公立医院做符合自己功能定位的事，将医院的发展方式从规模扩张转向提质增效。

面对优质医疗资源的短缺现状和老百姓对医疗服务的多层次需求，面对国家对医院高质量发展的要求，以及医院自身对"世界一流"的战略目标的锚定，如何在多重目标与压力之下，交出一份对党和人民"医之大者"期待的回答？

2020 年 8 月 20 日，医院党委书记王建安在人民日报客户端上发表署名文章，旗帜鲜明地提出了一个具有自我革命性的概念——"效率医疗"，分享医院探索多年的理论思考与实践经验。立时便如激起千层浪的一块巨石，引发国内医疗界的广泛关注；这条具有普适性的改革之路，也给后疫情时代的医疗行业注入了一支强心剂。

"对效率医疗最重要的理解，就是要明确：效率不等于效益！"王建安强调。他在署名文章中提出，"效率医疗"即以患者为中心，强调质量、安全、数量，充分利用医疗资源，以最佳质量、最短时间、更低费用，达到最优疗效，

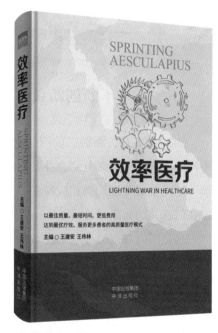

《效率医疗》

服务更多患者。

如何保障效率医疗真正落地？依靠的绝不是某几个部门的冲锋陷阵，而是全院上下一心的整体保障体系。浙医二院院长王伟林将之归纳为：人员是前提、制度是保障、流程是核心、设施设备是基石、信息化保驾护航。以此为遵循，浙医二院不断大刀阔斧地改革和优化管理体制与机制，首创诸多医疗管理模式。

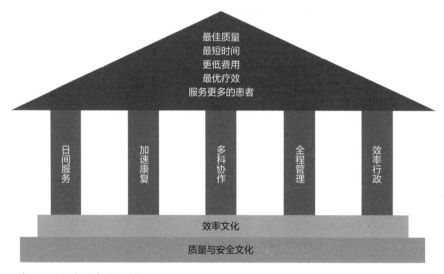

最佳质量
最短时间
更低费用
最优疗效
服务更多的患者

日间服务　加速康复　多科协作　全程管理　效率行政

效率文化

质量与安全文化

浙医二院效率医疗"大厦"

不断创新只为患者少跑腿，让就医更轻松

2023 年 5 月，浙医二院门诊上线了"点单式 MDT"功能，当患者需要同时看几个不同的毛病时，不必分别去挂几个科的号，可以在手机挂号界面上选择"一站式联合门诊"，"点单式"地勾选相应科室、就诊时间，后台的工作人员将统筹安排相关科室的专家在门诊共同为患者诊治。

这是国内首创的"点单式 MDT"门诊，站在患者角度"一站式"解决患者的多学科疾病问题。而这，正是浙医二院实行"效率医疗"改革，响应《改善就医感受提升患者体验主题活动方案（2023—2025 年）》的举措之一。

为持续提升医疗服务效能，2023 年 12 月，在浙江省卫生健康委信息中心的支持下，浙医二院与浙江健康导航平台联合推出"候补挂号"和"名医加号"服务，以及创新推出"一键转诊"等一系列惠民挂号举措，持续为便捷就医助力。

如果说门诊的"一站式"让人感到贴心，那么联动闭环的"患者全程管理"则令人惊艳。

2019年，浙医二院在原有的入院准备中心的基础上，再创"患者全程管理"模式，构建了住院患者"院前—院中—院后"的机制。"院前"环节缩短术前等待时间，提升影像病理检查效率；"院中"推进日间服务、资源转移、精准医疗，加速康复；"院后"通过协作医院康复治疗以及出院后随访，由此缩短了待住日、待床日和留床日3个指标，极大地改善了床位利用率和床位周转率等指标。2022年，医院的平均住院日成功地下降至4.53天。截至2023年底，经过4年的合和细耕，纳入全程管理的科室范围不断扩大，从最初的骨科、胸外科、肝胆胰外科等外科科室，逐步扩展到所有日间手术、所有外科科室预入院患者。

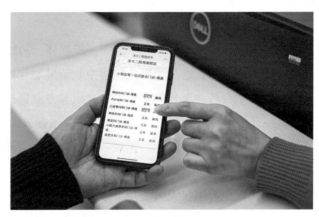

浙医二院门诊上线"点单式MDT"功能

48小时加速康复手术，"效率医疗"的另一个重要抓手

"效率医疗的真正体现，是以流程再造和精细化管理为前提的，没有精细化管理，推不动效率医疗。"在王建安看来，如果精细化管理改革是推行效率医疗的前奏，那么全面推进日间服务和推广加速康复则是推动效率医疗的两大重要举措。

浙医二院自运行日间服务以来，日间手术量每年都呈高速增长，推行"高难度诊疗"的日间服务模式呼之欲出。通过多年的流程优化和加速康复理念实践，2020年3月，浙医二院胸外科在原有日间手术的基础上进行创新与改革，在全国范围内率先推出"48小时加速康复手术"，将肺癌根治术等四级手术纳入了日间手术管理模式并常态化开展。

浙医二院将更多的三、四级手术纳入日间手术管理模式，使这类三、四级手术患者可以在48小时内完成入院、手术到出院整个流程，相关病种和难度在不断地实现着突破。比如心脏瓣膜团队大胆创新，使接受经导管主动脉瓣置换术的患者实现术后 4 小时下地、次日出院；骨科髋关节团队成功地完成日间手术模式管理的髋关节置换手术……越来越多复杂疑难手术在质量与安全的基础上实现了"日间化"，使整个医院的运转效率和服务能力大大提升。

在医院的全力推动下，截至 2023 年底，"48 小时加速康复手术"的病种和术式已达 80 余种，手术种类涉及心血管内科、普外科、胸外科、骨科等多个科室。事实证明，这部分患者不仅住院时间缩短，住院费用也有所下降就医体验得到提升。据统计，"48 小时加速康复手术"的甲状腺癌患者和同病种的常规住院手术患者相比，人均医疗费用下降了 1 300 元。

除手术外，日间化服务的触角进一步延伸。2022 年 3 月，坐落于城东院区的日间化疗中心正式启用，这是面向全院集中收治肿瘤化疗患者的平台科室，患者通过各个院区的预约平台转诊至日间化疗中心，由其专业医护团队进行全程管理。日间化疗中心创新性建立"零缴费预住院、预医嘱"收治模式，构建日间化疗中心智慧管理平台，高效衔接院前、院中、院后，实现一人一档个案管理。患者原来做一次化疗需要跑 3 次医院、花 3 天时间，现在仅需跑一次，最快半天即可回家休养。通过全新的流程再造，日间化疗中心不仅大大缩短了患者等候和治疗时间，收获了患者满意度，同时将有限的医疗资源最大化利用，将原住院病区化疗患者占用的床位转给手术患者使用，大幅提升了床位使用效率。因此，日间化疗中心一经投入运营，便获得了患者与业界的一致好评。

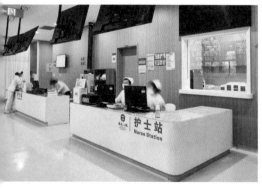
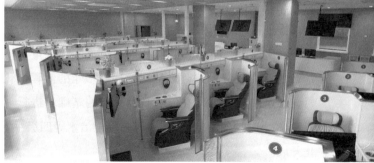

浙医二院日间化疗中心

患者不动医生动的融合病房

浙医二院心脑血管病院区（博奥院区）作为国内首创及唯一的泛血管病学科群院区，利用泛血管概念，整合心血管、脑血管、外周血管和代谢性疾病等优势学科，从院前健康管理到院中门诊、住院，再到院后康复、随访，创新开设"一站式服务"，尝试为患者提供全生命周期的管理模式。

2023 年 5 月，心脑血管病院区（博奥院区）开始尝试的多学科"融合病房"，是医院医疗服务的一大亮点，也是践行"效率医疗"理念的一个绝佳范本。

传统病房主要关注本专科的问题，一般只接收单一专科的患者，遇到患者需要多学科会诊，再根据其治疗需求转诊。如此这般，难以满足复杂疾病患者提出的全面综合诊疗的需求。"融合病房"则是由主诊医师团队和 MDT 团队联合实施多学科协作诊疗。

"患者不动医生动。"这是院区内医生们说得最多的一句话。

对这句话，56 岁的窦女士深有感触。从 2024 年 1 月 4 日入院到 1 月 10 日康复出院，她在院区一个病房接受了 3 个科室为她进行的糖尿病、颈动脉堵塞、冠心病的治疗。

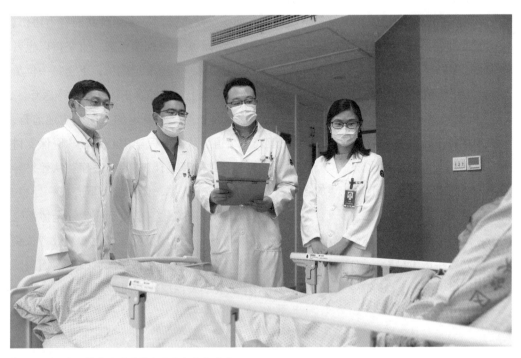

浙医二院心脑血管病院区（博奥院区）融合病房

这样的病例在融合病房非常多见。完善的多学科团队、先进的杂交手术室、功能集中且高效的临床综合楼（病房、门诊、检验、影像），为其通畅运行提供了优质条件。不同学科的医生既可以在床边进行患者评估，也可以远程在线沟通，联合制定最有利于患者的治疗方案，为患者提供多学科融合诊疗服务。患者不必转科、转病房，在同一张床位上一次性地解决多个专科的疾病，甚至能在出院前一次性地完成医保等结算。这种"科转人不转、患者不动医生动"的诊治模式，极大地方便了患者，提高了医疗效率。

"这种融合式病房的理念正是浙医二院'患者与服务对象至上'核心价值观的充分体现。"心脑血管病院区副院长刘先宝坦言，"另外，这种给患者带来极大便利的模式也给医护人员带来了极大挑战，不仅医生查房要楼上楼下跑，护理人员更要将各个相关科室的患者管理起来，面对明显提高的诊疗要求和工作量，医护人员付出的艰辛可想而知。"

院区在融合诊疗上不断创新举措，先后开设血管保肢治疗中心、全院血糖中心、糖尿病足中心、疼痛管理中心、重症心衰病房。泛血管如同一条人体里的血管，不仅打通全院多学科，推动学科交叉走向学科融合。

上述诸多案例仅仅是体现浙医二院效率医疗的一个窗口。这种模式虽然有着革命性的创新意义，但它的形成却不是一蹴而就的，而是全院多部门、多学科共同努力协作、持续改进流程、提升专业技能、整体运营保障的结果，更是医院多年来一直坚持以患者为中心、坚持精细化管理改革的长期成效。在浙医二院，上至书记院长，下至每一位员工，大家已形成共同理念：只有建立在患者安全的基础上，才能真正体现出效率医疗。

"我觉得这十几年来，我们医院最大的特点就是按照一个既定的方向坚定地前行，坚决地把每个人的本职工作做到位。"王建安总结道。从国家医学中心建设、医保支付方式改革到医疗资源优化分配，公立医院承担起各项改革重任。"效率医疗"从效果导向出发，将千头万绪、千丝万缕的各项改革重任统筹于一体，让全院上下心往一处想、智往一处谋、劲往一处使，形成合力、产生效力。"效率文化"也应运而生。全体浙二人将"效率文化"内化于心、外化于行，在其浸润下，小到床位资源优化、绩效考核奖惩，大到青年医生培养、学科建设发展，医院各个层面都在发生深层次的改变。面向国家需要、患者需要、医院需要、员工需要，效率文化引发深层次的同频共振。

一个浙医二院的叠加，两个时代的握手

从无到有，从有到强，在不断地探索和改革中，浙医二院接过历史的使命，承担起百姓的重托，穿过钱塘两岸，用时间和空间，实现两个时代的握手！

一条江河见证了这个奔流的时代。涛澜汹涌间，激荡起生生不息的城市活力。

如果把奔腾的钱塘江比喻成一条龙，那么西湖和湘湖就是龙的两只眼睛。

150 多年前，浙医二院的前身在西湖边问世，在一代代浙二人的智慧与付出中，从三间陋室发展成为国际知名的大型三级甲等医院，守护一方百姓的生命健康。

十年前，倚靠着钱塘江，浙医二院滨江院区破土而出，驶入高质量发展的快车道，不仅成为钱江南岸百姓看病的首选之地，更是中国医院多院区建设发展和国际化医疗服务的标杆之地。

眼下，浙医二院继续以奋斗之姿传承鼎新，萧山总部院区建设"火力全开"，将在湘湖画上"点睛之笔"——打造"医疗服务优质典范、学科深度交叉平台、临床技术创新中心、医学人才培养乐园、一流学科孵化基地"。

"从'西湖时代'到'拥江发展时代'，我们始终坚持与城市发展、社会进步、群众向往同频共振，在改革创新中奏响公立医院高质量发展的'新时代乐章'。不仅办好多院区一体化管理的医院，也为城市的发展注入活力，在为百姓健康谋福祉方面进行了创新性的实践。"中国科学院院士、浙医二院党委书记王建安说。

滨江医院，魄力与远见的故事

2007 年 5 月，杭州市委、市政府决定在高新开发区（滨江）建一所"国内一流，省内领先"的三级甲等医院。浙医二院在浙江大学领导的大力支持下积极参与竞争，浙江省人大常委会副主任、浙江医科大学校长郑树教授也非常关心杭州滨江医院的建设，与浙医二院院长张苏展、书记王建安一起到杭州市委、市政府，向市领导汇报合作建设滨江医院的意愿。最终浙医二院被确定参与浙医二院滨江院区的经营管理，医院占地146亩（约10万平方米），床位1 200张。2008年1月28日，作为市校深化战略合作的全新产物，浙医二院滨江院区破土动工，这座年轻的院区从诞生、建设，到管理、运营、发展，毫无先例可循，也没有现成模式可用，每一步都在破题探路。

浙医二院滨江院区的破题之钥、成功之道，要从一张发票说起。

2013年3月5日，浙医二院滨江院区正式开业。家住附近的林先生看完病后发现，自己在此拿到的凭据和以往解放路院区开出的并无两样。

"两个院区同质化发展，在现在看来是理所当然的事，但在十年前，是一个巨大的突破和创新。"浙医二院党委副书记马岳峰回忆当时的情景说。其实，浙医二院滨江院区还有另一个名字——杭州市滨江医院。"杭州市"这个前缀意味着滨江医院属于市属资产，而浙医二院是省级单位，体制不同，不仅为就医者带来很大的不便，也导致两个院区难以实现真正意义上的资源整合共享。

医院领导班子以其前瞻性的视野和敢于担当的勇气，提出"一张发票"是滨江院区跨越式发展的关键所在，得到了省、市相关部门的大力支持，两个院区由此得以齐头并进、共同发展，造福患者。这背后，是浙医二院对患者的承诺：滨江院区也是浙医二院的一部分，会始终秉承"患者与服务对象至上"的核心价值观，为患者打造同质化最优的医疗服务。

是否能实现同质化，还取决于人才能否共享。人才共享关键在于科室的搬迁、平移和创建。

骨科，是最早搬迁到滨江院区的科室。作为浙医二院最具盛名的"王牌科室"之一，骨科当时的发展可谓如日中天。"搬迁"的决定一出，立刻引发了争议。"科室医护人员的心里多少都有一些顾虑。一来是觉得偏远；二来，到新院区重新开始，发展会不会受到制约，一切都是未知数。"时任骨科主任严世贵说。

尽管严世贵心里也没有底，但他还是毅然选择支持这个决定——搬迁后病区会增加，这意味着学科建设有了更大的施展空间，能为更多患者服务。"我们要做大做强，就不能只在这一亩三分地里原地踏步，搬迁是挑战，也是机遇。"年轻医生深受鼓舞，都心甘情愿地准备去新"战场"大显身手。

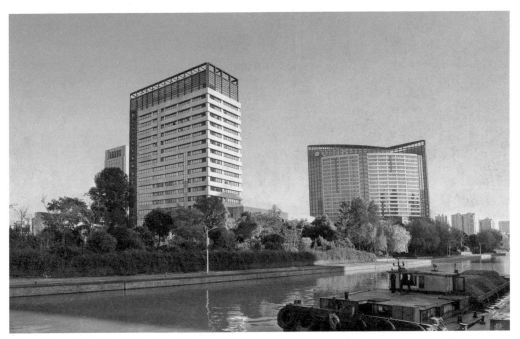

2013 年 3 月 5 日，浙医二院滨江院区正式开业

"当时我们科室流传着一句口号：'雄赳赳气昂昂，跨过钱塘江。'这一跨，十年过去了。"回望这十年，现任骨科主任叶招明时常感慨，当初这步棋走对了。"没想到滨江的发展这么快，大批年轻人涌入，在这里安家落户，也为我们科室的发展带来更多的可能。"叶招明介绍，以前骨科以治疗创伤、肿瘤、老年关节病为主，近年来因为运动受伤的人越来越多，细分出运动医学亚专科，专门保障运动者的健康。

乘着滨江区发展的东风，骨科的发展实现了"裂变"——医生队伍从不到 100 人壮大到 160 人；2022 年门急诊量达到 54 万人次，年手术量超过 3 万台；细分出 9 大亚专科，涵盖了所有骨科疾病，各有专攻，让骨科诊疗更精准。如今，浙医二院骨科已成为全国综合性医院骨科专业的领头雁。

骨科搬迁后，连同心血管内科、神经内科、神经外科、急诊医学科、呼吸与危重症学科、外科、麻醉科等 16 个国家级重点学科和临床重点专科，从解放路院区陆续"平移"至滨江院区，实现两院区同步发展。

"急诊是医院中重症患者最集中、病种最多、抢救和管理任务最重的科室，对挽救患者生命、提供后续治疗机会、提高患者生活质量起着不可替代的作用。"浙医二院急

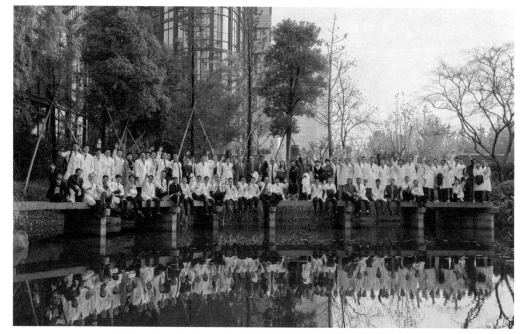

骨科搬迁到浙医二院滨江院区

诊医学科副主任（主持工作）徐善祥表示，过去，钱塘江南岸急诊力量薄弱，急诊患者需要到主城区的大医院抢救，"从江南到江北，路程长、路上拥堵，无疑增加了患者的风险。因此，在滨江院区设立急诊科是很有必要的。"徐善祥记得，急诊开张的第一天就迎来了72个患者，由不到20人组建的急诊团队很快进入了争分夺秒的工作状态，开启了生命的接力赛。

高效运转的背后，是急诊团队的奉献与担当。"尽管急诊在解放路院区已经拥有成熟的流程和架构，但想要一模一样复制到滨江院区并不容易。为了延续急诊的优势，我们在前期做了大量筹备工作，一遍又一遍地模拟演练，确保实操中流程的顺畅，努力为患者赢得更多生机。"徐善祥说。

从最初仅有预检分诊和抢救室两个区域到如今抢救室、病床、eICU一应俱全，形成救治闭环，滨江院区急诊医学科不断完善，挽救的生命越来越多，辐射的范围越来越大，成为周边百姓的"定心丸"。

在延续重点学科优势的基础上，浙医二院还在滨江院区发展新兴学科，逐步设立儿科、产科、生殖医学科、血管外科等，使两院区资源互补，实现"1+1>2"。这些科室从无到有，从有到优，不仅满足了周边百姓的就医需求，也助力医院整体竞争力的提升。

后续许多国内三级甲等医院的新院区建设，都参照浙医二院滨江院区的轨迹，收获了长足的发展。浙医二院用星星之火，推动中国公立医院改革车轮滚滚向前。

战略机遇，迈向芳华

十年前，这座现代化、花园式的浙医二院滨江院区于钱塘江南岸拔地而起，迎来了它的第一位患者。自此，也掀开了中国医院多院区建设发展的新篇章。十年间，浙医二院城东院区、眼科院区和心脑血管病院区（博奥院区）也应运而生，形成了两大综合性院区以及专科院区群同质化发展格局。

2018 年 7 月，杭州市萧山区人民政府和浙医二院签订合作协议，将在萧山区建立浙医二院总部院区。该项目总用地面积约 501 亩（约 33.4 万平方米），总建筑面积 91.71万平方米。浙医二院总部（萧山院区）项目定位未来医学中心，按照"大综合""大专科"和国际一流的医疗支撑平台的规划布局建设成为立足长三角、辐射全中国、影响全世界的医学创新城。落实"1+X"多院区战略布局，加快推进多学科交叉协同发展，形成强大的学科群发展合力，进一步打造系统协同整合式医疗服务体系，一站式提供系统疾病与专科疾病 MDT 集群诊疗服务。2020 年 12 月，浙医二院总部项目正式启动。

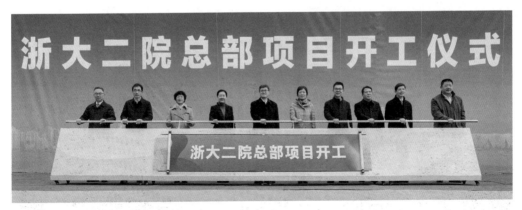

2020 年 12 月 14 日，浙医二院总部（萧山院区）项目正式开工

同年 10 月，浙医二院城东院区启用。该院区按照小综合、大专科，推行以患者为中心、疾病为导向全程 MDT 指导的诊疗模式，以常见病、多发病的精准诊疗为主，特别是以肿瘤学科为重点布局，集中肿瘤内科、肝胆胰外科、大肠外科、乳腺外科、甲状腺外

科、妇科、消化内科等以手术、操作为主的优势学科，聚焦恶性肿瘤等的预防、早诊早治，在综合医疗的基础上，充分整合临床、基础、转化资源，实现医疗高地的最优配置。

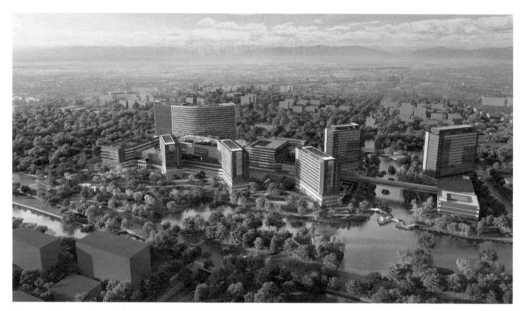

浙医二院总部（萧山院区）项目效果图

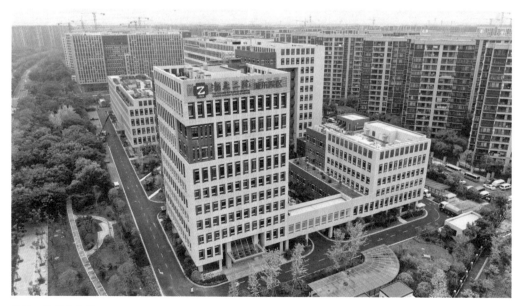

浙医二院城东院区

同时，浙江大学校医院全权委托浙医二院管理。2020年11月，以全科为特色，为浙江大学广大师生、员工提供更好的健康服务与保障的浙医二院浙大院区，在浙江大学紫金港校区举行揭牌仪式。

2021年12月，眼科中心搬迁至新院区，定位大型国际化精品专科院区，拥有集医疗、科研、教学于一体的临床转化医学研究及多学科交叉核心团队。在原有眼科中心十大专业科室的基础上，设立了白内障、眼底病、青光眼、屈光手术、眼整形眼眶病、角膜和眼表病、斜视与儿童眼病、视光等多个临床研究中心。

2022年3月，浙医二院心脑血管病院区（博奥院区）启用。该院区集合心血管内科、心脏大血管外科、神经内科、神经外科、血管外科等全国一流的心脑血管学科群，对接介入诊疗和器械创新的国家战略，怀抱"从心开始　管您一生"的服务理念，打造一站式、个体化、全生命周期的管理模式，旨在建设全球一流的心脑血管病创新诊疗中心。

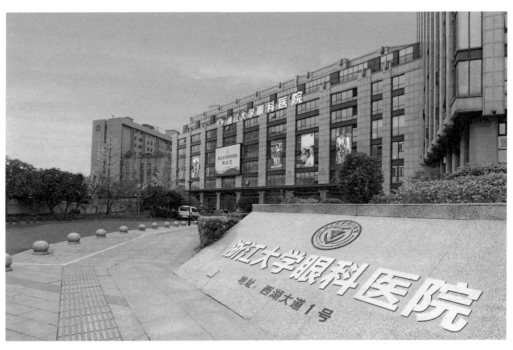

浙医二院眼科院区

2022 年 8 月，作为"江南健康大走廊"的核心组成部分，地处浙江绍兴柯桥的浙医二院柯桥院区也破土动工，这是一座以绿色、人文、创新、未来为目标，集临床、科研、教学、医学博物馆于一体的医疗综合体，将打造世界领先，国内一流的综合医院。

作为我国多院区发展探路者，浙医二院不断推动优质医疗资源扩容，探索一条浙医二院特色的综合主院区+专科群院区的医院发展道路。不断推进国家心血管病、国家创伤区域医疗中心建设，对标全球医学前沿，打造医学创新高地，持续引领新时代医疗高质量发展。

钢琴的琴键叮叮咚咚，155 载的医学河流奔腾不息，这所百年名院经历从无到有、在战火洗礼，时代更迭中，薪火相传，砥砺前行，一代代浙二人用毅力和汗水铸就百年名院；一代代浙二人，改革奋进、革故鼎新，推动着这所百年名院从西湖迈向钱塘江，从中国走向世界。

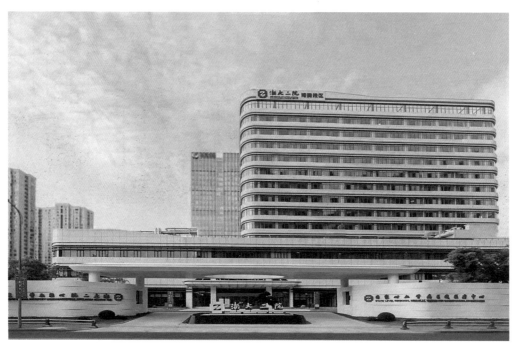

浙医二院心脑血管病院区（博奥院区）

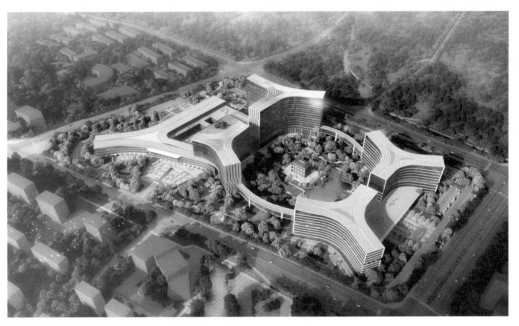

浙医二院柯桥院区效果图

文化铸魂，多院区融合发展之道

多院区模式作为现代医疗体系发展的必然趋势，不仅促进了优质医疗资源的扩容与区域均衡布局，更在探索中书写着医院管理的新篇章。从"西湖时代"到"拥江时代"，浙医二院深刻感受到文化融合作为多院区一体化管理的灵魂作用，可以说文化融合的深度与广度，直接决定了医院整体发展的高度与深度。

"155 年的波澜壮阔，文化是它的原动力。'患者与服务对象至上'的核心价值观经历 155 年的洗礼淬炼，深深扎根于我们每位浙二人心中。"中国科学院院士、浙医二院党委书记王建安如是说。

站在终点，眺望起始之路

每周一和周二，医院班子成员、中层管理人员会从各个院区相聚到一起，参加医院党委会、行政办公会、周会等。人流、物流、信息流，三流通畅则文化相融，多院区才可能成为有机整体。

文化的融合是多院区同质化管理最难跨越的鸿沟，也是真正实现多院区有机融合，一体化发展的核心密钥。以终为始，行必所至，文化融合是一院多区最后的征途，但也应是最初的起点。浙医二院在多院区建设的初期，就把医院文化的建立、输出、融合，与院区的功能定位、战略规划、组织架构、人力资源、制度章程、基建运维等结合在一起，所谓以终为始。

2013 年，浙医二院第一个分院区，滨江院区建成。2020 年以来，逐步建成城东院区、眼科院区、心脑血管病院区（博奥院区）三个"小综合、大专科"专科院区群，与解放路院区（核心院区）和滨江院区两大综合性院区共同形成浙医二院多院区发展新格局。

新征程呼唤新作为，作为一项全方位的工程，医院在文化建设上首先明确顶层设计。2019年的职工代表大会上，医院审议通过《医院章程》，明确医院文化体系建设的主要任务是总结提炼医院精神内核，结合时代要求，不断丰富文化内涵，形成以核心价值观、使命、愿景为"干"，以患者导向、安全文化、廉政文化及科室亚文化为"枝"的文化架构体系，将文化建设上升到医院战略的高度。同时，医院坚持整体统筹、体系化推进，通过五年规划、年度计划等全院性顶层设计确定文化建设的远景规划、近期目标和着力点，确保文化建设工作紧扣医院整体重点工作，助推多院区融合发展。

此外，医院按照高质量发展总体战略，规划搭建多院区协同的一体化组织架构。以"垂直"为主、混合"扁平"，实行"一体化、同质化"管理。实行党委领导下的院长负责制，由党委会、院务会统一决策医院"三重一大"等事项，行政办公会、院周会、中层干部会议等结合实际，及时向各院区传达落实医院决议和任务。解放路院区作为核心院区，坚持垂直化管理，行政科室与临床科室实行科主任负责制；其他院区采用扁平化管理，医院党委选派各院区分管领导统筹协调，并根据院区实际情况设置相应的常驻管理岗位，各科室选派副主任或骨干负责分院区属地科室的具体工作，确保日常运行。

在此基础上，医院还设立文化建设委员会，形成由党委统一领导、党政齐抓共管、宣传中心组织协调、各部门分工负责、社会力量广泛参与的文化建设工作机制，充分发挥基层党组织的战斗堡垒和党员先锋模范作用，在科室设立意识形态网格员和宣传员岗位，协助科室开展意识形态相关精神传达、文化建设、学科宣传等工作，成为医院文化建设工作有力的支点。

人的融合是文化融合的重中之重。物质要素是医院文化的外部表现，人所展现出的精神面貌、思维理念、行为举止才是文化的内在体现。多院区文化建设贯穿与人有关的所有环节。

选才招聘是文化融合的源头工作。高层次人才的招募，除了考察硬实力，尤其需要关注对医院文化的认同。多院区建立初始，普适性岗位人员需求爆发式增长，医院坚持人员招聘的同源同质，统筹分析各院区人力资源需求并通盘制定计划，统一采用与核心院区相同的成熟规范的招聘体系和模式。

培训是文化融合的助推器。培训作为统一认识、加强共识、规范行为、增进互信互助的有效方式，形式与内容同样重要。在多院区管理背景下，医院将培训对象扩展至全体员工，涵盖全部院区不同编制、类别、层级。考虑到不同院区员工在专业、岗位、职称、学历、文化等方面的差异，各院区的培训在内容、形式、频率、周期、考核等方面也有所侧重，实现从决策层、管理层到学习层的培训目标行为一致。绩效管理根据医院总体的目标设定，因各院区的历史基础、功能定位、发展目标、人员构成有所差异，需要在兼顾总体一致的前提下因地制宜、因时制宜、因事制宜，通过绩效目标的订立和闭环考核推动规范行为的引导和养成。

制度章程是医院文化识别体系中的一部分。文化的养成，特别在文化融合时期，需要更明确有力的指引，通过一定的制度约束固化行为，养成习惯，最终形成根植于内心的文化。对此，医院搭建了完善的制度体系，全院性制度包括医院文化建设、管理类、技术类等 1 670 余项，各院区根据实际情况也会制定一些个性化的制度。除了"硬性"的制度章程约束，医院在物质环境方面，大到不同院区之间的建筑特征、空间设计、流程设置，小到标识标牌、制服工牌、工作邮箱等，都力求形成统一，有助于员工在不同院区的工作中感受到一致性，也有助于新员工通过物质环境体会到医院的文化氛围，更快融入。

不分彼此，大家都是浙二人

2020 年 10 月 30 日，浙医二院城东院区开业伊始，门诊一楼二楼走廊上的文化展板吸引了人们的注意。一楼展示的是一条蓝色钱塘江串联起的医院历史烟云及亮点，二楼则用大量的、极具代表性的图片展示医院的价值观体系。于人来人往中彰显百年传承，这是浙医二院在每个院区都直观输出的文化呈现。

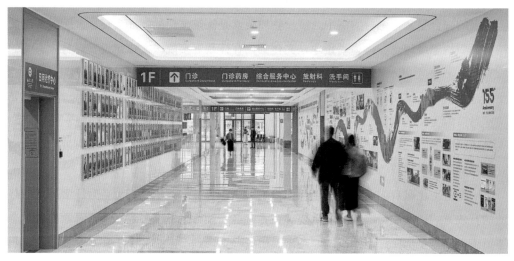

浙医二院城东院区文化展板

浙医二院的分院区既有自建类型，也有兼并类型。医院以主文化为引领，明确医院的文化建设基调及方向，同时结合各院区特色，用开放包容的姿态吸纳院区的亚文化，集众智之所长维护文化生态的相对稳定，使医院文化在传承中创新、在创新中传承，以更为强盛的生命力推动医院可持续发展。

核心价值观是在医院的历史发展中逐步确立和凝练的，随着医院的发展和院区的拓展，员工的规模更庞大，结构更复杂，来源更多元，如何让没有亲身体验医院发展历史的"新生代"和"移民代"感同身受？浙医二院从核心院区向分院区输出医院管理标准、医院文化、价值观及医疗知识与技术，同时鼓励和邀请各院区"新生代"和"移民代"的代表共同参与医院科室管理和文化建设。所谓共识，需要在共同的商讨和交流中方能形成。

第二章·鼎新，拨亮名院之光

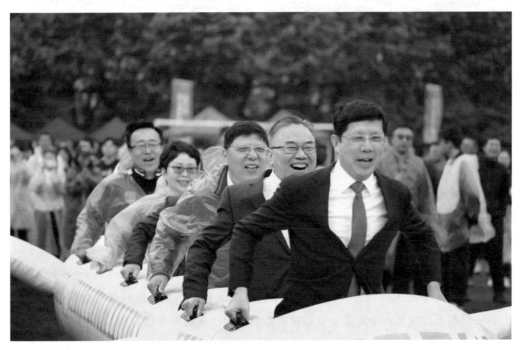

和谐共融的多院区文娱氛围

浙医二院还通过"一院三馆多廊全媒体"文化传播模式凝心聚力。在文化建设工程中，院史馆仿若一颗耀眼星辰，医院不止驻足于此，更以高瞻远瞩之姿，持续规划与推进广济医学文史馆和医学博物馆的构筑，旨在传承医学精髓，弘扬文化瑰宝，让每一份历史的积淀都焕发出新时代的璀璨光芒。"多廊"为各院区文化长廊，以医院历史沿革、发展成果为主，兼具各院区特色，营造浓厚的文化氛围。"全媒体"为医院各宣传平台，包括微信公众号、视频号、微博等新媒体以及医院网站、内部资料等平台，刊发大量传递医院主文化的作品，有力输出和塑造医院主流文化形象。

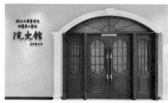 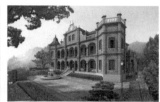 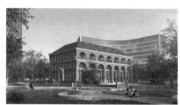
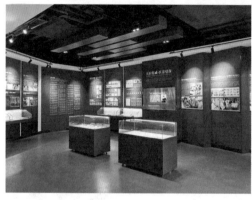 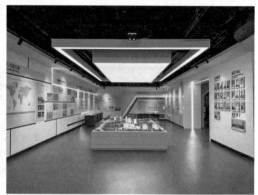

浙医二院三馆：院史馆、广济医学文史馆、医学博物馆

医院是知识密集型单位，不同院区的员工要相互"买账"，要实现核心价值观的认同和使命达成的同步，首先要消除能力差距。对能力欠缺的人员，要"扶上马、抽一鞭、送一程"，要"给凳子、给梯子"，更快地补齐短板、提升基线。举例来说，城东院区属于兼并院区，前身是区级医院。为了更好地帮助来自区级医院的员工获得平等待遇，医院制定了相关的方案，针对该群体具体情况开展培训，提高其综合素质和竞争力，从根本上改变其在全院竞争中相对劣势的局面。在群际合作方面，采用多院区一个科室的制度，科内人员打通使用。医疗人员按照核心院区的资质管理标准及流程进行考核授权，医院以其专业能力为基准，视能授权，并对其医疗活动进行持续追踪，定期考核，动态授权，将原区级医院的员工混编入各相关科室，并按照一定的比例选拔出一定数量的优秀干部，参与医院的管理事务。

文化生长，葆有不朽的生命力

文化是有根的，是长出来的；文化是有生命的，是变化着的。浙医二院自 1869 年建院，便秉持"济人寿世"理念，百余年发展历程中，一代代浙二人不断深化丰富其内涵。2009 年，在继承优秀历史文化的基础上，结合时代背景，医院凝练共识，形成核心价值体系，即"患者与服务对象至上"的核心价值观，"科技创新、服务大众、培育新人、引领未来"的使命，"精湛演绎技术，关爱体现服务"的服务理念，以及"建设具有鲜明学科特色国际品牌医院"的愿景。

多院区文化建设中的"主文化"与"亚文化"之间的辩证关系，既是一个理念思辨问题，也是具体的文化实践问题。对此，医院的理念是：承认分院区亚文化的差异性，科学对待，包容融合，将其升华为一种文化自我更新能力。

存"小异"是科学，要实现多元一体。随着医院多院区发展，不同院区的功能定位不同，发展的具体目标要求、医疗特色、服务模式均有所差异，各院区在核心价值体系的统领下，在医院总体文化的"干"之上，生长出不同的"枝"，比如滨江院区特色鲜明的"国际文化"、眼科院区的"公益文化"、城东院区的"家文化"、博奥院区的"创新文化"。因地制宜因时制宜，才更有利于适应环境，发挥优势，把握机遇。

兼"小异"是前瞻，要做到弹性可塑。好的亚文化可以有效推动医院文化建设与时代的脉搏同频共振，为医院核心价值理念不断补充新的养分，对调整价值系统、构思新的行为方式具有重要意义，在变与不变中实现动态稳定。

多院区文化建设是医院文化从固本培元到吐故纳新的探索过程。在多院区主文化与亚文化的碰撞和交融中，医院组织的弹性不断增强，富有活力的文化也终将激发出更强大的生命力。

我需要世界，世界需要我

2009 年，《中共中央 国务院关于深化医药卫生体制改革的意见》发布，浙医二院领导班子反复思量后一致认为："新医改的最终目的一定是让普通大众受益，让他们无论在哪里都能享受到优质的医疗服务。对浙江百姓来说，不但要让他们得到省级水准的医疗服务，更要让他们能得到国际水准的服务。""国际化"由此被提到了医院发展的重要战略位置。到 2012 年底，"国际化"战略进一步被演化为"全球化"战略。

同时，全球化作为国家战略一经提出便备受关注，众多学者从经济学、政治学、社会学等各学科领域就全球化进行了阐述和探讨。2016 年 1 月 18 日，习近平总书记在省部级主要领导干部学习贯彻党的十八届五中全会精神专题研讨班上讲道："实践告诉我们，要发展壮大，必须主动顺应经济全球化潮流，坚持对外开放，充分运用人类社会创造的先进科学技术成果和有益管理经验。改革开放初期，在我们力量不强、经验不足的时候，不少同志也曾满怀疑问，面对占据优势地位的西方国家，我们能不能做到既利用对外开放机遇而又不被腐蚀或吃掉？当年，我们推动复关谈判、入世谈判，都承受着很大压力。今天看来，我们大胆开放、走向世界，无疑是选择了正确方向。"

这段讲话不仅阐释了过去四十年国家顺应全球化发展的成就，同样也适用于对浙医二院十多年来全球化战略的总结。

浙医二院通过全球化战略，一方面，努力学习国际上最先进的思想，快速缩短自身薄弱领域与先行者之间的差距；另一方面，向全球传播自身的先进理念与技术，让自身更具危机感，在追求领跑的过程中不断实现自我超越。

国际合作，引领全球化医疗

在全球化日益发展的今天，国际合作之路是浙医二院提升竞争力、服务大众的必经之路。领导班子大刀阔斧地提出了"全球化战略"，围绕着这一战略，又提出了"学科共建、项目共研、远程嫁接、难病共治、联合培训、人才共享、瞄准一流、资源互补"的 32 字方针，明确了医院全球化发展的方向。

由此，与浙江大学有着多年良好合作基础的美国加州大学洛杉矶分校医疗中心（以下简称"UCLA Health 医疗中心"）走进了浙医二院的历史舞台。双方经过一年的沟通接洽，"患者至上"的共同理念使医学跨越了国界、跨越了中西文化的鸿沟，合作的大门也由此打开。

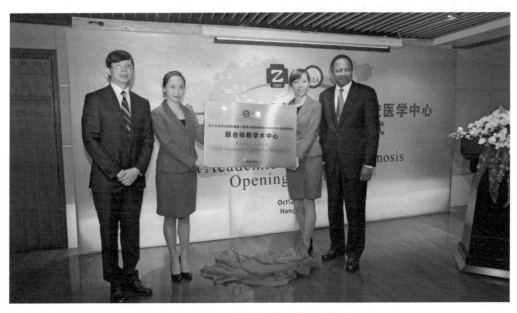

2010 年，浙医二院-UCLA Health 医疗中心联合诊断学术中心举行揭牌仪式

2012 年，浙医二院就与 UCLA Health 医疗中心成立国际联合医师培训中心，这也吸引着包括美国、加拿大、德国、澳大利亚等国家和地区越来越多的医生前来浙医二院参加培训，而且项目的影响力还在不断扩大。部分美国医师在浙医二院的培训通过了美国毕业后医学教育部门的认可，这些部门将浙医二院的临床培训视为完全等同于在美国的培训。

2019 年，浙医二院和 UCLA Health 医疗中心一起回顾并梳理了十年来的合作历程，并对未来的合作内容进行深入的探讨和规划，达成了进一步合作计划，在管理培训、远程医疗、学科共建等方面，进一步挖潜、推新。

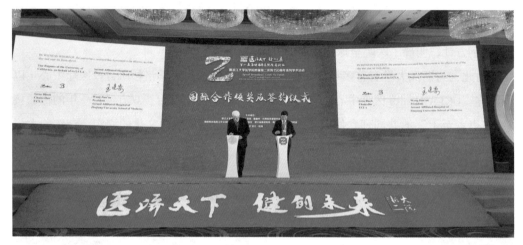

2019 年，浙医二院与 UCLA Health 医疗中心再次签署发展协议

截至 2024 年 7 月，医院已与全球十余个顶级医学院校搭建国际合作网络，重点与 UCLA Health 医疗中心、美国哈佛大学陈曾熙公共卫生学院、美国麻总百瀚医疗集团、美国斯坦福大学、美国约翰·霍普金斯医院、美国康奈尔大学医学院、德国心脏中心、英国皇家内科医师学会、法国格勒诺贝尔大学开展多方面合作，打造高水平科研和临床交流平台，致力于"解决别人解决不了的困难，回答别人回答不了的问题"。

菲利普·威斯纳是 UCLA Health 医疗中心心内专科医生、密苏里大学心内科副教授，被美国最权威的心脏年会——美国经导管心血管治疗学术会议（Transcatheter Cardiovascular Therapeutics，TCT）评选为年度最优秀年轻心内介入医师。获奖后接受媒体采访时主动谈及浙医二院："他们（浙医二院）的效率令人惊叹，他们的手术技能让我大开眼界。这是一次非常有意义的临床培训经历，我看到了心脏介入是如何在不同的国家、不同的医疗机构、不同医疗保健系统中开展的。"

国际远程会诊，惠及百姓

随着与国际医学院校合作的加强，患者足不出境，就能享受到国际水准的医疗服务，这在浙医二院已逐渐成为现实，也惠及了越来越多的百姓。

两岁半的欢欢（化名）就是其中一位受惠的患者。半岁的时候，欢欢被发现智力和运动发育明显滞后，心力交瘁的父母带他走访了全国多家医院，都没有得到满意的答复。辗转来到浙医二院癫痫中心后，专家确诊了欢欢的病因——难治性癫痫，并建议手术。不过，低龄婴幼儿的癫痫手术在我国开展得极少，经验很有限，欢欢父母一度考虑到美国去治疗。所幸的是，在 2010 年 11 月，通过浙医二院-UCLA Health 医疗中心的国际远程会诊系统，浙医二院神经外科朱君明医师和美方权威癫痫专家一起制订了精细的手术方案，通过手术朱君明医师彻底切除了欢欢的致痫灶。术后一年，欢欢的癫痫发作已完全消失，智力和运动能力也逐渐恢复，已经非常接近同龄儿童了。

两岁女童妞妞（化名）也是受惠患者之一。2011 年 7 月 2 日，妞妞从 10 楼窗台坠落，碰巧被楼下经过此处的吴菊萍（后被称为"最美妈妈"）徒手接住，这一接让妞妞得以保住性命，但是也不可避免地身受重伤，妞妞的生命健康成了全社会人都关心的事。

妞妞转入浙医二院后被诊断为高处坠落伤、闭合性颅脑损伤，她的眼睛看不清楚，

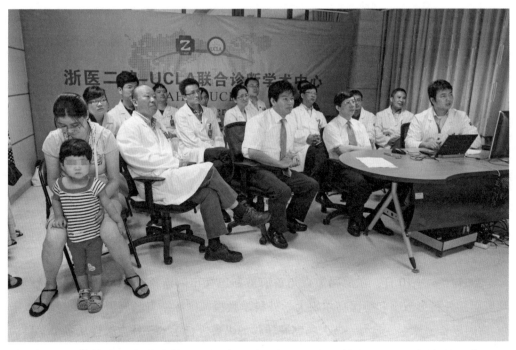

2011 年 8 月 24 日，浙医二院专家团队为女孩妞妞（化名）进行国际远程会诊

左手左脚也都是动不了的。经过两个月的精心救治，妞妞逐步脱离生命危险，随后进入康复治疗。在一次医院与 UCLA Health 医疗中心的多学科视频讨论中，美国医学专家很惊奇妞妞可以生存下来："我没有见过这样的存活例子。很高兴看到（医院）及时采取了高压氧治疗，高浓度的氧有益于神经和其他软组织的修复。毫无疑问，吴菊萍女士是个英雄，我们越洋见证了一个奇迹的发生。"如今孩子的身体大脑各方面都成长良好，马上要上高中了。

浙医二院-UCLA 的国际联合诊断学术中心已成为全国最大的国际远程会诊中心，截至 2024 年 6 月，累计会诊总量超过 4 000 例，这一国际远程会诊平台的建立充实了"国际知名医院-浙医二院-浙医二院协作医院-乡镇卫生院"的四级服务网络，使浙江及周边的百姓不出县城就能享受世界级的医疗服务。

2015 年 11 月 5 日，中共中央政治局委员、国务院副总理刘延东视察浙医二院余杭分院，当她实地察看了 UCLA Health 医疗中心-浙医二院-县域医院-乡镇卫生院正通过四级远程网络进行实时的疑难病例讨论，不禁驻足点赞。

由于浙医二院在国际远程会诊方面的出色表现，医院被原卫生部委任编写国内远程病理会诊质控指南，并参与建设中国数字病理远程诊断与质控平台。2011 年 12 月 25 日，卫生部病理远程会诊试点工作在北京启动，浙医二院和北京协和医院、四川大学华西医院共同被卫生部医管司确认为全国区域病理会诊中心，负责指导所属区域的病理会诊、切片质控和技术培训工作。

"国际合作的最大好处，就是打开了我们与世界先进医学接轨的大门，我们的医务人员把世界上最好的技术、管理理念消化吸收后，内化为自己的东西，然后再辐射到基层医疗机构，最终变成老百姓触手可及的服务。"时任浙医二院院长王建安说道。

全球手术演示

广泛而深入的国际合作不仅加强了浙医二院与世界的联系，也让世界认识了我们精湛的技艺。

2005 年 5 月 10 日，在德国黑森州首府威斯巴登市阿斯科勒匹尤斯医院，浙医二院肝胆胰外科彭淑牖和德国乌尔姆大学外科学教授、国际结直肠癌俱乐部的创始人卡尔-海因里希·林克一起为一位大肠癌肝转移的患者进行手术。林克教授从多个学科的国际同行中了解到彭淑牖在肝脏手术"禁区"尾状叶手术造诣深厚，欣然邀请彭淑牖在第四届比布里希国际结直肠癌会议后为他的同事、也是这家医院的临床科室主任进行直肠癌尾状叶肝转移手术。"It was without complicationsand the patient turned out to be cured in the long term follow up.（术后患者没有并发症，经长期随访证实患者得被治愈了。）"林克教授欣喜地通知已经回国的彭教授。"Performing a difficult surgical procedure together ligated the friendship between the Chinese and German surgeons Peng-Link as permanent.（我们一起完成了一项艰巨的手术，中德外科医生之间的长久的友谊就这样建立了。）"林克教授感慨道。

2017 年 2 月 10 日，在离杭州 5 000 千米之外的印度哥印拜陀的科瓦伊医学中心，王建安教授被一群印度医生团团围住，他们仔细观察、学习着这名中国医生的"绝活儿"——经导管主动脉瓣置换术（transcatheter aortic valve replacement，TAVR）。王建安不忘在每一步手术后，用英文解释术中要点。

躺在病床上的患者是一位 75 岁的老年男性，反复出现严重的胸闷气急，被诊断为主动脉瓣重度狭窄，合并高血压、糖尿病、冠心病。老人在 2012 年曾做过心脏外科搭桥手术，若再次开胸手术，风险极高；但如果不及时治疗，随时会有生命危险。科瓦伊医学中心无法独立解决这一问题。

如今，浙医二院越来越多的医学专家走向国际，分享精湛医疗技术。截至 2024 年 6 月，心脏瓣膜、肝移植、肾移植、肺移植、甲状腺等团队已赴欧亚 10 个国家和地区完成 12 例手术演示和现场示教。王建安教授带领的心血管团队，已有多名医生赴俄罗斯、西班牙、希腊、阿根廷、印度、菲律宾、马来西亚等国示范经导管心脏瓣膜置换等手术操作；王伟林教授带领的器官移植团队，2024 年 3 月受邀前往乌兹别克斯坦进行为期 5

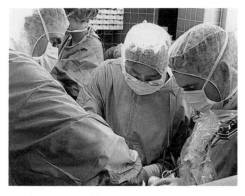

2005 年 5 月，彭淑牖教授在德国威斯巴登市为德国患者施行手术

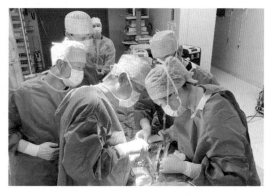

2023 年 6 月，陈静瑜教授赴比利时布鲁塞尔医院开展双肺移植手术

天的外科手术与学术交流活动，并成功完成乌兹别克斯坦首例儿童亲体肝脏移植、首例成人亲体左半肝供肝肝脏移植、首例经后腹腔镜下亲体切取供肾的肾脏移植手术；陈静瑜教授团队则于 2023 年 6 月受比利时邀请前往当地示范开展一例高难度的二次双肺移植手术……浙医二院精湛的医疗技术为全球同行所认可，为世界所瞩目。

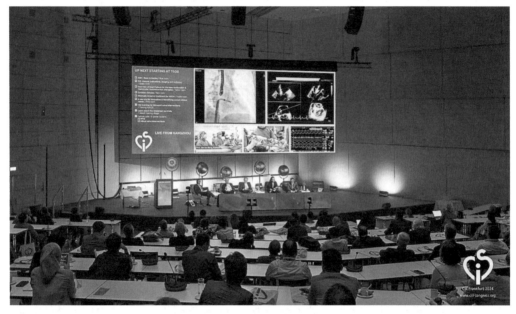

2024 年 6 月，王建安院士团队在德国法兰克福先天性、结构性和瓣膜性心脏病介入治疗大会上做手术演示

"一带一路"，惠通友邦

2013 年，国家从战略层面提出的"一带一路"合作倡议，对正在步入全球化的浙医二院来说是天赐良机。浙医二院成为中华医学会指定的全国首家"一带一路"海外麻醉医师培训基地，由浙医二院、哈萨克斯坦超声诊断医师协会及蒙古国超声诊断协会共同发起成立的人员交流和联合培养项目，入选浙江省推进"一带一路"建设大会建设成果清单，与意大利高等卫生研究院、希腊雅典大学、新加坡国立心脏中心、印度尼西亚国家心脏中心、乌兹别克斯坦共和国瓦希多夫院士外科专业科学和实用医疗中心、哈萨克斯坦超声诊断医师协会、蒙古国超声诊断协会、吉尔吉斯斯坦放射医师协会等签署合作协议。

2023 年 11 月 21 日，浙江省推进"一带一路"建设大会在浙江省金华市顺利召开，会上进行了"浙医二院-哈萨克斯坦、蒙古国医疗人员交流和联合培养项目"合作签约仪式。

截至 2024 年 7 月，已有蒙古国和哈萨克斯坦 4 名超声医生在浙医二院完成为期三个月的临床培训，吉尔吉斯斯坦已报名 7 人并完成线上面试，于 2024 年 9 月在浙医二院开始培训。

2019 年 9 月，马里的麻醉医生阿马杜·西迪贝（Amadou Sidibé）和神经外科医生穆罕默杜·达马（Mahamadou Dama）在浙医二院完成了为期三个月的培训，进修方向分别为神经外科手术的麻醉和超声引导下的神经阻滞和动静脉穿刺，以及立体定向神经外科和神经内镜。培训结束后，两位医生继续回到马里将浙医二院的医疗技术服务于本国患者。

同年 12 月，浙医二院眼科医疗队远赴马里首都巴马科，为当地贫困群众免费进行白内障复明手术。在两天的光明行活动中，共完成 40 例白内障超声乳化手术，相当于当地医院眼科约半年的手术量。至此，已有 50 名浙二人成为浙江援马里医疗队队员，在这片非洲大地上播撒着浙医二院精神，多名队员被授予马里国家级荣誉勋章。

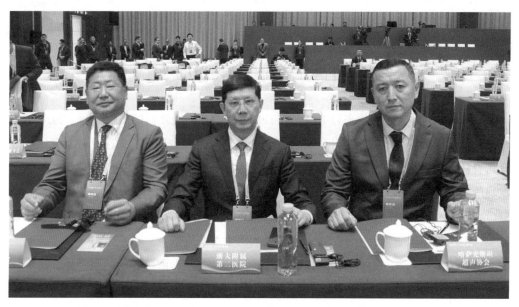

"浙医二院-哈萨克斯坦、蒙古国医疗人员交流和联合培养项目"合作签约现场

第二章·鼎新，拨亮名院之光

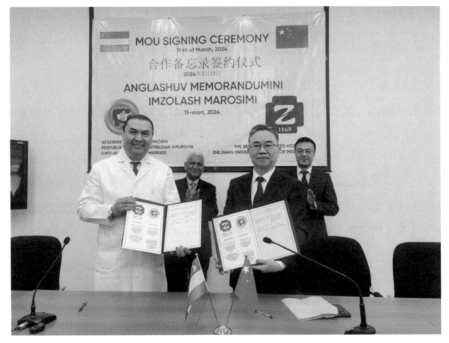

浙医二院与乌兹别克斯坦瓦希多夫院士外科专业科学和实用医疗中心签订合作备忘录

浙医二院建院伊始即心怀天下民众之健康福祉。如今在"一带一路"的大道上，浙医二院不辱使命，彰显全球担当，携手全球同道构建人类命运共同体。

海外医师培训和学习目的地

Yinn Cher Ooi，是一位来自 UCLA Health 医疗中心神经外科的住院医师，2018 年是他接受住院医师培训的最后一年，他选择了 3 个月时间，分别在凯撒医疗中心脊柱病区学习脊柱血管疾病，在血管病区学习各类血管手术，还专门选择浙医二院神经外科学习脑血管疾病开颅手术。

"我需要世界，让世界需要我"，浙医二院的全球化始终以这一目标为准绳，不仅鼓励自己的医生出国研修，更积极地吸引国外的医生来院进修。

被誉为"神刀"、在外科领域几乎无人不晓的老教授彭淑牖，他的刮吸解剖法等技术创新都走在国内外同行的前列，奠定了他在外科学界的国际地位。美国、英国、德国、意大利等国均已开始用他的方法进行手术，国外外科专家专程赶赴杭州向他"取经"早非鲜事。

2012 年，浙医二院就与 UCLA Health 医疗中心成立了专科医生培训基地，培训的学科涉及麻醉科、心内科、急诊科、外科、神经外科、骨科等。2019 年 4 月，浙医二院又与英国皇家内科医师学会联盟签订教学合作协议，成为联盟在中国大陆的首家合作单位。

2010 年，医院超声科在饶建宇教授的提议下和医院负责人的推动下开展了甲状腺细针穿刺技术（fine needle aspiration，FNA）。这为甲状腺疾病快速定性以及选择治疗方案提供了技术支持。于是超声科结合中国国情制订了"浙医二院模式"的 FNA 操作规范及流程，并在国内进行广泛推广。这项技术让六成多的甲状腺疾病患者免于手术，甲状腺肿瘤的过度手术治疗得到了有效控制，推动了甲状腺肿瘤外科诊治模式的根本性转变。这些成就逐渐引起了国外同行的关注。

2015 年 6 月，UCLA Health 医疗中心首次将病理科专科医生罗西塔·蒙托亚送到浙医二院学习超声引导下的 FNA。由于浙医二院超声科业务量大，罗西塔·蒙托亚在短短两周内完成了在 UCLA Health 医疗中心五周才能达到的操作量。在之后的三年时间里，共有三位细胞学专科医师专程赶赴浙医二院学习 FNA。学习期间，他们惊叹于浙医二院医生的甲状腺治疗技术："让我们惊喜的是，这里的医生穿刺可以做得这么快、这么精准，特别是那些微小的肿块，真希望能在这里多一些时间多学一点儿。"

2017 年 4 月，美国印第安纳大学医疗集团一位骨科医生前往浙医二院进行培训，与这位医生同行的，还有骨科主任。此次前往浙医二院的培训，在这位已有二三十年从业经历的美国专家看来，效果如何、价值大小，唯有亲历方能验证。在浙医二院的几周时间，骨科主任与医院的医生一起查房、讲课，医院的手术室装备、完善的管理流程以及丰富的病例，都给他留下了深刻印象。临回国前，他表示年底还要再派医生过来进修，所有费用均为自费，同时也欢迎浙医二院的医生前往美国交流。为方便进一步合作交流，这位美国医生还主动提出要与浙医二院开展远程视频会议。以上仅仅是浙医二院面向全球开展培训的一个缩影，经过数年的发展，医院每年都会接收来自美国、加拿大等多个国家的数十名医师到院培训。

2023 年，浙医二院大肠外科与中国抗癌协会结直肠癌委员会联合成立中国结直肠外科国际培训学院，面向全球招生。截至 2024 年 7 月，培训学院已完成二期培训，第三期培训班正在进行中，共有意大利、西班牙等 6 个国家 10 名国际医生在浙医二院大肠外科进行培训。

随着浙医二院国际培训中心的愈加壮大，更多国家的医生主动申请前来培训。截至

2024 年 7 月，来自全球六大洲 30 余个国家和地区的 400 余名专科医生、进修医生、住院医生等在浙医二院 30 多个科室完成了实习和培训，浙医二院成为众多海外专科医师首选的中国培训基地。

全球化战略为浙医二院实现跨越式发展提供了肥沃的土壤。广泛的深度交流为医院未来插上了腾飞的翅膀，以全球资源作为实现跨越式发展的平台和跳板，取人所长，为我所用，浙医二院全球化战略正展示着越来越强劲的生命力。

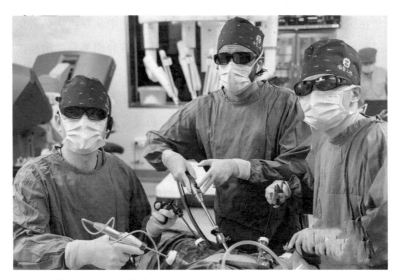

国际医生在浙医二院大肠外科培训

建设世界一流医院，近悦远来

"国家自然科学基金有导师制，除此之外，导师制可否延长两三年，指导我们的从医之路？"

"从医学博士到临床医生再到临床科学家，感谢医院为我们设计的这条成长之路，可否给予更具体的个性化指导？"

……

2024 年 4 月 25 日 22 时，在浙医二院的会议室，一场有关青年理想、理想青年与"浙二梦"的思想碰撞还在热烈进行中。中国科学院院士、党委书记王建安教授，与三十余名青年医学博士深夜彻谈，在场青年直呼"振聋发聩""是炸裂般的感觉"。

历经波澜壮阔的 155 个春秋，浙医二院创造了数不尽的辉煌。璀璨星河中，最为

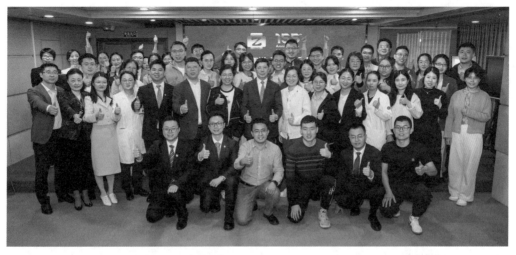

2024 年 4 月 25 日，中国科学院院士、浙医二院党委书记王建安教授与青年医学博士们深夜彻谈

闪亮的是一张张熠熠生辉的卓越者面孔：有杏林翘楚，也有医学泰斗；有学科奠基人，也有领域开拓者。正是这些名医名士，披荆斩棘，勇攀高峰，在开创、颠覆、革新中，不断地铸造卓越，共同成就百年名院。

光阴流转，薪火相传，"建设世界一流医院"成为浙医二院锚定的新目标。路在何方？王建安的答案是：锻造国际话语权卓越人才梯队，建设全球医学人才的培养基地。各学科板块的高端人才，必是引领浙医二院迈向未来之境的高能级驱动力量。也正因此，他比以往更迫切地期望年轻人卓越成长，传承接力，共筑伟业。

海纳百川，卓越人才万里归途

自 2022 年归国以来，浙医二院急诊科鲁勤教授感觉每一天都很充实。在这里，她积极为临床医学团队传输临床研究的理念和方法。

鲁勤是临床医生也是临床研究科学家，在业内颇有建树，曾在法国巴黎索邦大学医学院 La Pitié-Salpêtrière 医院从事临床医学和临床研究多年。

"我和浙医二院合作交流多年，医院会定期派人来学习。因此，我对浙医二院急诊科比较了解，也喜欢和他们在一起时的氛围。"鲁勤坦言，如果不是浙医二院的盛情邀请，自己不会下如此大的决心回国工作，"做高质量的临床研究并不容易，我希望能把自己多年积累的知识带回家，推动祖国相关事业的发展。"

万里归途，士志于道。作为优秀引进人才，鲁勤在浙医二院找到了新起点，也推动着医院急诊医学科的临床研究更上一层楼。

如此双向奔赴的动人篇章，在浙医二院已上演多次。

2021 年，"中国肺移植第一人"陈静瑜担任浙医二院副院长，并领衔组建医院肺移植中心，带领团队进入发展的快车道。在发展临床技术的同时，陈静瑜带领肺移植中心不断推动肺移植的科研建设，他在国内外期刊上发表研究报告，为全世界疑难肺移植患者手术提供参考。

而随着肺移植技术的发展，陈静瑜还着力培养青年一代，团队中已有多位外科医生可以独立开展常规的肺移植手术。

"我们重点引进顶尖人才、领域内的一流人才，尤其是临床+科研高手这类双栖型人才。"王建安院士表示，"浙医二院能够为他们提供广阔的发展平台，也期待他们推动医院迈上新的台阶。"

全程培育，人才梯队后浪逐前浪

在人才建设上，浙医二院有一张清晰的金字塔形路线图，依次是：学科带头人培养、杰出青年科学人才培养、优秀青年科学人才、青年博士培养。

医院拥有完善的全程人才培育机制，不仅引进金字塔顶端的卓越人才，还要建设强有力的人才梯队。

九层之台起于垒土，万丈高楼起于平地。建设世界一流医院，青年何为？在浙医二院，被梦想点燃的青年们，激情满怀。

2024年五四青年节期间，浙医二院青年联合委员会（青年理论学习研究会）（以下简称"青委会"）成立，下设6个分会，希望引领青年扬起理想之帆，发挥青年的活力与创造力，助力后浪成长成才。同时也让青年广泛地参与到治院、办院的过程中来，实现有计划、有活动、有参与、有建言，形成激发医院发展的不竭动力。

从参加深夜座谈到牵头成立青委会之人文分会，心血管内科90后医生柯昌乐真切地感受到，在浙医二院，青年人真的可以"海阔凭鱼跃"。"夜谈中，王院士以诚相待，对年轻医生提出的困惑、建议等，他都一一认真听取，甚至在现场办起了公，直接解决了不少问题，这真的让我们很感动。"

"金字塔只有塔顶，肯定是不牢固的，每一层人才都不可或缺，不能出现断层，这样医院才能可持续发展。"王建安表示，作为管理者，要争做"猎头"领导，放眼全球，招纳培养跨界跨科的全方位人才，形成近悦远来的人才生态。

截至2024年初，浙医二院已经汇聚中国科学院院士、国家杰青等多类高层次人才127位。在他们的领衔之下，各学科呈百舸争流之势，同时传承孵化出了多位优秀梯队人才。

精准发力，激活一池春水

人才驱动是创新驱动的底层逻辑。浙江省委"新春第一会"强调，要把人才作为强省之基、转型之要、竞争之本，持续释放各类人才集聚的规模效应和乘数效应。

群贤毕至，鸾翔凤集，该如何激活这一池春水，发挥澎湃动能？浙医二院瞄准每一位人才的自身特点靶向，精准赋能助力发挥最大价值。让热爱临床者有手术台、热爱教学者有讲台、热爱研究者有实验台、热爱管理者有管理平台，让浙二人在发展大局、事业全局中更好地找准定位、激发潜能、发挥才干。

2023 年，柯昌乐医生完成了自己在脂肪肝治疗方面持续多年的一个科研项目。"医生们在临床工作之余还能有科研产出，这得感谢医院的种子基金和科研轮转的支持。"种子基金是医院资助青年医生进行科研项目的专项基金，旨在帮助像柯昌乐这样的青年医生打开科研之路。

"此外，医院还有'临床科学家培训专项'，有短期阶段性的方法培训，也有长期项目导向的国际培训，以及博士后培养计划，医院给钱、给时间、给资源鼓励医生做临床研究。"柯昌乐申请到了医院的种子基金以及 3 个月的科研假期。

在培养、服务医学人才的成长与发展之途上，浙医二院拥有完善的制度保障。比如为科研人员搭建小动物/大动物实验室的研究平台、临床研究平台、流行病与卫生统计平台等，形成完整的研究链；搭建产学研合作平台，成立成果转化和技术转移办公室、创新俱乐部，举办创新大赛等。

同为 90 后、浙医二院神经外科史利根医生也深刻地感受到医院这种润物细无声的滋养。在导师和科室的支持下，史利根读博期间前往美国匹兹堡大学进行联合培养，这段经历成了他科研路上的宝贵财富；他还被选拔为医院临床青年拔尖 A 类培养对象，可以有一半时间做科研；科室为他配备多名研究生，让他建立起自己的科研团队。

厚植沃土。史利根于 2022 年获得浙江省杰出青年基金，2023 年获得国家优秀青年科学基金项目，成长速度令人瞩目。

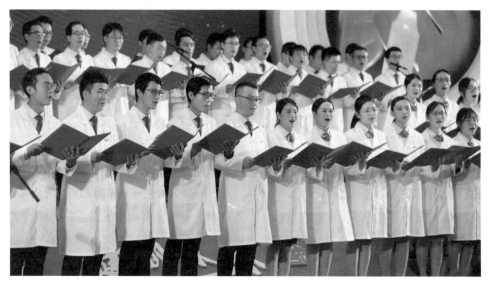

150 周年院庆时，100 位国家自然科学基金获得者（青年医生）齐唱院歌

走出去，沉浸式助培全球化顶尖人才

2024 年下半年，浙医二院神经外科严锋主任医师赴澳大利亚乔治研究院进行为期一个月的临床研究方法论学习。

这是浙医二院精心定制的"百人千万"系统临床研究方法论专项培训，鼓励大家"走出去"，到一些国际顶尖医学院参加学习、培训。除了澳大利亚乔治研究院培训项目以外，浙医二院还与哈佛大学陈曾熙公共卫生学院联手打造了科主任临床研究培训班。

"我们鼓励临床医生成为临床科学家，着眼于临床问题，解决临床问题。临床研究是讲究方法的，并且要建立理念，到世界顶尖医学院沉浸式取经学习，是个必要的过程。"王建安坦言，并非所有临床医生都要成为临床科学家，但是对有志于此的，医院会尽力创造条件。

85 后严锋是浙医二院最年轻的主任医师，是中国医师协会周围神经专委会委员，主持 3 项国家自然科学基金。早在 2023 年，严锋就到哈佛大学麻省总医院交流学习了两个月，深度了解了高水平临床研究如何开展。

立体滋养，全视角人才战略面向未来

万里归国的鲁勤谈及自己这两年在浙医二院的发展时，直言被这里的氛围感染；新生代的史利根也多次表示，因为身处医院神经外科这个优秀的团队，才能如此快速成长。

如果说资金、平台是吸引人才、助推人才成长的"硬核"，那么文化、氛围就是"软实力"。在浙医二院，这样的"软实力"无处不在。

门诊大楼有一面挂满人物照片的墙格外引人注意，这是医院的基金墙，每年都会更新，上墙的是前一年的国家自然科学基金获得者。

2023 年，浙医二院获批 212 项国家自然科学基金项目，总数已连续 3 年位列全国第二，连续 13 年领跑浙江。基金墙彰显的正是浙医二院由来已久的基金文化。

"我们并非为了追求基金数量，而是把申报基金的过程当作培养医生科学素养的过程，以此培养其科学思维与研究能力，从而在全院营造崇尚科学的浓厚氛围。"王建安解释。

多年以来，浙医二院已经形成了"以临床问题为导向"进行申报的基金文化，这也正是浙医二院立体滋养高端人才的一个缩影。

"选人才、引人才、育人才、用人才、成人才、推人才、尊人才、厚人才、颂人才、留人才"，王建安在不断地探索、论证、共情中，构建起了360度全视角的人才战略。

"既要筑巢引凤，又要暖巢留凤，更要固巢育凤。"王建安恳切地说道，"我们一直致力于让人才更受尊敬、更有梦想，对人才进行全链式融合服务，坚持用一颗心感动另一颗心，让每一位人才都能与医院互为成就。"

谋人才，就是谋未来。浙医二院，正日益成为引得全球医学最强大脑纷至沓来的强磁场。

聚天下英才，续百年华章。一支勇担高质量发展重任的高层次人才战队已然秣马厉兵，蓄势待发，将为人类医学发展作出更多闪耀的"浙二贡献"。

名医，传承不朽风骨

就像一棵蓬勃生长的树，从建院伊始，浙医二院在岁月的积淀中不断汲取养分，快速而稳定地努力向上成长着。每一代浙二人都用自己的毅力、才华和汗水浇灌着这所百年名院，深厚着她的根基，繁茂着她的枝叶。

一代代浙二人如一泓泓低沉浑厚、勇往直前的潮水，推动着这所医院不断乘风破浪，也推动着浙江乃至全国医学事业欣欣向荣。这些前辈值得我们尊重、仰视和纪念，他们之于浙医二院，之于浙江，乃至之于全国都是一颗颗闪耀的珍珠。他们的奉献、传承、奋斗和创新，带给患者不灭的期待和乐观生活的勇气。

他们医术高明、医德高尚，诠释为医之道；他们身影忙碌、成果丰硕，书写为医之法。在他们身上，饱含着一代代浙二人追求卓越的生命因子，展现着一代代浙二人全球化的开阔视野，凝聚着一代代浙二人铸就辉煌的强劲动力，他们代表了浙医二院医生的品格、代表浙医二院"患者与服务对象至上"的核心价值观、更代表了患者选择浙医二院的最佳理由。

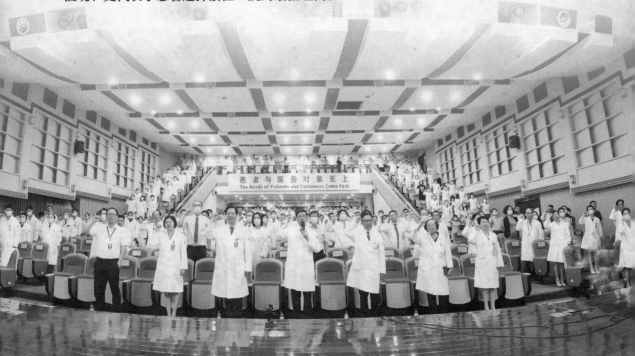

苏达立：历经淬炼的绅士医者

苏达立（1896—1970 年），1896 年出生于英国剑桥，1918 年毕业于英国剑桥大学医学院，1921 年来到广济医院工作，1923—1927 年任杭州海关外科医生，1927 年回英国利物浦大学研究热带病学，1933 年和傅维德出版的《X 光线引阶》是迄今为止中国发现的最早一本放射学专著，1937 年中华医学会成立放射学分会，苏达立任委员，1950 年苏达立将《X 光线引阶》整理扩充，出版了《X 光学手册》。苏达立曾任广济医院院长、X 光室主任和浙江医学院放射科教授。

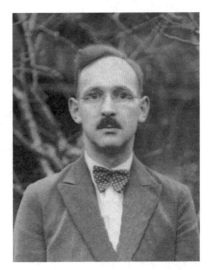

苏达立教授

英国剑桥希斯敦路公墓，苏达立安息之地。

虽经历风雨的洗礼，但墓碑上的字迹依然清晰可辨，正面是他的祖父母和其他一些近亲属的生卒年，背面苏达立的碑文还专门题刻了他的身份："医学博士"和"牧师"，引人注目的是下方还有三处地名：剑桥、杭州、香港。

显赫家族走出的医学生

在剑桥，至今仍保留着一条叫史多敦的老街，它是苏达立家族辉煌的印记。

苏达立家族的兴旺发达是由他的祖父约瑟夫·史多敦开启的，老史多敦得享高寿，经历了整个维多利亚"黄金时代"，他从在剑桥开办一家药房杂货店起家，继而进军房

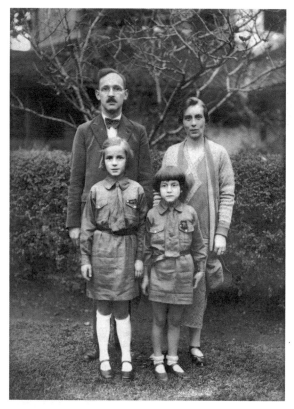

苏达立教授与家人合影

地产业——为当地日益壮大的工人阶级提供住宅——建设了一座史多敦城（现称史多敦街）。

老史多敦将药房杂货店生意传给了苏达立的父亲，事实上，祖父比父亲对苏达立的人生影响更大。苏达立于 1896 年出生在老史多敦为家族兴建的剑桥市中心公园边上一溜轩敞宅院中，老史多敦在那里与众多儿孙共度晚年，其乐融融，他白手起家、奋斗打拼的传奇始终激励着苏达立。

老史多敦为子孙们创造了优渥的生活条件，苏达立因此得以从小受到良好的教育。另一位对苏达立影响深远的家人是他的母亲，苏达立家族从老史多敦起大多是浸礼会信徒，但生性活泼的苏达立母亲皈依了教会，苏达立随母亲也成了教徒。

苏达立在 20 世纪初英国的社会环境以及浓烈的宗教家庭氛围下长大，他自然而然向往成为一名传教士，而他的一位中学老师建议他做"医疗传教士"，于是他考入剑桥大学伊曼纽尔学院攻读医学学位。恰逢第一次世界大战爆发，他以少尉军医衔服务于英国皇家海军驱逐舰"帕拉丁"号，亲眼见证了德国公海舰队最后的投降。

他在 1919 年退役，次年入苏塞克斯郡皇家医院，先后任助理外科医生和住院内科医生，在那里他遇到了未来的妻子苏爱莉。在此期间他还结识了曾在广济医院工作的陆军军医——施仁傑（Charles Fredk Strange），听他生动有趣地讲述了在杭州广济医院的事业，苏达立几天内就下定决心要前往这个美丽城市工作。

为此，他在 1921 年 7 月与志同道合的苏爱莉小姐结婚，经使命会简短培训后，夫妻俩携手登上驶往中国的轮船，并于这一年圣诞前夕抵达杭州。

在放射学上的杰出贡献

　　苏达立夫妇在杭州的生活学习工作渐入佳境，苏夫人在医院任护士，苏达立在病理实验室、放射科和门诊部多个岗位任职。他的语言能力极强，半年以后他在广济医院麻风病院发表了第一次中文演讲，两年后可以用中文在医院教堂布道和在广济医校上课了。1923 年他担任广济医校的教务主任，1928 年，又接替谭信成为新任院长。

　　这期间，苏达立为中国放射学的发展与普及作出了重要贡献。

　　20 世纪末，世界卫生组织邀集 20 多位社会学家及医学家联合评估 19 世纪中具有里程碑意义的十大医学成就，并将评估结果在其年终报上披露。其中位居榜首者为抗生素的发明，而"X 线的发现及应用"位居第二。许多医院专家认为放射学在延长人类寿命及提高人类生活质量方面是功不可没的。

　　说起早期 X 线知识在我国的传播，"苏达立"这一名字绝不容跳过。1933 年，中华医学会出版了苏达立（当时译为"苏达三"）与傅维德医师（广济医校第八届医科毕业生，当时也任职于广济医院）合编的《X 光线引阶》，这是中国第一本放射学专业书籍，为当时中国放射学的发展与普及提供了第一手学习与研究材料，也成为今人研究放射学发展历史的重要典籍，可谓厥功至伟。

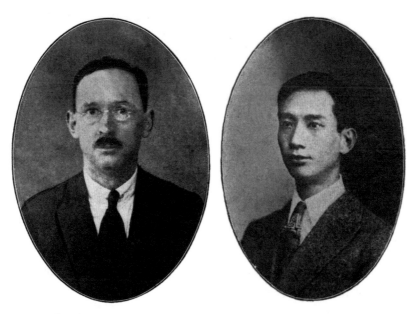

苏达立和傅维德

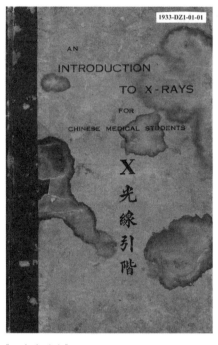

《X 光线引阶》

1949 年，《X 光线引阶》由杭州新医书局策划再版，改名为《X 光学手册》，并于翌年 10 月正式发行，作者署名改为苏达立与徐行敏（时任浙江省立医学院外科教授）。

此外，苏达立还为中华医学会放射学分会的组建贡献了力量。1937 年，中华医学会第十二届代表大会（1937 年 4 月 1—8 日）期间，在谢志光、苏达立、荣独山等人的发起下，中华放射学会（即中华医学会放射学分会）正式成立，并由谢志光担任第一届会长，苏达立与荣独山担任第一届委员。

中华放射学会是中华医学会下属的从事放射学科研和临床治疗的、非营利的全国性社会团体，其宗旨是团结全国从事放射学的医学科技工作者，积极推动我国放射学的发展。它汇聚了中华放射学界的智慧与力量，让那些曾经孤独发热的"星辰"，自此紧紧聚拢，共同发射出更具穿透力的光芒。

集中营里的医者之光

1937 年抗日战争全面爆发，苏达立担任杭州红十字会副会长，其间救治伤兵、设立避难所，协调杭州沦陷后的救难事宜。

太平洋战争爆发后，1942 年，苏达立被日军拘留，先是被关在上海海防路集中营，之后被转移到北京丰台。

在上海海防路集中营，苏达立最初和在上海的美国医生搭档设置小诊所，美国医生于 1943 年 9 月被遣返后，美国海军预备役军官成为他的助手，军官曾是美海军首席药剂师的助理，还做过手术室助理，所以他为苏达立分担了大量工作。还有一位懂十四门语言的荷兰工商人士为诊疗做秘书兼翻译，再加上一位英国男护士，他们这个国际小诊所不到 3 年为约 60 000 位患者诊治。

1945 年 7 月，日军踏上了北移之路，最后时刻其押送长官本田中尉还在一个劲儿地催促苏达立赶快带着患者从上海火车北站上车。令苏达立他们感动的是，有大批中国居民不顾日军阻拦，坚持到营门外目送他们离开。苏达立以及他的医疗团队和患者被押送上了火车，十几个小时滴水未进，在饥渴难忍的情况下，车上的人们不得不饮用了路边未经消毒的生水，导致病情雪上加霜，好多人都患了痢疾。

在所有 314 名被转移人员中有 249 人出现双腿肿胀，苏达立自身情况好一些，因为他被允许来回走动诊视病患。第四天晚上终于到达北京丰台，苏达立向日军军医报告有 60 人无法行走，需要安排车辆。就在他们等待军医想办法联系车辆时，本田凶神恶煞地强迫他们提着各自的行李前进，日本兵持枪在边上驱赶。

北京丰台集中营是由仓库改建的，他们几百号人就被关在两所大库房内，四面有门，但日军只允许使用一扇门，加上玻璃顶棚，算上床铺人均只有 28 平尺（1 平尺约 0.11 平方米）的空间，夏日的室内宛如桑拿房。食物配给主要是半干半稀的小米和小麦，肉是十天一次。但几乎没有任何蔬菜，所以有好几十人患上了败血症。卫生状况也比上海更为恶劣，苍蝇满天飞，所以人人都得了痢疾。

1945 年 8 月 15 日，这一天终于到来了。虽然当天苏达立他们都知道了日本无条件投降的信息，但跟随他们从上海来的本田却迟至第二天上午才正式向全体"战俘"宣布，其他一切照旧。直到两天后有一架美军"空中堡垒"轰炸机在营区上空盘旋，苏达立他们再也不顾禁令，全部从营房内涌出来，向飞机挥舞毛巾、手绢以及用床单秘密自制的各国国旗。

从傍晚到第二天凌晨，卡车载着大家一辆接着一辆驶出营区，周边的村民闻讯都赶来送行，不停挥手鼓掌。

苏达立跟在最后两部车上，他和医护人员负责照顾病号。

车队由广安门驶入北平城，一直开到北京饭店，饭店的法国籍经理早早在等候了，并给苏达立腾出整整一层作为临时病房，由他来医治病患。

苏达立在北京饭店住了七个星期，既当医生，又权作休养，1945 年 10 月 5 日，一行人前往塘沽，停泊在那里的美国军舰多达 65 艘，蔚为壮观（苏达立用的原话是"亮瞎眼"）。苏达立他们登上"拉瓦克"号战舰驶向上海。

在上海他见到了前来迎接的广济医院顾德文医师，他也是不久前从上海龙华集中营获释的。郝道、贾宜德等人一获释就回到杭州，9 月底收回了被日军霸占两年、日本医疗团体同仁会又接管近一年的广济医院，10 月 1 日医院重新开业。10 月 19 日，苏达立终于回到阔别三年的杭州，重任院长，继续为杭州医疗事业服务。

　　他在 1946 年版自传的最后深情地写下了这样一段话："当时医院破败污浊、百废待兴，但我仍深爱这里的每一块残砖旧瓦。我坚信我将看到它以更好的状态重装上阵……我希望我能再为之奉献余生。"

自　　傳　　　　附表 七

1904年 我剛八歲，一個在中國做醫師的英國朋友回來，住在我家裡，送給我中國的禮品，並且說了中國的故事給我聽，使我開始對於中國發生興趣。
1905年 我入英國劍橋 Lynchwood House School 讀書，1908年入劍橋 Perse School 讀書。1912年我十六歲就開始讀醫科，希望將來能在教會方面担任醫務工作。
1915年 考進劍橋大學醫學院，1917至1918年在 13th Eastern General Hospital 做見習醫師，1918年至1919年往英國海軍軍醫，當時英國正和德國作戰。1919年至1920年進倫敦 St. Bartholomew's Hospital 研究，1920年至1921年在該院担任醫師職格。1920年曾護送一個病人至南美洲，數星期即返國。
1920年遇到一個自中國山東回英的醫師，對我談起更多的中國情形，我就感覺神召我必須到中國做醫務工作。數星期後又遇見自中國杭州回國的醫師談到杭州廣濟醫院的情形，我就決心加入聖公會，於1921年12月被派來中國杭州廣濟醫院任醫師。
我於1921年結婚，我的妻子蘇安利是一個護士，和我有同樣的志趣，我們就一起來中國工作。
我在廣濟醫院工作外，於1923年至1927年曾兼任杭州洵閘外科醫師，1927年回國在英國利物浦大學研究熱帶病學，1928年來中國於四月至六月間担任紅十字會工作。六月後仍回廣濟醫院，同年十月被舉為廣濟醫院院長。
1932年曾醫治淞滬抗日的蔡廷楷和張治中部隊的傷兵得到中國政府的勛章。1932年底返國1933年入劍橋大學研究生物化學。於1934年末來，1937年抗日戰爭爆發，在杭組織紅十字會任書記。至1939年共醫治傷兵一千人。1939年返國省親。1940年再來杭州，被舉為中國紅十字會會長。1942年杭州洵閘，廣濟醫院被佔，一切均被破壞。我被日本拘留，起初關在上海洵防路集中營，以後移到北京豐台。罪狀是因為我曾醫助治療中國的傷兵。抗戰勝利後獲釋，仍返廣濟醫院工作，1946回國，研究放射學，1947年四月來杭州，被浙江省立醫學院聘請兼任放射學教授。1949年杭州解放，我繼續在廣濟醫院工作仍兼任省立醫學院教授。

蘇達立　Sixter S Sturton.

說明：自傳必須真實詳細，不得隱瞞，可從入學開始直至現在。如如不夠，照樣自添。

093　　　　　　　　　　　　　　　　　　　　　136

1951 年，苏达立的自传

牛惠生：中国最早的西医骨科专家

牛惠生（1892—1937年），男，上海人。1910年毕业于上海圣约翰大学，获文学士学位。中华医学会第八、九届会长。医学家。中国最早的骨科专家之一，医德高尚，技术精湛。1920年起任杭州广济医院骨科医师。1928年，牛惠生与其兄牛惠霖创办中国最早的骨科医院——上海骨科医院，拥有医生21人，病床75张，全年住院患者近千人。"一·二八事变"（即淞沪抗战）期间，牛氏兄弟与宋庆龄、何香凝等人积极组织救护工作，救治大批伤病员。1936年，在广济医院创办残废儿童院，专门收治无家可归的残疾儿童。1937年，被日内瓦万国外科协会授予会员衔。

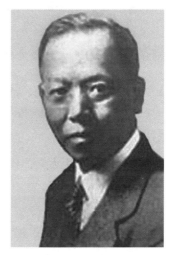

牛惠生教授

1937年6月27日，杭州的《东南日报》上刊登了一则新闻：名骨科医生牛惠生，于上月逝世后，其家属遵牛氏之遗嘱，将牛氏生前手创之上海骨科医院归并于广济医院，改名为广济医院附设牛惠生儿童骨科病院，昨日下午三时举行开幕礼，牛夫人及牛氏之兄惠霖暨牛氏生前友好沪市卫生局长李廷安、国立医学院教务长朱恒璧及医师施思明、富文寿等二十余人，均来杭州参加。该院院址设宝石山广济分院，开幕时由富文寿主席，报告牛氏一生事业及上海骨科医院合并于广济医院之经过，略谓牛氏在染慢性肾炎后，自知为不治之症，深恐其所操骨科事业及骨科医院后继无人，即资助曾宝菡女医师赴英美研究残疾儿童之治疗及管理方法，今牛氏已故，牛夫人及牛惠霖医师遵其遗嘱，将上海骨科医院结束，归并于广济医院，并以曾宝菡女士主其事……

　　读了这则 80 多年前的杭州"旧闻",尽管时空的转换变化很大,但依然引起了我们一系列的好奇,这位将毕生心血捐赠给广济医院的名医是谁?他对广济为何有如此深的感情?

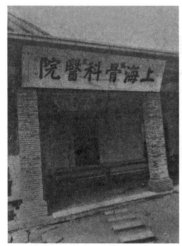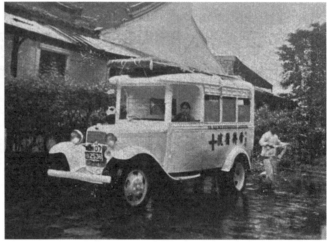

上海骨科病院的牌匾挂在杭州西湖附设牛惠生儿童骨科病院上

　　要了解牛惠生大夫,我们不妨先看陈赓大将在 1949 年的一段回忆:

　　我从大别山回来,又到牛大夫的医院去治疗,我依然没有说明身份佯称是工伤。牛大夫并不过问,只管精心治疗,把伤骨都整了形,用石膏固定,养了快 3 个月,我要出院了,牛大夫才问我:"你真是工伤吗?"我说:"是的。"他笑了:"我是骨科大夫,还分不清工伤和弹伤吗?我不是共产党员,但我佩服你们共产党为国为民的精神。这次住院就不收你的钱了。"那怎么行?后来党还是给了他一些钱的。

　　陈赓这段话是在"百万雄师过大江"前夕说的,他曾表示打过长江、解放上海之后一定要去拜访骨科医院的牛氏兄弟,后来他到上海得知牛惠生、牛惠霖兄弟相继于 1937年 5 月 4 日、10 月 20 日去世,怅然若失,深感遗憾。一个能让这位久经沙场的开国大将军牵肠挂肚的人,想必一定有着一段令人难忘的故事。

　　1927 年 8 月下旬,陈赓随八一南昌起义部队撤退途中与敌军遭遇,不幸左腿两处中弹,被打断了脚踝骨和膝盖处的腿筋,伤势严重。在长汀福音医院,著名医生傅连暲用精湛的医术保住了陈赓的这条腿,之后组织上就安排他到了上海的霖生医院医治。这所由牛惠生、牛惠霖兄弟创办的医院是当时全国有名的骨科医院。

牛氏兄弟均为当时名医，他们兄弟各取姓名中一字合而为一，共同创建了霖生医院，兄弟俩在国内外卓有声誉。牛惠生为骨科专家，1910 年毕业于上海圣约翰大学，获文学士学位。后赴美国哈佛大学医学院深造，1914 年获医学博士学位。同年 7 月赴新斐德福城圣路加医院任外科医师。1915 年，他回国任上海哈佛医学校解剖学讲师。1916年再度赴美，先后任波士顿加尔纳医院、波士顿儿童医院、麻省总医院和约翰·霍布金斯医院骨科医师。1918 年回国，主持北京协和医院骨科。先后担任北京医学会、北京圣约翰大学毕业同学会、哈佛大学毕业同学会及华北留美同学会秘书，曾任美国医学会和骨科医师协会会员等职。1926 年，他还获得美洲医术学会名誉会员的荣誉，1928 年，他创办中国最早的骨科医院——上海骨科医院，拥有医师 21 人，护士 24 人，病床 75 张，全年住院患者近千人。他一生致力于医疗事业，死前仍嘱托其夫人徐薔女士将所有仪器捐助给广济医院骨科，充实设备，并将其全部图书资料及 10 000 元遗款赠予中华医学会图书馆。

牛惠霖一专多能，擅长外科，并熟识内科、肺科、妇产科、眼科和耳鼻喉科等方面医术。1907 年，牛惠霖毕业于圣约翰大学医学院，获硕士学位。同年赴英国剑桥大学留学，得医学博士学位，领有皇家内科医师学会开业证书，任伦敦医院主任医师。1919 年归国，历任仁济医院副院长兼外科主任、上海红十字会总医院授、中华医学会会长及上海分会会长等职。1923 年，日本关东大地震时，他率领中国红十字会救护队东渡救援，获得日方赠送的纪念勋章。

当时，陈赓进入霖生医院后，被牛惠生怀疑是"歹人"，认为可能是"作案"时受的伤，不是很乐意为他治疗。陈赓编假话作"解释"，仍不能说服牛大夫。陈赓观察这位医生比较正直，有进步思想，就索性把自己的真名实姓告诉了他。牛氏弟兄在得知陈赓是共产党员后，对他格外照顾。

这时，陈赓的腿伤虽然经过治疗，被打断的骨头并没有接得很好，又经过长时间的流亡生活，艰苦的奔波使他的伤势更加恶化，并且伤处已经感染。按照常规，非截肢不可。牛惠生和牛惠霖却下决心不给他截肢，尽自己所能，重新把他的断骨接起来，并用当时技术上的先进措施，千方百计地保住了这条腿。经过手术后，陈赓的伤口愈合得很快，他心中非常高兴。

也许是机缘巧合，1932 年秋，在鄂豫皖苏区的反"围剿"战斗中，陈赓的右腿腿部又受重伤，陈赓再一次住进了牛氏兄弟骨科医院，被安置在最好的房间，还请这几位专家来会诊，因此陈赓的腿伤痊愈得很快。

牛氏兄弟，尤其是牛惠生与广济也有着深厚的渊源。

早在 1920 年，牛惠生就兼任了广济医院的骨科医师，在此期间他与广济结下了深厚的感情。1928 年，就是在他的多方促成下，广济医院被发还。1936 年，他又在广济医院创办"残废儿童院"，专门收治无家可归的残疾儿童……

牛氏兄弟与广济之间的点点滴滴、来来往往，随着故人的离去、时光的流逝而渐渐消散、模糊，但这则 80 多年前的新闻，又重新将这两位名医与广济之间深深的情缘勾起、点燃……

朱焱：一代脑科宗师

朱焱（1907—2009 年），湖南郴州人，是一位富有传奇色彩的一代宗师。他早年毕业于南京金陵大学理科，后于上海圣约翰大学和上海国立医学院学习，并获得医学博士学位。抗日战争期间作为战地医生参加红十字救护队，救治过三万多名伤员。中华人民共和国成立后担任首任院长。抗美援朝期间，任浙江医疗大队顾问及第三队队长，救治了两千多名伤员。1953 年创办了浙江省第一个骨科专业，1957 年创办了浙江省第一个神经外科，是我国第一代著名的神经外科专家，为浙江省乃至全国神经外科的发展做出了重要贡献。坚守工作岗位直至 88 岁，退休后将自己的长寿经验编写成书，著有《百岁老人长寿经》等。他的名字已收入《中国当代医学家荟萃》《浙江古今人物大辞典》《湖南名人志》等书之中。

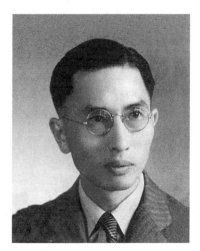

朱焱教授

2009 年 9 月 13 日是一个灰暗的日子，这一天，被业内誉为一代脑科宗师的朱焱教授停止了呼吸。朱焱教授是中华人民共和国成立后广济医院最后一任院长，更是浙江第一位神经外科医生。1957 年，他在浙江创办了第一个神经外科专业。

朱焱教授直到 71 岁依然坚持在手术台上，坐门诊直到 88 岁。99 岁时，他出版了图书，介绍自己延缓衰老和预防老年痴呆的良方；100 岁时，他写了《百岁老人长寿经》一书，乐观地表示："我出生于 1907 年，现已 100 岁，然身体尚好，步行稳健，视力、思维、记忆力犹如中年。我要活到 120 岁！"

朱焱教授有很高的学术造诣，为祖国的医学事业做出了极大的贡献，在同行中有极高的声誉。1956 年，他发明保存血凝块和一期缝合治疗慢性骨髓炎的新方法，使经常流脓数月至十余年不愈的慢性骨髓炎病例在 7~9 天内一期愈合率达 87.6%。这种新方法是中华人民共和国成立以来我国外科重大成就之一，在全国各大医院得到推广应用。

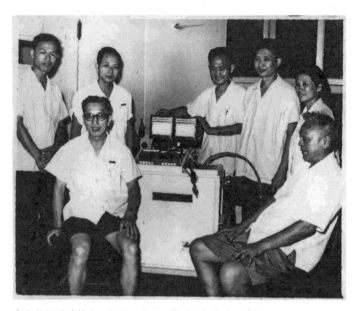

朱焱教授（前排左一）团队和 BY-Ⅱ型液氮冷冻治疗机

1978 年，他主持和设计制造部分 BY-Ⅱ型液氮冷冻治疗机和自控深冷脑手术机，达到了国内先进水平，获浙江省科学技术奖二等奖。其论文在波兰国际冷冻学会上宣读，获得专家好评。

1983 年，他的论文《硬脊膜外脓肿（25 年诊治 156 例的经验总结）》，在第六届亚澳神经外科学会上宣读，并光荣地被聘为亚澳神经外科学会脊髓外科学论文讨论会主席。

1983 年，由他指导的属于国内首创的运用深冷冻摘除脑瘤手术的总结论文，获浙江省自然科技优秀论文奖。他还主编了《外科学》《外科学总论》，参编了《外科手术图谱》《系统医学》等。1982 年，他主编的《休克的临床》获文教委员会奖，被评为优秀科技图书。1989 年由中国科学技术协会推荐编入《中国优秀科学图书要览》。

朱焱教授热心医学教育事业，身体力行，桃李满天下。他对学生既严格要求，又诲人不倦，培养的学生遍布全国各地，许多人已成为我国骨科和脑外科的专家。

老人的一生，一心都系在医疗事业上，他曾说："人，不能像小虫那样，碌碌无为度过一生。人生是短暂的，与日月星辰相比较，简直就是一次闪光，但要活得有意义，要为人类做些有益的事，直到呼吸的最后一刻，而不后悔空度了一生。"

两上战场的翩翩美男

老邻居印象中的"朱伯伯",是个特别地道的知识分子,每天要把头发梳得整整齐齐,出门的时候穿着笔挺的西服或中山装,风度翩翩。而在大女儿朱碧梧的印象里,父亲是个外冷内热的人:"表面看起来很严肃,其实很平易近人,有的时候甚至会有热血沸腾之举。"

这个外冷内热的儒雅男子,曾为祖国两度上战场,当起战地医生。中学毕业后,朱焱先后考入南京金陵大学、上海圣约翰大学和上海国立医学院,攻读理科和医科,并获得医学博士学位。

他毕业时,正值抗战前夕,为了上前线,朱焱选择了专习外科,并坚持锻炼身体,冬天用冷水淋浴,着单裤、盖薄被。后来,朱焱参加了红十字救护队,辗转于浙江、江西、湖南前线,在4年多的时间里,医治了3万多名抗日战士。

老人的手很有劲儿,他曾告诉弟子:"你看我现在身体这么好,都是那个时候锻炼出来的。"

抗美援朝战争期间,朱焱被编入浙江省抗美援朝救护大队,任浙江医疗大队顾问及第三队队长,他为抗美援朝战争做出了重大贡献,被授予三等功。当时,战场条件非常艰苦。"和平年代的人很难想象战争时期部队里的艰苦。有些烧伤的人,没有止痛药,为了减轻疼痛,大冬天里把烧伤的手、脚放在冰水里,看着都觉得很揪心。"当时随行的孙常省医生在一篇回忆录

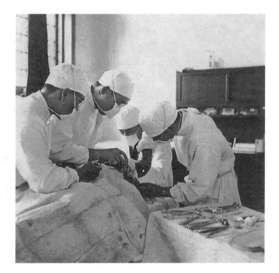

抗日战争时,朱焱医生(左一)正在手术台抢救伤员

中提及了那段烽火岁月,"手术室都是临时改建的,没有无影灯,就找来手电筒充当;没有输液架,就用纱布条绑起,总之是想尽办法地抢救志愿军。"

朱焱为挽救更多的伤病员,常常是连着一整天在手术台上忙碌。"当时,我救治了2 000多名志愿军伤病员,取出了数千枚弹片。"在一次采访中,朱老对那时带医疗队的经历仍记忆犹新。而朱焱自己却因为长期暴露在X线下,白细胞计数一度低于$2×10^9$/L,

头晕脑涨，步履艰难。更令其遗憾和痛心的是，他唯一的儿子铁侠在杭州得重病，不能顾及，最后因救治无效而夭折。1951 年，受浙江省人民政府的委托，朱焱被任命为广济医院院长，也就是后来的浙医二院。

1952，朱焱在浙医二院创办了浙江省第一个骨外科专业，为浙江省填补了空白，数年后名闻全国。

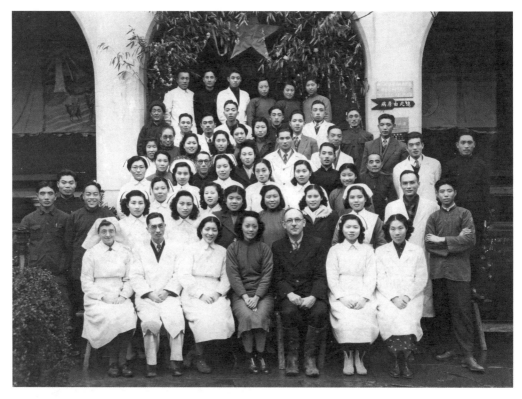

1950 年，广济医院医护人员合影，前排左二为朱焱医生

做了浙江省第一例开颅手术

二女儿朱碧华回忆说，家里的客厅正中，曾挂过一面大红锦旗，上书："感谢你们给我第二次生命。"这面锦旗是浙江婺剧团原团长周越先送的。

在一次车祸中，周越先头部受重伤，生命垂危，送到浙医二院时，呼吸已很微弱。时间就是生命，朱老得到消息套上两双消毒手套上了手术台，经过两个多小时的紧张手术，周越先得救了。这面锦旗，记录的是朱焱的"中年转型"。

1957 年，朱焱在浙医二院创立了全省第一个神经外科。当时，他已经 50 岁，已是一个成功的骨科医师。在他人看来，这样的转型，有点儿"自讨苦吃"。

"很多人对我当时改行很不理解，有的领导也劝我要好好考虑，但是当时我在骨科看到了太多颅脑损伤的患者没法医治，心里着急啊！"说起当年的那次转型，朱焱唯一的理由是——治病救人。

改专业，相当于从头开始学习，1955 年朱焱来到天津医学院，师从全国优秀的神经外科医生——赵以成教授，之后又到上海华山医院学习临床知识，而他的老师，正是他当年在上海医学院读书时的师弟史玉泉。对这种身份错位，朱焱一点儿也不介意，在手术台上甘愿作师弟的助手，没有一点儿教授的架子。已经去世的陶祥洛教授，是朱焱门下第一位神经外科专业的学生，他俩是浙江省最早的两位神经外科医生。陶教授曾经提起过朱老转行的艰辛，当时朱教授一边自己学习，一边把用油墨印刷的讲稿带回来给学生学习，正是这些资料，后来为浙江各县市医院培养了第一批神经外科医生。

在小女儿朱碧瑛的印象里，父亲难得很开心的一次，是在 50 多年前。"那天吃晚饭的时候，父亲很高兴地对全家人说，他做了一个很成功的脑外科手术，救活了一个孩子。父亲告诉我们这应该是医院建立神经外科以来，他做的第一例较为严重的脑外伤手术。"

这个手术是为一个十五六岁的放牛娃方成根（化名）做的，这个孩子放牛的时候从牛背上滑下来，被牛角顶破了头颅，脑浆都溢出来了，情况危急。当时，医院的其他医生看了都觉得这个孩子估计要没命了。朱老一看，说他来试试，就拉着陶祥洛进手术室，用了两个多小时清理孩子破碎的颅骨，切除坏死的脑组织，再把头皮缝好，从而挽救了这个孩子的生命。

朱焱教授 100 岁时，为了庆祝他的百岁生日，浙医二院神经外科的 200 多位同事、朋友为他举办了盛大的生日宴会。

朱老许下了他的心愿，他希望神经外科能继续发展，最好每个县都有神经外科的医生。

因待人严格得了外号"Long face"

老人不喜欢住院，因为他不喜欢打针。他住院一般是被女儿"骗"去的。而即使在病房里，朱老也不会闲着，他每次都要讨来自己的 CT 片、X 线片看，看到肺部感染在好转，老人就很高兴。在护士给他安排床位时，他还会向护士询问："我的主管医生是谁？他应该先来了解患者的基本情况。"一旁的学生一听就乐了："老先生又开始上课了！"

直到现在，老先生当年的这些学生还是很"怕"他，朱教授对学生的严格是出了名的，他的学生当年曾经给他偷偷取过一个外号，叫"Long face"，意思就是"拉长的脸"。

平日挺随和的朱教授，每每在工作中，都会特别严厉。特别是在手术台上抢救患者的时候，如果一起做手术的护士递错了手术器械，朱教授会当即拉下脸来，把器械扔回去，以示警戒。有人后来把这个外号转告给朱焱，老人竟然爽朗地笑了："这说明这么多年我对他们的教育还起作用。手术台上，外科医生面对的是一个鲜活的生命，你做的每一个动作都会影响他的生存率，所以每一步都要谨慎再谨慎，这是一个神经外科医生必须牢记的。"

朱老小女儿朱碧瑛印象最深的每天早上家里总是吃"干饭"，都是为了父亲的工作需要。神经外科手术，每分每秒都具有风险。一旦打开颅骨，手术就不能间断，一气呵成，短的需要站上两三个小时，长的，甚至要从早到晚十多个小时不能停，连吃饭、喝水的时间都没有，更要减少上厕所的次数。这样一来，吃"干饭"，无疑符合了手术时的各方面要求。几十年的工作，也让朱焱养成了少喝水的习惯，他也因此在后来患上了严重的尿道结石和肾脏疾病。

科学和人文精神，要传承百年

"对事业要有科学研究的精神，对患者要有关怀的人文精神。"朱焱教授用他全部的生命在实践这句话。浙医二院今后的发展依然以"精湛演绎技术，关爱体现服务"为宗旨，为建立具有鲜明专科特色、国际知名、国内一流的医院，继续开展各项工作。

余文光：人生的三次抉择

余文光（1901—1982年），曾任中国民主促进会中央委员、中国民主促进会浙江省委员会副主任委员、政协浙江省第四届常务委员、中华医学会浙江分会副会长、浙江省外科学会主任委员、浙江医科大学医学二系主任、浙医二院院长，英国爱丁堡皇家外科学院院士，著名外科专家，被誉为中国现代外科先驱，毕生献身医学教育事业。他是中国第一位（1953年）对胰头癌施行Whipple手术的外科医生，他的文章——《胰腺头癌切除术》于1953年发表在《中华医学杂志（英文版）》、1954年发表在《中华外科杂志》上。

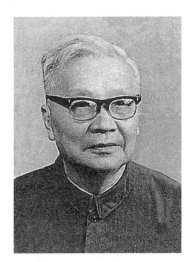

余文光教授

在浙医二院的小花园里，有一位老者的铜像。儒雅、智慧，风度翩翩。静静伫立于此的他，似乎正见证着浙医二院日新月异的变化。

他是余文光，浙医二院的老院长。对院里年轻一辈的外科医生们来说，他是祖师爷了。每每有新人报到，老医生们总爱带着徒弟来到铜像前，说说这位祖师爷的事儿，因为对他们来说，老院长余文光是浙医二院的灵魂人物。

1951年，广济医院院长苏达立医生将医院交与政府，作为教学医院，余文光被任命为副院长和外科主任，几年后，他被任命为院长。在此后的30多年里，他都待在了这家医院，以医院为家，直到被病魔击倒。

1982年，余文光因病离世。遵照老人家的遗愿，他的骨灰撒在了医院的小花园中。

第一次抉择

杭州大学路新村的一幢老房子里，余文光的小女儿余方就生活在这里。70 岁的她也已是两鬓斑白。客厅一面墙上，挂着一幅黑白遗像，相片中这位戴着眼镜，儒雅帅气的男子，就是她最敬爱的父亲余文光。在父亲去世 40 多年后的今天再次谈起他，对父亲的崇敬和喜爱，依然在余方脸上表露无遗。

1901 年 6 月 10 日，余文光出生于福建莆田城内的一个医生家庭。父亲余景陀是兴化圣教医院（曾称莆田圣路加医院）医师，后任院长。余文光是家里六个孩子中的长子。

少年余文光在家乡莆田读书，秉性聪颖，1915 年，年仅 14 岁的他，就被他父亲的朋友推荐资助去香港圣·斯芬学院专攻英语。1917 年，他考入了香港大学医学院，学业异常优秀，并赢得了奖学金，在校期间，他还当选香港大学学生会秘书长之职，为此，备受校长卡侬·马丁教授的称赞。

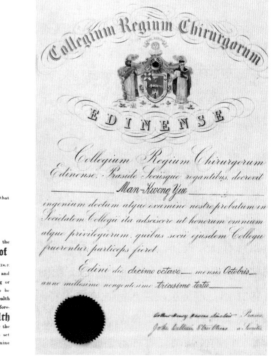

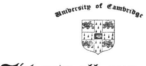

余文光的学位证书　　　　　　　　　余文光的毕业证书

1922 年，余文光以获得医学学士和外科学士两个学位的双优成绩从香港大学毕业。之后，在香港当了一年的外科住院医生。之后，余文光又前往英国剑桥大学基督教学院学习，并于翌年提前修满学业，以全优成绩获取了公共卫生毕业文凭。

"早些年母亲说起父亲在国外念书的那段经历，眼里依然还会闪烁着少女的羞涩，妈妈说，父亲不是埋头苦读书的那种类型，他会骑马，爱好打猎，是那种聪明又帅气的男孩子。"

余文光从剑桥大学毕业后，面临了第一次人生的抉择。国外的环境很好，很多英国医疗机构都开出高薪聘请他，可是他并没有为此动摇。

1925 年的春天，余文光回到了满目疮痍的祖国，在家乡的莆田圣路加医院担任外科医生，并积极筹建华实产科院（当时以英国人院长华实命名的产科院）。他还亲自译写了《实用产科学》，作为培养助产士的教材。

"听父亲回忆年轻时候的事儿，那时候他在老家莆田的许多乡镇设立产科分院，帮助培训助产士。"

因为余文光的努力，提倡科学接生，破除了数千年来的传统接生旧法，使得莆田地区产妇和婴儿的高死亡率得以明显地下降。

第二次抉择

"从我们记事起，父亲给我们的印象就是一位很少说话，一心埋头工作的医生。"1932 年，余文光再次出国深造，在英国学习一年后，他就取得了英国爱丁堡皇家外科学院院士学位，这是英国外科三个学位中最高的一个。

"这个学位就像一张可以通行各国的'绿卡'，当时，很多医疗机构都向父亲发来了邀请函，有英国一家医院甚至允诺只要父亲过去，就给予外科主任的职位，还有一套房子。"余方说，"放在现在，也许很多年轻人都禁不住这种诱惑吧！可是父亲却仍旧回到莆田圣路加医院供职，由此开始了他人生中最精彩的行医生涯。"

1937 年，余文光接替父亲担任莆田圣路加医院院长。卢沟桥事变前后，余文光与其他教会及社会人士联办、创办了仙游协和医院（今仙游县医院）、德化惠德医院（今德化县医院）和莆田广宫、大洋等分院作为抗日后方医院；他还经常带领救护队到各乡镇注射疫苗，开展防疫工作；为了便于战时抢救伤病号，他精心设计了流动医院方案，把药品设备进行分装打包，便于山区搬运，每到一处，箱子一打开，就马上可以办起一个简易后方医院。

余文光的大女儿余娟说，"至今还记得昔日半夜三更，工友提着油灯来家请父亲去开刀，还记得他每天回家，身上散发着浓烈的乙醚味道……"

那时候的莆田县城常常瘟疫成灾。每当炎夏酷暑季节，流脑、鼠疫、霍乱流行，只见大街小巷人们背着上吐下泻的患者，拖儿带女地来到医院。父亲就在医院里夜以继日地指挥抢救患者。当时输液就是生命，礼堂里躺满了霍乱患者，盐水还要自己烧熬，父亲和护士们一起抬患者、救患者……当时的余文光是农村唯一的外科医生，他的手术刀不知救活了多少农民兄弟和抗日战士的生命。在那医疗水平落后的年代里，他不仅负责麻醉开刀，还兼管难产接生。

1945年，余文光再次赴英国、美国进修，在这段时间内，他伺机募捐到了5万美金回国。于是，他在被日寇飞机轰炸过的废墟上建起了规模宏大的"H"型五层病房大楼（后因资金不足，大楼只完成三分之二）。同时，他还开始引进各种内、外科临床技术人才，使莆田圣路加医院在20世纪40年代大放异彩，成为闽省三大医院之一。

第三次抉择

1949年，余文光人生中又一次面临抉择。

"当时，许多朋友和老同学都劝父亲去英国或中国香港行医，而且中国香港、美国的不少医院都发来了邀请函，甚至对方还帮父亲买好了去中国香港的船票。"余方说，同样也在这时，时任广济医院院长苏达立也向父亲发出了邀请，希望他能到医院帮忙，当时医院很需要外科人手。

面对艰难的选择，当时尚年幼的余方清晰地记得父亲作出决定的那一幕：那时候，母亲把行李都已经打包好，准备出发坐船，临行前父亲却把自己关在房子里整整4个小时。直到开船前一刻，父亲才从房里出来，只说了三个字，不去了。

余方说，直到后来，又一次偶然说起当时那一幕时，父亲才说出了留下的原因：有钱人不怕看病难，可是中国的穷苦老百姓缺医少药，他们更需要我。

下班回家的余文光几乎很少谈论医院里的事儿。余方说，印象中见到工作时的父亲，是一次她生病住院的时候。那天父亲正好来查房，他带着一群学生，一个一个地了解患者情况，其间和学生们的对话则全程用英语。

"那时候觉得爸爸好帅啊！"余方说。后来自己还问过父亲，为什么要说英语。父亲告诉她，因为当时国外的医学技术要比国内先进很多，而一些重要的学术论文都是用英文发表的，如果不学好英语，怎么看懂人家的论文，怎么学习先进的技术，怎么和人家沟通交流？为了让学生们学好英语，当时浙医二院还特地开了一个英语培训脱产班，余文光还把精通英语的妻子从浙江医科大学外文教研组借调过来给学生们上课。

余方说，父亲留过学，深知学习国外先进技术经验的重要性，所以但凡有学生要出国深造，他总是竭尽所能地给予帮助。"出国留学需要导师的推荐信，父亲的名字当时真的是响当当的，如果推荐信上有父亲的签名，那会得到很大的加分。"余方的记忆中，父亲重病期间，还用颤抖着手为一位打算出国留学的学生签下了推荐信。

在浙医二院的院史馆里，至今还保存着一个手术器械包和一个血压计，这是当年老院长余文光下乡行医时用过的。

1953年，余文光成功地进行了胰腺头癌的切除手术，相关论文发表在当年的《中华医学杂志英文版》和1954年《中华外科杂志》上，此系中国所报告的第一个成功的胰十二指肠切除术的病例。接着，他又在浙江省内顺利地进行了首例脾肾分流手术。在这一学科领域里，他是顶尖高手。在实验外科领域，他还是国内最早对动脉修补物（人造血管）的研究者之一。

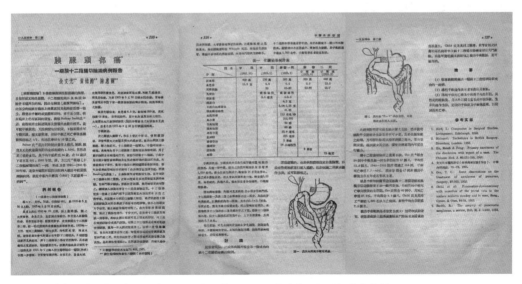

1954年，《中华外科杂志》报道浙医二院余文光团队一例胰腺十二指肠切除术案例

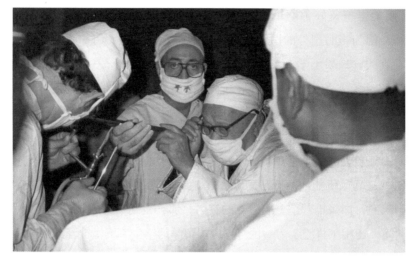

20世纪80年代初，余文光（左二）医生正在为患者施行腹腔镜手术

女儿眼中的父亲总是形象高大的，可余方姐妹眼中的父亲，却曾经有那么点儿"冷血"。余方说起了几件特别记忆犹新的事儿。

第一次是余方还小的时候，得了阑尾炎，住院开刀。可是做完手术第二天，连缝合伤口的线还没拆，余文光就让妻子带着余方出院了。理由是，当时院里的床位很紧张，别占着了。"当时我还闹别扭呢，后来爸爸就让我睡在他的大床上，让妈妈给我做好吃的。才知道爸爸很疼我呢！"

还有一回，是余方结婚后，余方的丈夫突发严重肺炎，高烧到40℃，因为没有床位，只能躺在急诊室的过道上。"当时我二姐也在住院，和父亲去说，他说床位这么紧张，一家人怎么可以占两个床位呢，就是没给我们安排。"余方说，"那时候还是认识的另一位医生实在看不下去了，才给找了张床位。"

作为一名外科医生的父亲究竟挽救了多少人的性命，余方并不清楚，可是她知道，登门来道谢的家属却真的能把门槛儿踏破。"很多患者会拎着一篮子鸡蛋、提着鸡鸭上门道谢，母亲怎么劝都不回，实在没办法了，就追出去，硬塞给人家10元钱、5元钱，这是父亲千交代万交代的，父亲总是和母亲说，治病救人是应该做的，他们已经很不容易了，绝对不能收患者的东西。"余方说，父亲就是这样两袖清风，"他总和我说，施比受更有福"。

郑树：骨头、显微镜、布鞋、红烧鱼及其他

郑树，肿瘤学专家。浙江大学教授，博士生导师。原浙江医科大学校长，浙江省人大常委会副主任。历任中国抗癌协会副理事长，全国大肠癌专业委员会主任委员，中华医学会常务理事，全国大肠癌专业委员会名誉主委，中华医学会咨询委员会委员，国际大肠癌外科医生协会副主席等职。2005 年入选美国外科学院委员。2005 年获国家科学技术进步奖二等奖、何梁何利基金科学与技术进步奖，自 1987 年起享受国务院政府特殊津贴。历年来主持国家"七五""八五""九五"攻关，国家高技术研究发展计划（863 计划）、国家重点基础研究发展计划（973 计划），国家自然科学基金重点项目等省部级以上课题 37 项，申请专利 26 项。

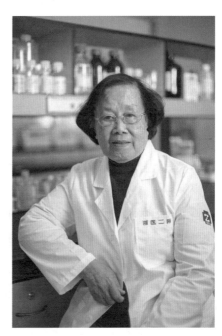

郑树教授

发表 SCI 论文 270 余篇，专著《结直肠肿瘤：基础研究与临床实践》《肿瘤生物学》《大肠癌》等 9 部，参编 15 部。

树，这个名字很有意思。郑树教授曾说，这是她父亲给起的，不知道是什么意思。她父亲活了 103 岁，是个幽默的人，有时候和郑树说，大树底下好乘凉，郑树猜测这可能是她名字的由来。"郑人高义，树木树人"，金庸先生为郑树的题字中藏着教授的名字，更写出了她的高尚医德与不凡成就。

郑树从小在杭州长大，父亲是小学校长。当初城里的天长小学和郊区的茅家埠小学摆在父亲面前，父亲选择了去茅家埠小学当校长。郑树记得自己四五岁的时候，父亲带着她来过广济医院，具体什么事已经忘记了，只是觉得"医生很了不起"，后面半个多世纪她都待在了这家医院，像树一样地扎根下来。

骨头：素质教育如同金字塔底，越宽越好

郑树是中华人民共和国成立后前几批大学生。那一年她考进了浙江医学院。当时没有全国统考这样的事，各个学校自主考试招生。浙江医学院已经办了两届，学生每届在二三十人左右，到了郑树这一届，人数最多，达到 70 人，学制六年。因为这届学生人数陡然增多，骨骼一类的教具就不够用了，男生会去松木场挖骨头用作教具。女生常会去图书馆占位，只不过医学院女生占位方式稍稍有点不同，而且十分有效。她们会放一小块儿人体骨头在桌上，屡试不爽。

当时工科、理科、医科都在一起学习，这对郑树思维方式的影响很大。她甚至学会使用"工程字"这种独特的语言。

素质教育的启示在于——金字塔要高的话，底子一定要宽。三年之后，郑树在浙江大学老校区后面的田家园进入预科和临床的学习。田家园和医院很近，可以经常去医院观摩，这对于医学院学生的培养起到了潜移默化的影响，所以郑树一直建议医学院的临床学习最好要靠近医院，这些都是他们那个年代保留下来的可贵经验。

显微镜：解剖病理基础知识可以解决很多问题

当初入学的 70 人中，只有 42 人最终毕业。1955 年 2 月，她就到医院上班了。正赶上浙医二院组建肿瘤科，就去了。郑树回头想想，有一件事对自己的外科生涯起到至关重要的作用：读大学时她就喜欢打篮球，后来做过浙江女子篮球队队长，让她身体练得棒棒的之余，也让她学会大气、宽容，具有全局观念，能团结人。

1956 年底，听说上海市立镭锭医院（现复旦大学附属肿瘤医院）正在举办肿瘤病理学习班，她便去报名，遇到了一生中对她影响最大的顾绥岳教授。郑树自己带着一个显微镜，去上海学习了一年。这个放在黄色长木箱子里的显微镜至今还能在她的办公桌下看到，成为终生难忘的纪念。她说在顾教授那里，学会了怎么做学问，怎么做人。学成

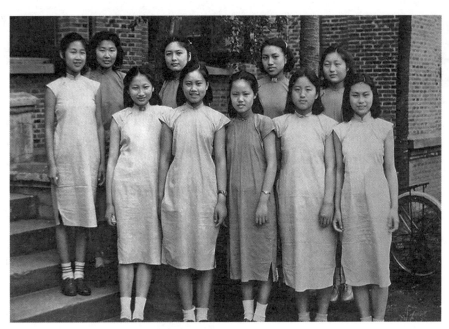

大学一年级时的郑树（前排左二）

回到浙医二院肿瘤科已经是 1958 年初的事了。

1976 年之前，医院人手少，郑树虽然是位外科医生，但手术之余，她还得自己做病理切片化验，也练了郑树一身看片诊断的绝活儿。

其中有一个病例，郑树一直印象深刻，那是与子宫肌瘤有关，与孕妇黄体有关。

那是位 30 岁的女患者，肚子里有块状物不断移动，被诊断为子宫肌瘤，要手术切除，最后被郑树发现体内有黄体存在，判定是胎儿，孩子才得以保全下来。三十岁的女人如果被误诊为子宫肌瘤则会使她们永远失去做母亲的机会。医学院的学生都上课学习过有关黄体的生理知识，是妇女排卵之后由卵泡迅速转变成的富有血管的黄腺体，也可成为胎儿前五个月的营养物质，检查出大的黄体，可能是由于妊娠胎儿的影响导致的。郑树认为，如何应用这些课堂上学到的生理病理知识并且解决实际问题，是每个从医者都要考虑的问题。

布鞋：面对生命相托的患者怎么可以没有责任心

下乡回来一年半，有一位永康来的中年妇女找郑树，拿了一包东西，她推搡了半天

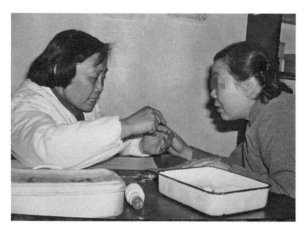

郑树教授在会诊

推不掉，打开一看，是双布鞋。原来，女人的女儿患先天性肠粘连，发病的时候痛得要命，不发病的时候跟平常人一样，每次郑树去看她的时候，因为怕开刀，女孩都装作不痛，郑树只有偷偷躲到女孩的床后观察她怎么痛（因为当时无影像学的帮助，只能根据发作时的症状与体征判断），然后给她动手术治好了病。

永康女人去江西，路过杭州，特地到医院来找她。她这才想起，给女孩看病的时候，妈妈蹲在她旁边，用手在她的脚边比画来比画去，原来是要给她做鞋啊！郑树让她别走，急匆匆地去医院对面买了一包糖作为礼物的回赠，等她回到医院，永康女人已经悄悄地走了。

郑树说自己其实胆子小，给患者开完刀后要经常去看看，就怕患者出意外，这件事从患者一方来看，就是一个负责任好医生的表现。

1970 年，郑树认识了一个叫杨凤英（化名）的患者。这是一位介绍过来的患者，肚子很大，大小便困难，辗转了好多家医院，都没法治。那些医院的医生们都说，这病只有郑树能治。郑树接诊后，仔细给杨凤英做了检查。胃肠钡餐造影显示她的肠子被压迫到了左上腹，情况并不乐观。顶着重重压力，郑树教授给杨凤英做了第一次手术。进腹后发现患者肚子里都是腹水，如何缓慢将其引流出去成为一个棘手问题。因为腹水引流过快，会造成横膈突然下降，继而引起心肺功能障碍，十分危险。这时，手术室护士长想到了一个办法：用床单左右交叉裹住患者季肋部，两端绑上沙袋，放一点儿腹水，床单就收紧一圈，逐渐增大引流压力。那一肚子的腹水，放了整整一个小时，接起来足足两个铅桶。腹水放尽以后，腹腔才得以清晰暴露，肿瘤都已经是"菜花"的形状。郑树将肿瘤做了最大限度的摘除，患者的大肚子也回归扁平成了舟状腹。她还在患者腹腔里留置了管子，预备做化疗灌注，控制残留的肿瘤细胞。8 天后，郑树接到上级任务，要去下乡。走之前她亲自为患者拆了肚子上的缝线，又反复向接班医师交代了注意事项，才放心离去。

6 个月后，郑树下乡回来，在门诊碰到杨凤英的父亲，才知道她肿瘤又复发了，而且肿块压迫到了膀胱和直肠，让她大小便都非常困难。几乎所有的医生都认为不可能再手术，郑树评估后，也觉得没有手术机会。但是，那毕竟是一个鲜活的生命。刚满二十岁的女孩子，正是花一般的年纪，却反复遭受病痛的折磨，让人异常心疼和怜惜。所以，郑树考虑再三，和家属商议后，决定再试一试，先为杨凤英做经动脉插管化疗术，争取微乎其微的手术机会。她通过动脉插管，每日为杨凤英打一次化疗药物。奇迹发生了！一个多月后，杨凤英的腹腔肿瘤虽然没有消失，却明显缩小，博得了二次手术的机会。再次评估后，郑树决定为杨凤英做第二次手术，而且请了泌尿外科主任帮忙，准备同时切掉膀胱和直肠。杨凤英当时很轻，瘦得只剩一副皮包骨头，是郑树抱着她进入三楼手术室的。"结果开腹后发现肿瘤很圆，腹膜包裹在外面。我就在包被肿块的腹膜下进行剥离，然后像摘椰子一样把肿块完整地摘了下来。"郑树记性特别好，手术情况至今仍历历在目。手术很顺利，不到一个小时就结束了。等在手术室外的杨凤英父亲看到医生这么快就出来了，以为手术无法进行，伤心得晕了过去。之后才知道不仅肿块完整地切除，还保住了膀胱和直肠，也就是说保住生命的同时保住了生活质量。后来，杨凤英痊愈了，并和郑树教授成了好朋友。郑树说到这里时，掏出手机拨了一个电话，想要核实一下两人是什么时候认识的，"唔，是1970年动的手术，1971年又动过一次。凤英，天气热了，要小心身体。"也许这就是郑树所说的"好医生"。

红烧鱼：做科研要从服务患者之中进行学习

在网上检索"郑树"，最多的段子就是"郑树教授建议：少吃红烧鱼""郑树教授：红烧鱼容易诱发大肠癌"。郑树谈及这件事时，她笑着说，我也吃红烧鱼，只不过提倡大家不要多吃，一个星期不能超过两次。但随即她的口气变得有些学术和严肃起来：这是一个科学结论，不是随便说说的，当初为了做这个比较研究花了好几年的时间。

这是一个中美联合研究大肠癌的项目。为了证明油炸动物脂肪蛋白质食品与大肠癌的发病有因果关系，美国研究人员将目光投向了油炸鸡食品；而中国相对来说没有对应的油炸食物，所以想到用红烧鱼做一个对应的研究，筛查结果发现，经常吃红烧鱼的人比少吃或者几乎不吃红烧鱼的人大肠癌的发病率要高出两倍。这就是"红烧鱼试验"的来历。

20世纪70年代末期，嘉善海宁地区的大肠癌发病率很高，郑树和她的研究团队在海宁排查了整整24万多人，用15厘米长的直肠镜找出4 000多个大肠癌高危人群，并做了息肉腺瘤切除术。本来这件事已经结束了，但郑树觉得没完，不能丢下他们这些高危人群不管。于是每隔两三年就再对这 4 000 人复查一次，一查就是 20 多年，后来这些人中有 500 多人复发，个别人复发达 5 次，可以归结到基因问题。这 20 多年的努力使海宁的直肠癌的发病率下降了 30.42%；死亡率则下降了 17.56%。这是多年来癌症发病率和死亡率"两率"下降的全国范围内唯一的例子。

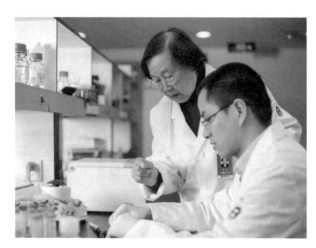

郑树教授在实验室指导医生

1984 年开始，郑树在浙江医科大学做了近 13 年的校长，对这段历史她总是轻描淡写，说自己根本没想到要去做校长，做校长就是做人，当年做女篮队长的经历派上了用场。那么做校长后和之前最大的不同在哪儿？郑树笑着说，我做校长基本就是在不停地申请资金，为学校建设以及科研项目申请资金。

铜像：与老院长余文光辩证

浙医二院建院以来只为一个人树立了铜像，在医院的小花园里，那就老院长余文光。余文光算是郑树父辈级的人物了，他是外科专家，从英国人的广济医院留任下来，对医院很忠诚，技术也高超。郑树和老院长的最出格的一次交道居然是纠错。当时老院长给一个患者动手术，切除了肠和膀胱之间的肿块，郑树肉眼检查标本说，这不是肿块，只是炎症引起的粘连块。老院长刚从手术台上下来，还没得休息，就听说这结果，当然有些不高兴。回忆起当时尴尬的场景，郑树笑着说，自己年轻不懂事啊，不知道委婉一点儿，也不考虑老院长手术台上下来已经累坏了。不过，后来老院长也没"记仇"，因为他爱护年轻医生在医院里是出了名的。1982 年老院长去世前，也就是郑树刚结束在美国一年的学习踏上回国的飞机之前，收到老人的信，老人让她赶快回来，希望接他的班，做院长。回忆起这些往事，郑树的眼里就闪出晶莹的泪光。

彭淑牖："神刀"直捣手术"禁区"

彭淑牖，从医近 70 年，先后获国家技术发明奖二等奖一项，国家科学技术奖二等奖两项，省部级科学技术奖一等奖四项，何梁何利基金科学与技术进步奖一项和国际肝胆胰协会中国分会杰出贡献奖，获国家专利 15 项。发表论文 766 篇，SCI 收录 76 篇；主编手术音像教材 7 部，主编和参编著作 31 本，三部英文著作由 Springer 出版，其中一本为独立著作，属国际首部专著。担任 24 家杂志编委，2019 年起，担任 *World Journal of Gastrointestinal Surgery* 主编。国际会议特邀报告 90 余次。2004 年，被美国外科学院授予荣誉院士；2006 年，被英国皇家外科学院授予荣誉院士；2009 年，被欧洲外科学院授予荣誉院士；2015 年，被法国外科学院授予荣誉院士。

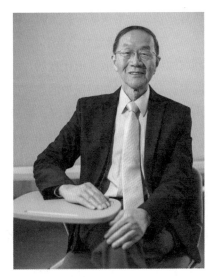

彭淑牖教授

生于医学世家，立志攻克世界难题

1932 年，彭淑牖出生于广东梅县一个医学世家。父亲彭致达是梅城名医，三位叔叔分别在丙村镇、松口镇、新铺镇行医，均是当地名医。受家庭氛围的熏陶，他的兄弟姐妹皆对医学产生了浓厚兴趣，对"治病救人"有一种神圣的使命感。大姐彭淑兆是香港著名病理学专家，二姐彭淑意是华西医院大内科有名的教授，弟弟彭淑觉是位放射科医生。

对彭淑牖影响最大的是他大哥彭淑干，"早年大哥在上海中山医院外科工作，20世纪50年代参加抗美援朝，接着随军赴新疆建设克拉玛依油田，在油田医院全心全意救治患者。"彭教授说，"有一次大哥胃大出血需要输血，在广播向市民发出通知后，许多工人和家属纷纷自发献血要保住这位好医生。这件事对我影响很大。大哥凭借对患者无私的奉献精神得到大家的爱戴，是我学习的榜样。"

1949年，彭淑牖从梅州中学毕业，考入浙江医学院。1953年，21岁的彭淑牖从浙江医学院毕业，到浙医二院做实习医生。

刚到浙医二院，彭淑牖就目睹了中国第一例胰腺癌切除手术，操刀者是他的老师余义光。切除胰腺的病灶部分后，他们将小肠和胰腺直接缝合在一起，以维持身体的正常运行。切除手术很成功。然而，可怕的事情却发生了：患者出现了胰肠吻合口瘘。

"知道这意味着什么吗？原本胰液应该进入肠道，与肠液混合在一起，成为具有强烈腐蚀性的消化液来消化食物。而现在它从肠道和胰腺缝合的地方漏出来，进入到了腹腔里。对缺乏肠黏膜保护的腹腔而言，它就像是硫酸，流到哪里烂到哪里。患者经常会出现血管壁被腐蚀掉的情况，最后大出血而亡。"

后来他才知道，从1935年美国进行世界上第一例胰腺癌切除手术以来，一直都没有很好的办法解决胰肠吻合口瘘问题。这是困扰了世界医学近70年的难题。于是，从1995年开始，彭淑牖几乎放弃了自己一直擅长的肝癌切除手术，专心致志研究这个难题。

从"缝"到"绑"，世界医坛刮起"彭旋风"

"一开始我也在'缝'字上下功夫，可很快我就发现这条路走不通：因为要避免空隙，就要增加缝合密度；而增加缝合密度，就增加了针孔。这互相矛盾。"这时的彭淑牖"转了个弯"，他大胆设想，能不能不用缝合的方法把两个器官接起来，这样就可以避免针孔的问题。

"绑！"这个字在他脑海中跳出来。

用形象的话说，胰腺是"实心"的，像一块软软的肉，而肠子是空心的，就像有衬里的西装袖子一样，有好几层。从没做过裁缝的彭淑牖开始在动物身上尝试各种新的"捆绑"方法：缝合时，先把这"袖子"卷起一截来，然后把这块"肉"塞进"袖口"，与"袖子"的"衬里"缝起来。然后再把"袖子"翻回来，这样外表一层就没有针孔了。此时"衬里"还有些针孔会渗漏，他再在针孔下端，把翻过来的"袖子"和"肉"

用线绑在一起。

1995 年 12 月 27 日，彭淑牖第一次在临床上使用了这种方法，术后没有发生胰肠吻合口瘘。随后，他在浙医二院和其他医院施行了共 300 例胰腺癌手术，无一例发生胰肠吻合口瘘！

成功了！从"缝"变成"绑"，一字之差，攻克了世界性的医学难题。美国著名外科教授评价说："这项技术和创造，在世界外科史上具有时代意义。"

这种方法迅速在国内推广。北京、上海、广州、重庆等大城市医院纷纷用此方法进行手术。据悉，国内仅有文字记载的捆绑式胰肠吻合术已做了 4 000 多例，而瘘的发生率仅为 0.5%。

1999 年，彭淑牖走出国门，向世界推广这项技术。几年时间，美国、英国、德国、

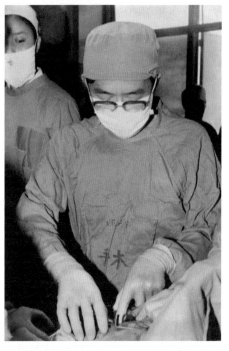

几十年来，彭淑牖教授用精湛的医术挽救了无数患者的生命

意大利、中国香港等地各大医院纷纷邀请彭淑牖去讲学或手术。当时有人形容：世界医坛刮起了"彭旋风"。

美国霍普金斯医院的凯迈隆教授做过 1 500 多例胰十二指肠切除术，在该领域绝无仅有，是世界顶尖的专家。他的手术已臻完美，但胰肠吻合口瘘问题发生率却仍达到 20%。这个难题一直困惑着他。

2003 年 3 月，彭淑牖在美国肝胆胰外科年会上的报告，引起了凯迈隆的注意，捆绑式胰腺吻合术使他震惊。他邀请彭淑牖给他们团队进行指导，并派得力助手沃夫冈到中国向彭淑牖学习最正宗的手术，霍普金斯医院随之也开始这种方法的手术和研究。

"刮吸法"和"神刀"问世，改写世界医学外科史

每个人的生命中，都会有一些难忘的时刻。而这些难忘的时刻，有时候会对人产生深远的影响。

20 多年前的一天，一位年轻特警被送到浙医二院，病情严重，必须马上手术。作为外科主任，彭淑牖走上手术台。患者的腹腔打开了，但马上又被缝上——肝尾叶癌，这在世界外科领域属于手术"禁区"！

肝癌被公认为癌中之王。死亡率高的原因是手术切除率低，而切除率低的原因是肝脏里胆管、门静脉、肝动脉和肝静脉互相交错并深埋其中，要把血管如蛛网密布的肝脏一切两半，手术难度实在是太大了。所以，肝癌手术有很多"禁区"。

当时，巨大的无奈让彭淑牖难受不已。但也从那一刻起，他暗下决心：一定要突破这手术"禁区"！一定要找到既能切除肝组织，又不伤及血管的办法！

受超声刀震碎肝组织的启发，彭淑牖有了一个大胆的设想：能否采用刮耙的方法，将肝组织刮碎？

在一次次手术中，他因陋就简，用圆珠笔杆、听诊器金属管做成耙样，在肝组织上"刮耙"。肝组织被一层层剥落，果然，一条条血管显露出来了。"刮吸手术解剖法"横空出世！

紧接着，彭淑牖又开始思考：肝组织刮下来马上要用吸引器吸走，遇到小血管要更换器械进行电凝，传统外科手术中手术刀、止血钳、镊子有几十把，能否将这些器械的功能集中在一起？

一次次探索、琢磨，他终于将电切、电凝、吸引、剥离 4 大功能合而为一，将手术台上的"七刀八剪"凝聚成一把刀——就这样，多功能手术解剖器的"神刀"诞生了，手术者手持一把刀就能完成除缝合以外的所有操作！

刮吸手术解剖法和多功能手术解剖器的发明改变了世界外科手术的方法，使被列为"禁区"的疑难手术变成常规手术，手术时间缩短 40%，出血量减少 50%，许多被"判死刑"的患者得以"起死回生"。

2001 年 2 月 1 日，国家科学技术奖励大会在北京人民大会堂举行。凭着"刮吸手术解剖法的建立与多功能手术解剖器的研制"项目，彭淑牖从国家领导人手中接过了国家技术发明二等奖的大红证书。这是浙江省医学界近几年来获得的最高等级的科学大奖。在次年的世界新发明新技术展示会上，彭淑牖也荣获了医学类唯一的一等奖。

2002 年 4 月 15 日，在第十届全国肝胆外科学术会议暨第一届中国国际肝胆外科论坛上，彭淑牖作为嘉宾受邀现场进行"刮吸手术解剖法"的专题讲座和示范。在第三军医大学西南医院（现陆军军医大学西南医院）的手术室里，彭淑牖教授用他发明的手术刀为一位肝癌晚期患者施行切除手术。只见他拿起手中的"魔术刀"，时而切开肝组织、时而电凝出血点、时而吸走肝创面上的血水……手术中的"推""剥""切""凝""吸"等操作一气呵成，当肿瘤被完整切除、淋巴等软组织碎屑被彻底扫清时，现场观摩的人不禁评价"干净利落，简直就是艺术表演"！

2004年，该器械通过了美国食品药品监督管理局认证，作为中国人的自主创新产品，进入了美国医疗器械市场。美国外科教授克莱克·霍夫曼（H. Clark. Hoffman）这样评价彭淑牖的贡献："这是继200年前镊钳发明以来外科器械最伟大的发明，在外科史上具有划时代的意义。"

挽救更多患者，为生命多开一扇窗

工作多年来，彭淑牖每天中午都直接在办公室吃盒饭，因为这可为他节省不少时间。饭盒一推，就马上伏案工作。他的很多论文就是在中午时段完成的。

他每天很早到办公室，开的是一辆老版桑塔纳。有人认为这车不符合他现在的身份，但他从不在乎，因为"车就是用来代步的工具"；他一直住在一套80多平方米的老房子

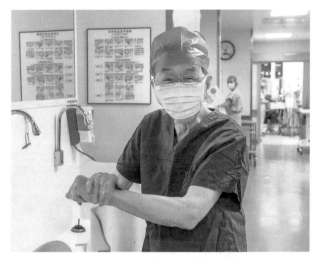

90多岁高龄的彭淑牖教授如今依然活跃在浙医二院手术室

里，有人说他不善待自己，他却说他们老伴俩住得已经够宽敞。

作为一名外科医生，他最大的享受是看到自己的患者康复出院。有位60岁的农妇杨红（化名），肝上长了个脸盆大的血管瘤，由于肝血管丰富，而且还连接着胆管等重要管道，被认作手术"禁区"。当时，她跑遍国内许多大医院求医，都被婉言拒绝了。血管瘤一天天膨胀，整整7年，她像个怀孕八九个月的孕妇，不仅行动不便，还疼痛难熬。

一个偶然的机会，杨红抱着一线希望找到彭淑牖。这么大的血管瘤，饶是经验丰富的他也是首次看见。她的肝脏血管瘤占据了整个中上腹部，而且连接着许多重要血管，手术过程中很可能会出现肝功能衰竭或大血管破裂，弄不好会死在手术台上。

　　但是，望着杨红渴望求助的眼神，他毅然接下了这台手术，运用刮吸法断肝术，经过 6 个小时的手术，终于将长 45 厘米、宽 35 厘米的血管瘤顺利切除。

　　杨红流着泪，说彭淑牖教授给了她第二次生命。他静静地微笑着目送她健康出院。这是他最欣慰、幸福的时刻！

　　"'牖'在古汉语里是'窗户'的意思，我的名字已昭示了我一生的奋斗目标——努力多挽救一些患者，为生命多开一扇窗。"彭淑牖说。

　　深水静流，他需要的就是这样的享受！物质的享受是短暂的，唯精神享受永恒！

姚克：光明的使者

姚克，教授、主任医师、博士生导师，现任浙医二院眼科中心主任、浙江大学眼科医院院长，国际眼科科学院院士，兼任中华医学会眼科学分会主任委员，亚太白内障及屈光手术学会主席和世界眼科大会学术委员会主席，是全国先进工作者，五一劳动奖章获得者，其团队入选全国首届高校黄大年式教师团队。

姚克教授是我国眼科界的领军者，先后以第一获奖人荣获国家科技进步二等奖3次、国家级教学成果二等奖1次、浙江省科技进步奖一等奖3次；先后发表学术论文533篇，其中SCI收录307篇；获7项国家发明专利；获国家自然科学基金重点项目、"十一五"及"十二五"国家支撑项目和国家基金重点和面上项目等国家及省部级重大项目30余项；获首届亚太眼科100强和亚太眼科最具影响力人物10强、世界最具影响力眼科人物100强。

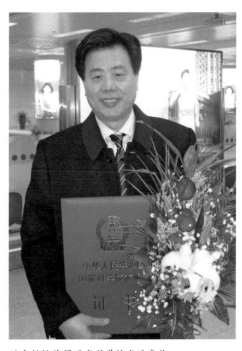

姚克教授获得国家科学技术进步奖

古往今来凡成"大医"者，必兼备高超的医术和博大的爱心。浙医二院眼科中心主任姚克教授，就是这样一位"妙手仁心"的医者。

医者之志始于弱冠

姚克出身于眼科世家，其父亲姚老先生是我国老一辈的眼科专家，早年曾留学日本，是中华医学会眼科学会杭州分会的首届委员。受父亲的影响，少年时代的姚克就对眼科学很感兴趣。20世纪70年代，姚克终于如愿以偿地成为一名眼科医生，从此，他就立志成为一名像父亲一样受患者信赖和尊重的眼科医生，并为此开始了艰苦学习和知识、经验的积累过程，白天尽心尽力做好本职工作，晚上则如饥似渴地学习专业知识。

1979年，姚克顺利考取了山东医学院硕士研究生，导师是著名眼科专家孙桂毓教授，后转至浙江医科大学，师从著名眼科专家吴燮灿教授。硕士毕业工作三年后，姚克又考取了上海第二医科大学博士研究生，师从著名眼科专家陆道炎教授。名师指点加之个人的刻苦努力，姚克在求学期间就在科研方面表现出极高的天赋，读硕士期间在《中华眼科杂志》发表了第一篇论文——《近视眼的暗适应》。读博士期间，他的科研项目"非球面等视像后房型人工晶体的研究-设计-研制及临床应用"就获得了国家科学技术进步奖二等奖，成为国内首位刚获得博士学位就以第一获奖人获得此荣誉奖项之人。

1987年，姚克在读博士期间，赴美国孟菲斯白内障和眼科中心进修，接触到了当时先进的白内障超声乳化手术，并决心将它引进国内。博士毕业后，姚克入职了浙医二院，1988年，为了攀登国际眼科学的高峰，他又赴瑞士巴塞尔大学眼科医院从事博士后研究工作，师从国际著名眼科专家弗拉默尔（Flammer）教授。他在博士后期间的研究成果——猪眼动脉内皮依赖性调节，荣获瑞士眼科最高奖——Alfred-Vogt奖，成为当时该奖项设立50多年唯一的一名亚洲获奖者，并用获得的奖金购买了一台全自动视野机，辗转运回国内，赠送给了浙江医科大学。

1990年7月，姚克结束了在瑞士的博士后研究工作，迫不及待地想回到国内，用他的所学报效桑梓。他的恩师，蜚声世界的弗拉默尔教授真心希望这位高徒能留下来，但姚克是一个故土情结很浓的人，他婉谢了恩师的盛情挽留，迎着祖国的召唤，义无反顾地踏上了归程。姚克说："我的眼科事业在国内，国外再优厚的薪水和待遇都无法给我带来成就感和自豪感，国内的患者需要我，我更需要为祖国服务，我要将年轻时的梦想坚持到底……"

医者之术精于勤奋

20世纪90年代初，国内大多数医院的白内障手术仍在使用沿袭了200年的大切口整体囊内摘除的传统方法，手术切口长达 12 毫米。与此同时，国外的白内障超声乳化手术技术已经非常先进和完善了，眼科医生能够在 15 分钟之内将白内障手术做得非常完美，手术切口只有 3 毫米左右且不需缝合，术后视力恢复好，并发症少，于是，姚克就一心想把这种先进的手术引进国内。但当时由于受到各种条件的限制，他的这一心愿一时还无法达成，但姚克不灰心，在争取创造条件开展"超乳"手术的同时，他积极改进传统的白内障手术技术，首创了"手法切核小切口白内障手术"技术，将白内障晶体核一切为二，分两次摘除，从而成功将手术切口缩小至 6 毫米，比传统方法缩小了一半，使手术的质量有了显著提高，当时，这一技术在国内眼科界引起了不小的轰动，并且申请了国家专利。

1992 年，在姚克的不懈努力下，浙医二院眼科引进了第一台超声乳化仪，姚克也成为国内开展白内障超声乳化手术的第一人。经过多年不断地钻研和改进，姚克的小切口白内障超声乳化和折叠式人工晶状体植入术已经十分完善和成熟，仅他自己就用这一手术方法为数万名患者带来了光明，推广到全国后，现已成为我国白内障手术的主流方法。二十多年来，姚克教授还一直不辞辛苦奔波于全国各地讲学和演示手术，使我国超声乳化白内障手术水平一直与国际水平保持同步。

2005 年，姚克又成功地实施了白内障微切口"冷超乳"手术，将手术切口突破性地缩小至 1.5 毫米，眼组织创伤几乎忽略不计，实现术后零散光。曾有媒体以"头一天开刀，第二天上班"来形容这一手术方法的神奇。

"问渠那得清如许？为有源头活水来。"随着国际眼科医疗技术水平的提高，各种先进的手术设备和手术方法也不断涌现，姚克也从未停止探索和学习的脚步。在推广微切口白内障超声乳化手术的过程中，姚克发现，这一手术方法效果虽然非常完美，但手术难度也更大、技术含量更高，对医生操作水平、手术设备、手术器械都有较高的要求，所以，一般的医生学习曲线比较长。于是，2009 年 5 月，姚克教授经过努力，又在国内率先开展了一种更容易掌握、更容易推广的"单手、微切口"的同轴 1.8 毫米微切口超声乳化手术。这种新的手术技术，其手术过程和小切口白内障超声乳化手术的操作方法完全一致，每一位掌握普通白内障超声乳化手术技术的医生，无须过渡程序，都可顺利完成同轴 1.8 毫米微切口超声乳化手术，并且术后效果很好。

2014 年初，姚克又开展了飞秒激光白内障手术，这种手术的最大优势在于，由电脑程序控制的飞秒激光在精准完成手术的角膜切口和撕囊环节的同时，还能将混浊的白内障硬核预劈成六块到数十块，从而在超声乳化环节减少一半左右的超声波能量，极大地

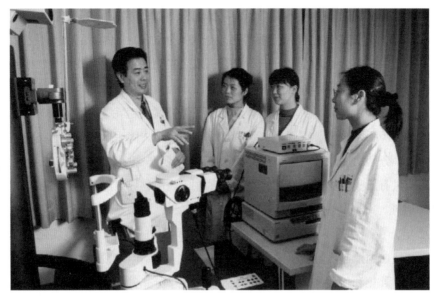

姚克教授和他的学生们

减轻了对眼球和角膜内皮细胞的损伤，使手术更安全，术后恢复也更快。同时，也大大地拓宽了手术适应范围，使得一部分从前不宜进行手术的角膜内皮细胞数偏低的白内障患者和许多复杂的硬核及乳白障等复杂病例，可以及时得到手术治疗。目前，他的团队是世界上飞秒激光白内障手术做得最多的单位，也是近年发表飞秒激光白内障论文最多的单位，他们在这个领域已经成为世界的领跑者。他本人也被大家公认为我国屈光性白内障精准手术的引领者。

自此，姚克以他的聪明才智和孜孜不倦的追求，完成了白内障手术的五次"技术革命"，使我国的白内障手术技术继续保持国际先进和领先水平，他本人也于2022年当选为亚太白内障及屈光手术学会主席。

医者之心有容乃大

在攀登眼科学技术高峰的过程中，姚克也一步步走向自己事业的高峰。在他从海外归国后，由于在眼科学方面的突出能力，1991年他被破格晋升为教授和主任医师，以后又陆续担任博士生导师，他也从一个普通的"医者"一步步成长为一位医疗、教学、科研各方面都出类拔萃的眼科专家，成为一位备受广大患者信赖的眼科名医，成为浙江大学和全国眼科领域的领军人才。

1996年，全新管理模式的浙医二院眼科中心正式成立，姚克教授被聘为眼科中心主任。这是姚克教授事业的一个新的高峰，也是他向更高目标迈进的新起点。二十多年来，在姚克教授的带领下，眼科中心走过了一条快速成长的发展之路，现已成为国家重点（培育）学科、国家临床重点专科，国家首批眼科专科医师与住院医师培训基地，国家卫生部首批临床药理基地，浙江省重点学科与医学支撑学科，浙江省眼科重点实验室、浙江省眼部疾病临床医学研究中心、眼部疾病浙江省工程研究中心与浙江大学眼科研究所依托单位，浙江省眼科创新团队牵头单位。眼科中心也从当年医院的最小科室成长为年门诊量近90万人次，手术量（含激光）逾10万例的大型现代化眼科中心，2022年眼科中心发表SCI论文116篇，影响因子10分以上的有19篇，综合实力连续多年位居全国眼科机构第一方阵。

由于在眼科学领域的杰出成就和贡献，姚克教授还先后荣获各种国家级荣誉和职务。2018年，姚克教授荣膺国际眼科科学院院士。

在出色完成本职工作的同时，姚克教授还担任许多社会工作，他先后当选为第十届、第十一届浙江省政协副主席、全国政协常委会常委，浙江省科学技术协会主席，农工党浙江省委会主委，并先后当选为第八、九、十届全国人大代表和第十一、十二届全国政协委员和常委。但不管职务和地位如何变化，姚克教授始终将自己定位为一名普通"医者"，他关注的目光始终没有离开那些需要他的患者和那些最基层、最贫困的普通百姓。

姚克教授几十年来非常热衷于公益事业，因为在他心里，始终存有一份在知青下乡后凝成的最朴素的"农民情结"，于是他萌生了创建一辆"汽车眼科医院"，为贫困、孤老患者免费手术的想法。1996年，姚克教授创建了"汽车眼科医院"，开展免费"送光明"行动。"汽车眼科医院"被评为2010年度"感动浙江卫生十大事例"、2018年全国卫生健康行业青年志愿服务项目大赛金奖和共青团中央中国青年志愿服务项目大赛金奖，姚克教授也曾被七部委联合授予"全国残疾人康复工作先进个人"荣誉称号。2023年，"汽车眼科医院"光明行团队获第十二届"中华慈善奖"。

2011年，姚克教授又与社会公益组织共同发起了大型"边疆系列公益行"活动，连续十二年开赴西藏、内蒙古、新疆、青海、贵州、甘肃、宁夏、陕西、四川和云南等地，共为贫困患者免费实施复明手术10 000余例，把光明和温暖送到了祖国的大漠边疆和雪域高原。

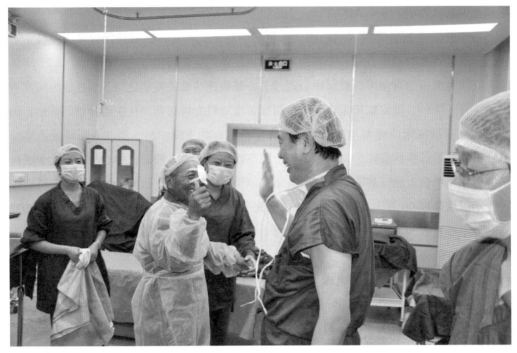

2011 年 8 月，姚克率队开赴西藏，为西藏建立了第一所现代化眼科手术室，并免费为 107 位藏族同胞实施复明手术

....

　　姚克教授一直有一个梦想，就是建一所大型的眼科专科医院，让所有慕名而来的患者都能及时在舒适的环境中得到良好的服务。这一梦想已然实现。2021 年 12 月，眼科中心整体搬迁至浙江大学眼科医院新院区，新院区建筑面积近 50 000 平方米，门诊诊室达 150 间，检查室达 80 间，眼科专科手术室 28 间，并建有 4 500 平方米的浙江省眼科重点实验室，已成为国内规模最大的眼科医院之一，为浙江大学眼科医院的进一步发展提供了更加广阔的空间。

　　"长风破浪会有时，直挂云帆济沧海。"我们祝愿姚克教授在未来的日子里，百尺竿头，更进一步，带领浙江大学医学院附属第二医院眼科中心和浙江大学眼科医院在新的起点上向更高的目标迈进，续写新的辉煌，为浙江和我国眼科学发展做出更大的贡献！

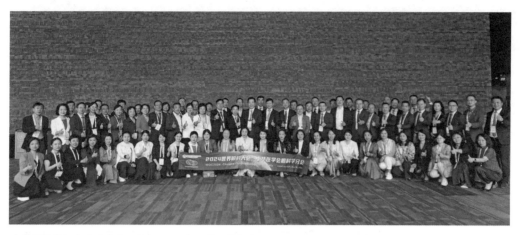

姚克教授带领中国眼科团队亮相 2024 年世界眼科大会

第三章 · 名医，传承不朽风骨

王建安：点亮希望和重生的灯塔

王建安，中国科学院院士、第十四届全国政协委员，现任经血管植入器械全国重点实验室主任、国家心脑血管植入器械产教融合平台负责人、浙江大学心血管病研究所所长，浙医二院心脏中心主任；国家重点基础研究发展计划（973计划）首席科学家，大专项、重点研发计划等项目负责人；围绕心力衰竭后心脏功能重建的重大科学问题，尤其是心脏瓣膜和冠心病及相应心肌损伤与修复，取得了从基础到临床的系列创新性成果；担任《美国心脏病学会杂志（亚洲刊）》首任主编、教材《内科学》共同主编，以通讯作者在《新英格兰医学杂志》《细胞研究》《循环》《美国心脏病学会杂志》等发表论著200余篇，以第一完成人获国家科学技术进步奖二等奖、省部重大贡献和一等奖多项，获何梁何利奖、谈家桢临床医学奖、吴阶平医药创新奖及白求恩奖章等。

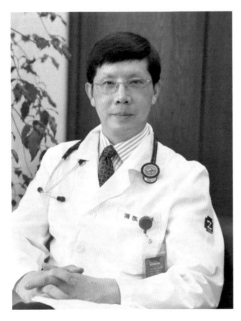

王建安教授

医学专家，是累积前人经验，为患者看病，治疗成千上万的病例；而医学科学家，是在未知生命领域，一点一滴地创造这些经验，将个人的力量几何级地放大。这后者是我要一直走下去的路，创新、再创新，丝毫不敢松懈。

——王建安

医路漫漫，初心不改

王建安出生在浙江省一个高级知识分子家庭。因为童年时代多病，他经常奔波在求医的路上。疾病的痛苦、父母的艰辛、医生"救死扶伤、治病救人"的美德深深地刻在他的记忆中。因此，王建安打记事起，就许下了一个愿望——成为一名医生。

1978 年，他以优异的成绩考入"北协和，南湘雅"中的湘雅医学院（今中南大学湘雅医学院），自此在医学的世界里如鱼得水。岳麓山下、橘子洲头，伟人的蓬勃激情和鸿鹄之志也深深感染和震撼着他，让他在江南的灵气之中更添了一份湘江的血气：不满足于现状，永远追求心中的理想。这也是后来他持续专注，带领团队不断进取的强大内心支撑。

大学毕业后，王建安回到故乡杭州，被分配到浙医二院内科。在当住院医师轮转的那几年中，他发现自己更喜欢那种"立竿见影"的感觉，也喜欢动手操作，所以选择主攻心血管内科，并决定在学业上继续精进深造。

从研究生到博士生，凭借出色的英文水平，王建安于 20 世纪 90 年代先后被派往香港大学医学院附属玛丽医院和美国洛马琳达大学访问学习。两次访学使王建安更加领略到医学的魅力，渴望在心血管领域开辟一片新天地。

儒雅温和，文质彬彬，这是王建安留给很多患者的印象。

80 岁的王女士是他的老患者，她每年都会给王建安寄贺卡。20 多年前的一个隆冬深夜，她突发心肌梗死，送到浙医二院时已休克并多次心搏骤停。刚准备休息的王建安接到电话就立马起身赶往急诊室，开展抢救直至凌晨，用高超的医术让王女士起死回生。让王女士感动不已的是，隔天清晨，距手术结束仅过去两个小时，王建安又站在了她床前……"见到王教授的第一面，就觉得他值得信赖。"她说。

近年来，王女士的儿子和妹妹因为心血管问题，也都先后成为王建安的患者。"这几年来，无论我们谁来看病，王教授总是非常耐心，并且一定会友好询问家里其他人的身体状况，家长里短，就像老朋友。"

这些看似不起眼的举动，王建安已习惯成自然。他的患者中，有很多像王女士这样的"粉丝"和"粉丝家庭"。他总说："患者把生命交到你手中，这是莫大的信任。一位医生，只有发自内心尊重患者，把他们当成自己的家人看待，才能有百般的细心、耐心、爱心和责任心。"

技近乎道，精益求精

尽管医学之路艰难险阻，他却始终自得其乐并在心血管领域做出了杰出贡献。

王建安擅长治疗各种心血管疑难杂症，尤其擅长用不开刀的经导管方法修补和置换心脏瓣膜、经皮冠状动脉腔内成形等，作为中国 TAVR 的开拓者之一，他根据中国人的解剖特点和我国社会体系架构，研发出了更适合中国人的瓣膜和技术——"杭州方案"。

"杭州方案"通过球囊扩张法测定瓣环上大小，由此来选择器械大小，这有别于传统的通过 CT 测量瓣环大小的方式。越来越多的国家和专家都已开始采用球囊扩张法来进行测定，"杭州方案"已逐渐成为行业方向，其背后是整个团队的倾心付出，它充分证明了王建安在创新之路上的成就，并不只是一味地探求过去的研究，而是在未有人走过的路上，开辟新径。

创新，始终是王建安格外重视的。他认为，过去从医只是看病，过后总结、发表文章；如今则不同，不仅要看病、治病，还要能运用和发明新技术。"创新无法一蹴而就，而需具备思想和能力，还要有强大的驱动力，持续不断地学习。"

近十五年，他将目光投向了更长远的方向。2022 年 9 月，王建安教授团队受邀在全球最大的心血管介入大会——美国经导管心血管介入治疗大会向全世界心血管病同道展示"杭州瓣膜"及"杭州方案"，成功使用他和团队研发的两款拥有独立自主知识产权的心脏介入瓣膜器械，分别完成一例高难度 TAVR 和另一例高难度经导管二尖瓣缘对缘修复手术（TEER）的实时转播，充分展现了高科技中国产品和中国术者近乎完美的操作技巧。王建安教授作为主要研究者，通过医工结合自主创研的经导管二尖瓣修复系统，已在欧洲开展确证性临床入组，这不仅开创了国产经导管治疗二尖瓣反流产品进军欧洲的先河，更是国产器械在国际舞台上全面深化影响力的标志性事件。

"专注'心'的救治，带给患者更多的希望。"医术上的精益求精，学术上的勇于攀登，无不饱含着王建安对患者、对专业的无限深情。

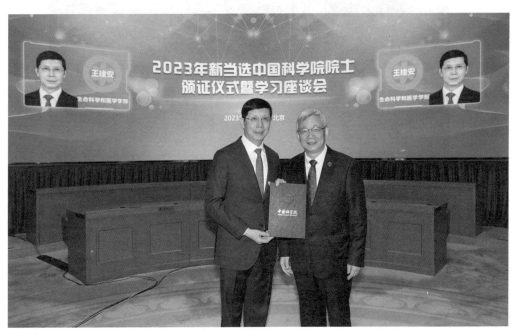

2023年，王建安教授当选为中国科学院院士

担当作为，履职尽责

作为一名从医近40年的心血管内科专家，王建安无时无刻不将百姓的健康维护当成自己的责任。很多年里，他都坚持只看普通门诊、不限号。直到当了院长，他的行政事务越来越忙，但他总是提醒自己，要尽己所能救治更多的患者。

他平均每年接诊患者千余人，开展介入手术千余例，是国内最有经验、技术最全面的介入医生之一。他善于结合临床、更新理念，坚持用最规范的诊疗方案造福最广大患者。

现如今，心血管疾病已成为威胁人类生命健康的头号"杀手"。在实践过程中，王建安认识到"一己之力"的有限，多次强调"重视预防，规范治疗，分级联合，巩固防线"。

2009年起，他着手组织以"携手百姓，贴近基层，依托政府，走遍浙江，传播理念，相约健康"为宗旨的"相约健康浙江行"巡讲活动。连续三年多的每个周末，王

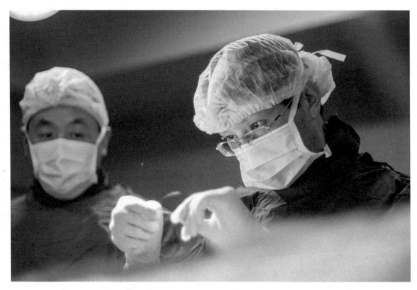

手术中的王建安教授

建安及其巡讲团队不是在策划的过程中，就是在巡讲的路途上，足迹遍布浙江的山山水水，受众达万余人，为浙江百姓们培训了一支支训练有素的基层心血管病防治专业队伍。

在巡讲的过程中，王建安也时时刻刻心系着贫困山区的群众健康。他常常带领团队，在讲课之余送医下乡，深入田间地头，义务为当地农民免费看病，宣传健康知识，检查、治疗和随访，很多患者由此得到及时的诊治，并发症大大下降，避免了因病返贫、因病致贫等问题。他成了老百姓心目中最受欢迎的"健康守护神"。

近年来，王建安教授团队不仅深入全国 135 家医学中心示教瓣膜技术，还实地指导欧洲、拉美、亚太地区的 5 个国家 8 大中心开展 TAVR，用"授人以渔"的方式，让"世界需要我"，全力为更多心血管病患者的健康保驾护航。

"党与人民需要我站在哪个岗位上，我就会站在哪里。用先进的医疗技术和最大的责任心给患者带去更多的希望，是为医者义不容辞的使命。"王建安表示。

桃李芬芳，教泽绵长

王建安同时也是一名长期坚守在教学一线的老师。身兼数职的他坚持每周亲自带学生出诊、手术，并且不定期开展临床教学查房。每当从事医疗服务时，他总会穿白大褂、系领带，这是对服务对象的尊重，也内化为一种职业的自律和自豪。他说要把这种自律和自豪一代一代地传下去，让学生们领会"做人的素质、做事的品质"。

爱生如子，则为之计深远。不管多忙，王建安总会抽出时间深入学生当中，倾听学生的心声，了解他们的需求。课题遇到瓶颈，他耐心指导；毕业找工作，他鼎力推荐；甚至生活遇到困难，他也都悉心相助。当学生终于能术业有专时、终于能独当一面时、终于能进退有度时，于他而言就是最好的回报。

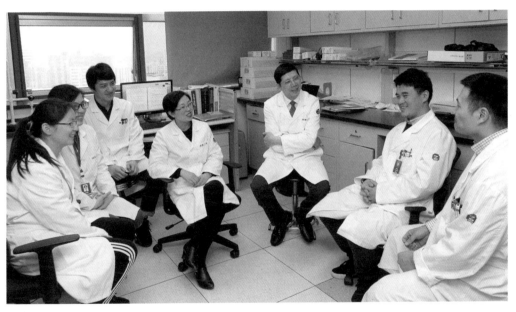

王建安教授在实验室与学生探讨问题

王建安积极参与教学改革工作，推动现代信息技术与医学教育教学的深度融合，编写国家级规划教材，建成两门国家级一流本科课程；同时还编写双语教材、组织专业英语课程，率先探索临床医学英语教学模式；致力于营造具有医学特色的医学人文培训氛围，推广以培养"3H"卓越医学人才为目标的临床医学教育体系，构建"三全"（全员、全程、全方位）育人新格局。

作为学校最早一批"医药+X"多学科交叉人才培养导师，王建安充分运用浙江大学综合性、创新型大学的优势，遴选材料学、生物学等专业学员，带领其开展高水平的临床研究，深度参与医学创新的全过程。在他手把手的教导和团队的共同努力下，学生们快速成长，成为相关领域内冉冉升起的"明日之星"。王建安也由此荣获浙江大学第九届永平教学贡献奖、浙江省第二届师德先进个人、浙江大学五好导学团队等荣誉奖项。

为良医，他时刻践行着救死扶伤的誓言；为良师，他一路播撒下桃李满园的希望。

管理先进，对标一流

1994年，年仅33岁的王建安，成为拥有90位医生的大内科兼心内科的负责人。经过多年的学识积累和历练，视野愈发开阔的他对先进医学技术、管理理念，以及"如何办一家百姓心目中的好医院"有了更多的了解与思考。

"无知、冷漠和道德缺失，是医生的三大禁忌。"王建安经常说。

2009年，王建安就任浙医二院第14任院长。上任以来，他紧紧围绕百姓就医需求，大胆改革医疗服务模式，力争为百姓提供最优质的服务。

创立"患者全程管理中心"，构建"院前-院中-院后"联动机制；首创"三准入、三评估、三随访"的日间手术评估管理体系；推进加速康复外科模式，创新支撑科室-临床科室多学科诊疗病例讨论平台……种种改革措施，使得浙医二院飞速发展。

建院140周年之际，浙医二院在南门前建造了一座还原老广济大门的拱门，上有蔡元培题写的"济人寿世"四个大字。王建安希望医院的医务工作者们都能把前人高尚的医德医风继承与发扬下去，始终秉持"患者与服务对象至上"的核心价值观。

作为医院掌舵者，王建安带领浙医二院成立国内最大的国际远程医学中心，成为效率医疗改革的先行者和倡导者、精细化管理全国样板、重大国际医疗保障服务全国标杆……一个又一个的突破，背后都是以王建安为首的医院领导班子的无数心血和努力。

他希望有一天，老百姓面对疾病，考虑"我要去哪家医院"时，第一个跃入脑海的就是浙医二院；即使已经病入膏肓，也要去浙医二院看过才能安心；患者们更能这样描述浙医二院——是希望和重生的灯塔。"即使这条道路充满艰辛和挑战，我们依然不懈努力，坚持每日提供优质、细致的医疗服务，相信终有一天能到达成功的彼岸，犹如灯塔般照耀每一位患者，成为像"家"一样让人安心和值得信赖的目的地医院！"

无论是临床医生，还是医学研究者、教育家，抑或是医院管理者、领导者，王建安都坚持将工作做到尽善尽美。面对收获的无数荣誉和掌声，王建安始终保持着一份清醒与淡定，更多的是思考自己是否真的做得足够好。

从医之路上，他一路拼搏不曾停歇，在他身后，"济人寿世"的红色牌楼在阳光下熠熠发光。

沈华浩：临床和科研"两条腿"走路

　　沈华浩（1963—2024年），国家杰出青年科学基金项目获得者、享受国务院政府特殊津贴专家、教育部"长江学者"特聘教授、卫生部有突出贡献中青年专家、浙江省特级专家、浙江大学求是特聘教授，是我国著名的呼吸病学学术带头人之一，长期任浙江大学医学院附属第二医院呼吸与重症医学科主任，浙江大学呼吸疾病研究所所长，浙江省呼吸疾病诊治与研究重点实验室主任，曾任浙江大学医学院副院长。担任中华医学会呼吸病学分会委员会副主任委员、哮喘学组组长，中国医师协会呼吸医师分会副会长，浙江省医学会呼吸分会主任委员等。主持包括国家自然科学基金重点项目、国家高技术研究发展计划（863计划）、国家重点基础研究发展计划（973计划）在内的课题30余项。在《自然》《新英格兰医学杂志》《柳叶刀》等期刊发表论著228篇，影响因子累计2 908；发表中文论文231篇。以第一完成人获国家科技进步二等奖、省部级科技一等奖（3项）、华夏医学科技二等奖；是吴阶平医药创新奖、吴阶平-保罗·杨森医学药学奖、中国呼吸医师奖等获得者，全国卫生系统先进工作者。

青年明心志：呼吸，一生所向

　　出身于医学世家的沈华浩，1978年高考最终选择了医学专业，从此踏上了医学之路。

　　医学以它神秘的特质、自带的使命感吸引着沈华浩。1985年，他以优异的成绩考入上海第二医科大学（现上海交通大学医学院）攻读硕士研究生，师从黄定九先生。1988年，沈华浩进入浙医二院呼吸内科工作，在此期间完成了博士学业。

　　1993年，沈华浩申请到了出国研修的机会，通过考试获得美国外国医科毕业生教育委员会的全额资助，到美国西弗吉尼亚大学接受临床和科研培训。之后又前往加拿大麦克马斯特大学和美国梅奥医学中心完成了博士后学业并在美国全职工作。

在这些世界级的科研学术殿堂，他潜心钻研，在研究的道路上接受培训和历练。期间发表了数篇高质量的论文，首次揭示了嗜酸粒细胞和哮喘之间的因果关系，破解了140年来的国际难题，开始在国际学术界崭露头角。

国外先进的医疗科研条件并没有把沈华浩给留下，2001年末他携一家三代回到自己的老东家——浙医二院。他满怀热忱，誓要把先进技术引进国内，运用自己学到的科研本领解决问题。

20年磨一剑：从"中国发现"到"中国标准"

有这样一个故事广为流传。2004年，沈华浩教授遇到一名来自丽水的14岁"怪病"男孩。男孩因为胸闷，日夜需要家人在胸前揉搓，奄奄一息，辗转求医无效。沈华浩教授详细询问了病史，并根据男孩"打篮球后发病"这一细节线索，果断地将瘦骨嶙峋的男孩接到肺功能室，在自己的监护下，冒着极大的风险检测了肺功能和气道激发试验。结果显示男孩气道反应性重度增高，他判定孩子患有支气管哮喘，制订了针对病情的药物治疗方案。治疗立竿见影，男孩从病魔手里逃脱，迅速康复。

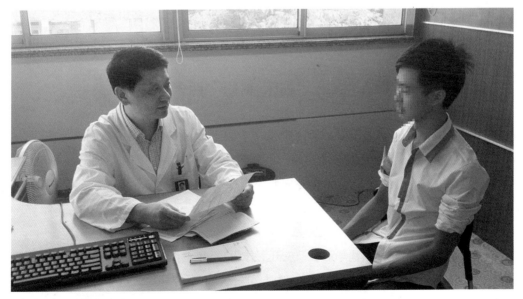

沈华浩教授为康复长大的"怪病"男孩进行后期诊疗

沈华浩教授坦言，自己当时虽然治好了那个男孩，但对这个疾病还是一头雾水。团队查阅了大量文献，但当时所有的教科书、专业论著都没有提到这个特殊类型的哮喘。这个故事被媒体报道后，国内外很多胸闷患者找到沈华浩教授。随着越来越多类似病例的积累，沈华浩教授率领团队用数年时间筛选了上千例门诊患者，追踪治疗反应，经过严谨的分析、研究，以翔实的数据形成其研究成果《一种新的哮喘亚型：胸闷为唯一症状的不典型哮喘》，于2013年发表于美国的《变态反应哮喘免疫年鉴》。

这是国内外首次发现、命名并报道的新型哮喘类型，更是继20世纪70年代末美国学者发现咳嗽变异性哮喘、20世纪80年代中期我国钟南山院士提出隐匿性哮喘之后，业内对哮喘表型分型的第三次突破性发现，在一次国际会议上被美国学者称为"Shen's Syndrome"（沈氏综合征）。全球哮喘防治指南前任主席艾瑞克·贝特曼（Eric Bateman）高度评价了这一研究发现，认为这是哮喘研究领域的一个重要贡献。胸闷变异性哮喘被写入《内科学》《实用内科学》《呼吸病学》等19本国家规划教材和医学权威工具书，被《哮喘防治指南》《肺功能检查指南》等十部指南或专家共识收录，成为国际医学界的中国标准及中国呼吸领域的里程碑。

2016年，沈华浩教授作为通讯作者的文章《中国支气管哮喘诊断和治疗指南》，在《中华结核和呼吸杂志》发表。该版指南基于循证医学证据，且更具中国特色，框架完善、内容全面、逻辑清晰，受到广大同行的赞誉，助力中国哮喘事业的前进。2023年，沈华浩教授先后牵头制订《轻度支气管哮喘诊断与治疗中国专家共识》及《胸闷变异性哮喘诊治中国专家共识》，为我国轻度哮喘及不典型哮喘的规范化诊治做出了重要贡献。

一颗赤忱心："临床-科研"两条腿走路

"我们临床医生应该做最好的研究者。"沈华浩教授经常勉励自己和同事，"掌握科研思维的方式，有刨根问底的探索精神，就会在日常工作中体会到每个现象、每名患者都是有研究价值的。"他认为只看病不做研究、只做研究不看病，都不能成就一名优秀的临床医学家。

医学研究者，便是沈华浩教授的另一个重要身份。

早在20世纪80年代，沈华浩教授就开展作为哮喘诊断金标准的气道激发试验研究，是我国最早开展该技术的研究者之一。那时候医院没有研究场地，也没有招募志愿者进行临床试验的路径，他就下决心自己上。肺功能技师一次又一次地给沈华浩教授追加组织胺吸入的剂量，吸入以后，他剧烈咳嗽、胸痛，脸都涨成了猪肝色。最后收集的研究数据、试验感观直接指导了激发试验的规范化流程。

"发现""研究""有意思"是沈华浩教授口中出现频率最高的词，他心中笃定，医生要"临床-科研"两条腿走路。2002年，他开始筹建呼吸实验室。从无到有，呼吸实验室慢慢有了小雏形，并几经搬迁和成长，从20多平方米的微生物实验室，再搬至医院临床研究中心的PI室，到后续建成浙江大学紫金港校区超2000平方米的独立研究中心，并在2003年牵头成立呼吸疾病研究所，沈华浩教授担任所长。

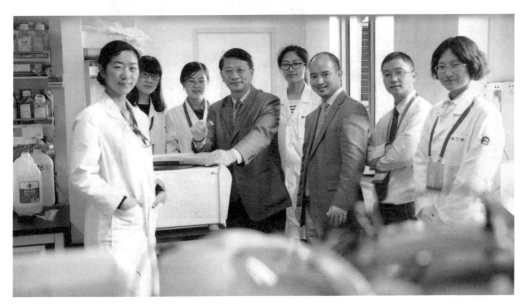

沈华浩教授（左四）与学生们在一起

沈华浩教授团队长期深耕于支气管哮喘、慢性阻塞性肺疾病、肺部感染、肺癌以及呼吸危重症等领域，不但创立哮喘嗜酸粒细胞气道炎症发病机制新理论，为国际上哮喘的靶向药物研发奠定了重要基础，显著提高了我国哮喘的基础研究创新能力，而且创新哮喘诊治新技术，为哮喘治疗提供新策略，显著提高了我国哮喘的转化应用创新能力。

在沈华浩教授的带领下，团队发展势头强劲，人才济济，不仅有来自哈佛大学、牛津大学等院校的高端科研人才，还吸收来自北大、上海交大、广州呼吸健康研究院等众多优秀毕业生，国家自然科学基金必然年年榜上有名，受国家杰出青年科学基金项目、国家自然科学基金委员会重点项目、国家高技术研究发展计划（863 计划）、国家重点基础研究发展计划（973 计划）等多个重大项目资助，有科研总经费数千万。2013 年度，由沈华浩教授作为第一完成人的"支气管哮喘分子发病机制及诊治新技术应用"项目获得国家科技进步二等奖。

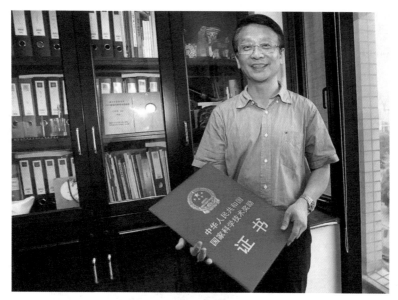

沈华浩教授荣获国家科技进步二等奖

沈华浩教授带领的浙医二院呼吸与危重症医学科先后成为浙江省医学重点学科、浙江省重点科技创新团队、浙江省呼吸疾病诊治与研究重点实验室、国家临床重点专科建设单位、国家临床医学研究中心核心单位等。

"一个临床科学家的价值，就是兼具医生与科学家这两种素养，从一个特殊病例中发现共性的规律。科学家要能发现规律、总结规律，从而解决问题，指导现实生活。"在医学研究的道路上，沈华浩教授的初心不变、矢志不渝。

心系家国，践行医者大爱

胸有家国情怀，勇担时代重任，沈华浩教授始终精术敬业，济世救人，用毕生所学服务于社会。"做一个对父母孝、对老师敬、对朋友忠、对社会有贡献的人。"他是这样引导学生的，也是这样以身作则的。

2003 年在抗击严重急性呼吸综合征（非典型肺炎，以下简称"非典"）的工作中，沈华浩教授担任浙江省"非典"防治专家指导组成员，并担任"非典"定点医院现场救治专家组主要成员，为浙江省"非典"防治取得阶段性胜利作出了重要贡献。因其突出贡献，获得全国卫生系统先进工作者等荣誉称号，还应邀出席东盟与中日韩（10+3）非典型肺炎高级国际研讨会，介绍中国的抗疫经验。

2020 年，在抗击新型冠状病毒感染疫情的工作中，沈华浩教授受命担任浙医二院救治专家组组长。专家组讨论、制定医院对新型冠状病毒感染的筛查与诊疗规范，持续优化医院层面非常时期各方面规章流程，并对全院临床科室提出的有关新型冠状病毒感染的问题进行专业指导。沈华浩教授在各种场合、各大平台上进行多场专业讲座及科普讲座，向广大民众宣传抗疫要点，减少不必要恐慌情绪；并将浙医二院抗疫经验、新型冠状病毒感染患者诊疗策略传播介绍给全国乃至全球医务人员。作为呼吸病学的专家，如何攻克新型冠状病毒、救治感染患者更是成为他的目标。沈华浩教授倾

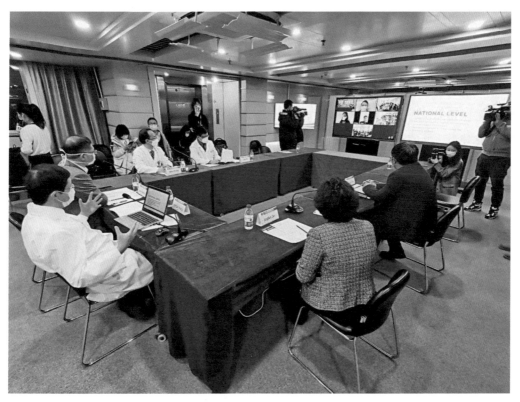

沈华浩教授（左屏第一排中间）抱病参加国际会诊

力疫情防控的同时，还作为总协调人促成成立浙江大学病毒感染性疾病防控专项基金，用于支持病毒感染及呼吸道传染性疾病防治，特别是新型冠状病毒感染疫情支援保障和科学研究。

鞠躬尽瘁，精神永存

沈华浩教授不止一次地提及，他所从事的工作是他所热爱的全部，"我感到很幸福，因为我做的事全都是我想做的。"每天除了短短几个小时用于休息和家庭生活，他把其余的所有时间都分给了临床，科研，教学，医学院、哮喘学组和医学会这四部分。

繁忙的工作压倒了他的身体，2016年9月底，沈华浩教授不幸确诊前列腺肿瘤。面对这突如其来的沉重打击，沈华浩教授坚强面对，以常人难以企及的坚强心智和意志，顽强地与疾病做斗争，他先后接受了三次大手术、8轮化疗、3次放疗，以及数次的局部有创介入治疗，经历了常人难以想象的痛苦。

尽管身患重疾，但出于对使命追求的无悔执着，沈华浩教授仍坚持在查房、带教、科研一线，这早已成为了他的一种生活方式。即使疾病治疗带来了深深的痛苦疲惫，但他总能迅速调整心态，重新振作，投身于自己最钟爱的医学事业。术前术后沈华浩教授将病床上的小餐桌变为办公桌，坚持整理资料、线上会诊、指导学生、牵头多项全国多中心临床研究、组织PCCM（呼吸与危重症医学科，Pulmonary and Critical Care Medicine）规范化建设、共同推进全球哮喘管理。特别是腰部手术之后，沈华浩教授无法坐起、行动不便，但还是强忍疼痛，在护具支持下继续为学科发展殚精竭虑。甚至就在辞世前几天，沈华浩教授仍牵挂学科、学会工作及5月份的世界哮喘日活动。这种无私奉献的精神成为他毕生的写照。

弥留之际，沈华浩教授心里放心不下的始终是他的哮喘研究以及呼吸学科的发展。他这一生，注定是勇攀呼吸病学高峰的一生，是勤勤恳恳为患者服务的一生，是为浙江大学乃至中国呼吸病学事业发展奉献的一生！

王伟林：妙手解肝疴

王伟林，外科学博士，教授，主任医师，博士生导师，浙江省特级专家，现任浙医二院院长、肝胆胰外科学科带头人、器官移植中心主任，香港大学荣誉教授，香港外科医学院荣誉院士，浙江大学求是特聘医师，享受国务院政府特殊津贴，是国家卫生健康委有突出贡献中青年专家，荣获第三届全国创新争先奖。同时担任浙江省肝胆胰肿瘤精准诊治研究重点实验室主任，浙江省肝癌诊治技术研究中心主任，浙江省肝胆胰疾病临床医学研究中心主任，浙江大学外科研究所所长，中国医院协会副会长、中华医学会外科学分会委员会常务委员、中华医学会器官移植学分会委员会常务委员、浙江省医学会外科学分会委员会候任主任委员、国家卫生健康委加速康复外科专家委员会主任委员、中国医师协会外科医师分会快速康复外科专家委员会主任委员。

在医学界里，我们不得不面对各种可能性。之所以被这门科学所吸引，是因为我们迷恋可以妙手回春的那一刻——抓住每分每秒，用自己的知识、能力去改变一个人的命运。

两次抉择，初心弥坚

1981 年的夏天，参加完高考的王伟林，看着自己手中的志愿单，将十个志愿选项都填成了医学。当时是在成绩出来前先填志愿，重点大学和一般大学各填 5 个系，在那年的蝉鸣声中，王伟林毅然决然地踏上了医学之路。

王伟林出生在义乌的一户普通家庭，家中三兄弟，他是老大。从小，父亲对三兄弟以后的职业方向就做出了规划——三兄弟一位医师，一位教师，一位工程师。

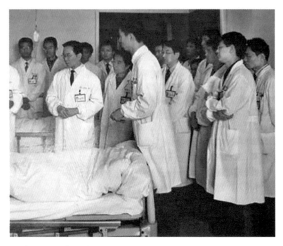

王伟林教授在查房

小时候，王伟林的祖母患脑卒中卧床在家，他永远记得祖母摸着他的手，用慈爱又无助的目光看着他。那时，王伟林无比渴望成为一名医生，能够救治那些被病痛折磨的人。1981年，王伟林走入浙江医科大学的校门。兴趣和勤奋使他在大学中脱颖而出，五年后，本科毕业，他以优异的成绩成为一名留校的外科医生。认真、严谨是医生最基本的职业素养，也是初为医生最重要的基础。下了班，王伟林都会选择待在病房，写病历，一个个地观察患者的引流管，遇到病情不稳定的危重患者，一守就是一通宵。

改革开放后，中国经济发展大跨越。王伟林的家乡——浙江义乌，凭借小商品贸易成为改革开放浪潮中冉冉升起的新星。1984年，义乌县政府提出"兴商建县"战略，把商业作为主导产业。一石激起千层浪，义乌及周边地区的人纷纷下海经商，原本稀少的"万元户"如雨后春笋般破土而出。在这样的大环境下，周围的亲朋好友，包括王伟林的叔叔等都纷纷邀请他加入经商的浪潮。

此刻两条路摆在王伟林面前，是做一位下海经商的弄潮儿还是坚持自己从儿时就有的梦想，潜心走医学之路……王伟林闭门思考了几天，他想到了那个曾经将十个志愿都填报为医学的自己，想到了病床上目光慈善的奶奶，想到了他的初心——学习医术，治病救人。源于心，践于行，作出决定后，王伟林便开始潜心攻读医学，1989年，他如愿考研成功。

王伟林行医30多年，一直牢记当初作为医学生时宣读的誓言，他也是这么坚守的。

填补空白，铸就经典

中国的肝移植起步于20世纪70年代末，那个年代，肝移植没有指南，没有规范，医生们在布满荆棘的蔓草荒烟中探索前行。到了20世纪90年代，以郑树森院士、黄洁夫教授为代表的肝移植专家们开启了中国肝移植的新时代。而王伟林，也成为这澎湃浪潮中的时代先锋，从此，开始对肝移植进行深入的创新与探索。

1997 年开始，王伟林作为访问学者、助理研究员二赴香港大学，跟随范上达院士学习肝移植技术。香港大学玛丽医院作为当时全球最好的肝移植医院之一，为他提供了更加广阔的科研视野和更为先进的科研平台。白天他在病房、手术室学习肝移植术，晚上则泡在实验室，经过无数个日夜的努力，他建立了香港第一例大鼠肝移植模型，该模型为进一步开展肝移植的科学研究提供了重要平台。

器官捐献是移植器官获取的唯一渠道，而受体与供体数量之间的巨大缺口一直困扰着世界各地的医生。活体肝移植术目前是解决供肝短缺的重要手段，相对于传统肝移植有更高的存活率、更短的住院时间、更少的并发症和医疗费用等好处，但对于医生的技术，以及术后供肝者及受肝者的管理，显然要求更高。

1999 年，王伟林在国内率先系统地报道了活体肝移植供肝获取技术。他在活体肝移植术后神经系统并发症的发生及预防、活体肝移植受体感染的危险因素及预防对策、活体肝移植术后颅内出血并发症的相关危险因素及防治策略等多个重要节点进行了国内首次系统性的阐述，成为国内同行开展活体肝移植手术时的经典参考。

2001 年，王伟林作为主要完成者，完成了浙江省首例儿童活体肝移植术。患儿术后恢复良好，长大后还去参加了学校的运动会。而为患儿捐肝的母亲，手术后又育有一子。这在浙江省儿童活体肝移植的历史上，具有里程碑式的意义。

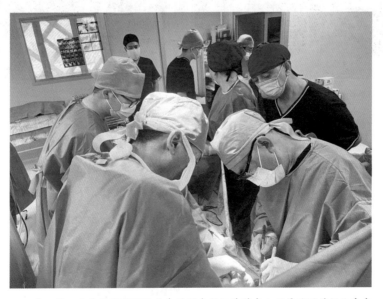

2024 年 3 月，王伟林教授团队赴乌兹别克斯坦外科中心开展该国首例儿童亲体肝移植、成人亲体左半肝供肝肝移植手术

之后，王伟林受邀到北京、上海、四川、辽宁、江苏、新疆等各地医疗中心演示指导肝移植术，又先后受邀至印度尼西亚、乌兹别克斯坦等国家作为主要完成人成功实施多例活体肝移植术及数例肝胆胰外科复杂手术。2019年以来，王伟林带领浙医二院肝移植团队取得了令人瞩目的成绩：先后完成了浙医二院首例儿童活体肝移植、首例劈裂式肝移植、浙江省首例代谢性肝病儿童肝移植、首例减体积小儿肝移植手术……术后患者康复快，生存率达国际领先水平。

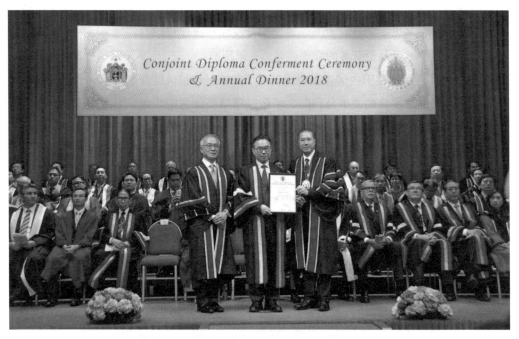

王伟林教授获得香港外科医学院荣誉院士

持续创新，至臻至诚

进入21世纪，时代的进步和科技的发展将医学带入了一个崭新的阶段，传统医学理念和医疗范式正经历着一场深刻的变革。2016年，精准医疗计划被提出，从此成为了炙手可热的科技点，广泛而深刻地影响着医学领域的方方面面。

在"肝胆胰疾病精准诊疗体系的建立"这一研究方向上，王伟林一直倡导临床、科研工作两手抓。2020年6月14日，王伟林科研团队在《先进科学》杂志上发表一篇名为《金纳米粒子修饰的金属有机框架制成的纳米药物用于级联化疗/化学动力癌症治疗》

的研究论文。科研团队研发的纳米药物将治标与治本有机结合，通过制造"纳米方舟"，让抗肝癌药物有一个更好的载体，靶向肝癌病灶，并长期存在于肝癌组织中，不仅能直接杀死肝癌细胞，还能抑制肝癌中存活细胞的生长，大大提高了肝癌被治愈的可能；另外，纳米药物尽管具有强大的肝癌杀伤作用，但因不会攻击其他正常组织，故仅会产生轻微的不良反应，成为一种极具应用和推广前景的新型治疗手段。像这样能够"精准打击"肝癌细胞的研究成果在王伟林团队还有很多。

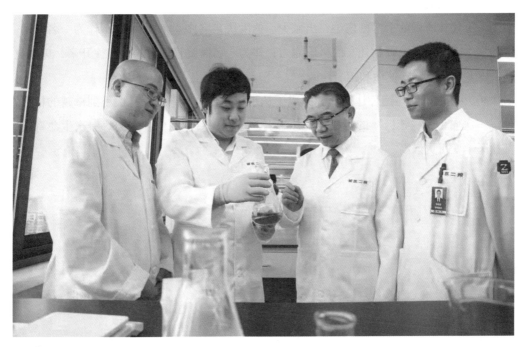

王伟林教授（右二）团队

　　为拓展肝胆胰肿瘤早期诊断新维度，王伟林团队研发了基于人工智能的多期CT影像辅助诊断系统，帮助肝胆胰肿瘤的精准诊断。此外还建立了癌种特异性的生物靶标识别特征谱，首次揭示并验证了包括 CASC15、LINC01554 等在内的多种长链非编码 RNA 在肿瘤微环境中的关键作用和临床意义，实现循环血液水平的肝胆胰肿瘤早期预警。

　　此外，王伟林团队还构建了以术前转化、手术创新和加速康复为基础的多层次的肝胆胰肿瘤精准诊治体系。团队借助浙医二院强大的多学科平台，整合跨学科资源（放化疗、肿瘤介入等），建立基于肝胆胰肿瘤分子病理学的多学科讨论评估方案，制订精准的术前降期路径，显著提高术前转化的成功率。王伟林在国际上首次将 XELIRI 方案

（培美曲塞、依托泊苷和亚叶酸联合用药）应用于 GP 方案失败的进展期胆管细胞癌治疗，使中位无进展生存期延长 54.2%、中位生存时间延长 38.4%。此外，他还独创性地提出胰腺癌门静脉侵犯的精准评估及重建分型体系，依托 AI 医学影像重建，为术前供体血管选择、手术路径规划、肿瘤切缘判断提供依据，扩大了胰腺癌手术适应证。

"千淘万漉虽辛苦，吹尽狂沙始到金。"医学之所以备受瞩目，因为它和生命健康息息相关；从医之路，亦是"济世"之路，医者的崇高和备受锤炼也源于此。

大凡真正的大医，大都经历了艰辛的岁月，经历了不为人知的困难。作为一名外科医生，王伟林所做的手术创伤小、出血少、速度快，堪称"完美手术"；作为一名老师，他的学生兼具国际视野和扎实的科研能力；作为一名医院管理者，他继往开来，勇往直前，以"初心"坚守使命和担当。

30 多年的砥砺与锤炼让王伟林完成了从仁术到仁心的升华，从优秀到卓越的精进，他每一次向生命"禁区"的挑战，都让患者多了一份希望；他创造的每一次生命奇迹，都让医学变得更崇高。

第|四|章

创新，
厚积前行力量

创新是浙医二院引领发展的第一动力，它意味着从无到有、焕然一新，以创新"动力源"打造新引擎。从小小的戒烟所到拥有浙江最好的设备和最顶尖人才的现代化医院，再到如今医教研领航全国，乃至让全世界瞩目，医学需要创新、医疗事业需要创新，浙二人思人之所未思，行人之所未行。

创新是浙医二院推动进步的活力源泉，它意味着跳出思维藩篱、突破更新，让创新"春江水"推进新发展。从攻克"胰肠吻合口瘘"世界难题，到国际上最早发现三个与大肠癌相关新基因，再到经导管心脏瓣膜技术的创新与应用……浙医二院始终以前瞻性的视野时刻关注最新的医学动态，书写学术创新的传奇。

创新是浙医二院优化服务的赋能之钥，它意味着发现新方法、解决新问题，用创新"金钥匙"激活新动能。从建立最早的远程会诊中心，到在国内率先构建四级远程医疗服务平台……"互联网+"让医疗服务更宽广。浙医二院紧跟科技创新的步伐，积极融合每一个时代的生活形态，全心全意为患者缔造最便利的就医体验。

创新是浙医二院的核心竞争力，在创新成果转化的今天，医院的发展需要创新先行，这就要求医院形成创新氛围，倡导创新理念。作为中国历史最悠久的医院之一，作为全国首批三级甲等医院、浙医二院奉创新为圭臬，大胆尝试，全面突破，致力于成为"全球化医疗的引领者"。

百年前的国际一流设备

1881 年，梅滕更携着新婚妻子，漂洋过海来到中国这片土地，舟车劳顿，终于看到了他渴望为之效力的"医院"：一座破旧的两层建筑，里面有四间病房，已经惨淡经营三年了。

这对新婚夫妇当时几乎身无分文。谁会相信这对年轻的夫妇，在语言不通的异国他乡，白手起家，把一个破旧的小医院建成杭州城最好的医院？在西医传到中国的初期，人才、物资样样都缺乏，他又是靠着什么把各个科室发展起来的？此外，医院还建成了杭州最早的发电厂和自来水系统，引进了最先进的 X 线机，建造了最新式的实验室……

这一切，几乎是按照那个时代最高级的规格配置的。在一百多年前，这些新奇的"洋玩意儿"成为杭州街头巷尾津津乐道的话题。

1911 年夏天，广济医院率先在杭城自行置办发电机、电灯等电器设备。当时发电机引擎仅有六匹马力，只能供电灯一百盏。但广济院校住宅全部加起来，房间有几百个，电灯有数千盏。用电量远远不止这个数。因此，再添置了蓄电池五十对。白天，发电厂开机蓄电，晚上，电机与电池同时供电，才勉强可以满足广济全院的用电需求。所以，广济发电厂初办时日日机声轧轧，无一时停歇，一时成为广济一景。

伴随着电厂的建成使用，一些先进的医疗设备开始引进，如电疗、X 线机、手术灯等。

此外，广济的自来水系统也堪称浙江之最。

20 世纪初，杭州人还不知道自来水为何物，居民平时家庭用水，都取自水井，因此几乎每户人家都挖有水井。有些井的水质差，且年久失修，不少已湮塞。所以，居民只得取河水饮用。在这样的条件下，医院用水极为不便。1911 年，广济医院利用英国的制水技术，添置了设备，并建造了一座三层高拱窗平顶带装饰的城堡式砖楼，作为自来水塔，以供应全院之需。1931 年 1 月，杭州清泰门自来水总厂进水，同年 8 月 15 日正式放水，杭州城才全面用上了自来水。

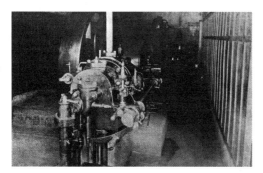

广济医院自行置办的发电机

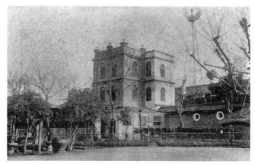

广济医院的自来水塔

1924 年落成的广济医校教室、图书馆、化学室、解剖室、实验室、寝室、浴室都有自来水设施，师生教学实验和生活用水都十分方便。自来水的供应不仅解决了生活所需，也为医疗技术提供了源源不绝的"助力"。

广济医院最早的手术室比肩国际水准。手术室内的手术台及手术器械均是世界上最先进的款型，如产科器械和常用剪、钳、镊及注射器具、灯，而且其消毒水平和卫生标准均与世界上最高级别的医院保持一致。

广济的 X 线机是当时杭州的唯一高端设备。1895 年，德国物理学家威廉·伦琴（Wilhelm Röntgen）发明 X 线机。1911 年，电厂建好，广济医院立即从德国引进了一台并建立 X 线科室。由于当时负责使用 X 线机的医生并非 X 线照相技术专业出身，所以 X 线技术的发展相对滞缓。为此，院长梅滕更多方寻觅专业人才，终于将在英国专修 X 线照相术的华德生（W. R. Watson，1921 年来杭）医生及全家请到了广济，负责广济的 X 线室。此后，又将对此很有经验的苏达立请到了广济，担任放射科主任，使广济的医疗水平如虎添翼。

而在制药方面，广济的技术设备也向欧洲看齐。广济医院还开设了两家西药房，名号分别为"保治和"与"保太和"。广济医院早期的治疗用药，均向教会提出计划，再转由药厂供应制剂和原料药。药品品种较少，主要有甘草合剂、硼酸、碘酒、苏打粉、奴佛卡因（即普鲁卡因）、硫酸镁、甘油、双氧水（即过氧化氢）、阿托品、吗啡等。

随着医院规模扩大，医疗范围增大，药厂供应的药品已无法满足日常诊疗用药需

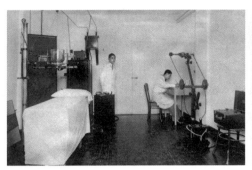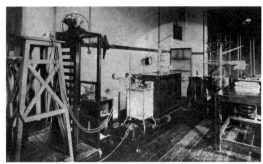

广济医院的 X 线室和 X 线机

求。为了解决用药紧张、品种稀少等问题，广济开始探索自制药品。制剂部的负责人贾宜德（Galent）每隔一年回英国一次，了解欧洲最新药学动态，带回最新的知识。她带来当时欧洲最新的设备，如高压消毒锅、栓剂模型、蒸馏器、手摇乳化机等，并根据医院的需要，自己设计图纸，让工人制作实用的开放式蒸气消毒锅和无菌操作柜。这使得广济的药学生们学会了许多实用制剂的制备方法。如用脱脂牛奶乳化液制成针剂（用于发热疗法），用盘尼西林（即青霉素）制成油剂（用于治疗梅毒），葡萄糖注射液、葡萄糖氯化钠注射液、肛门栓剂以及一些酊剂和浸膏等。

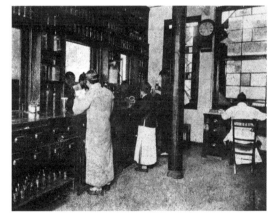

广济医院门诊部调剂室

到了 20 世纪 30 年代，广济医院配有手摇式压片机，自己压制山道年片、大黄苏打片等。自制各种内服、外用、消毒、防腐制剂共约 152 种，广济医院药局又相继自制或配制葡萄糖注射液、X 线用硫酸钡、百日咳药水、退热针①、眼药膏、眼药水、双桃奎宁，并自制奎宁针、奎宁药水。

第一次世界大战期间，杭州市面上西药进口困难，仅广济医院一家尚有供应，勉强维持一些必要的药物支出，这就是因为广济医院拥有先进的制药技术，大大缓解了医院西药供不应求的压力。当时国际市场还没有

———————————

① 即注射液。

青霉素、链霉素，广济医院使用的百浪多息红色素，作用与抗生素相近。

追求精益求精，时刻与世界领先水平保持同步。从广济医院到浙医二院，国际化的眼光已然得到了完整传承。医院极其看重创新意识和尖端技术，要求学科带头人努力把学科引领到一个与世界最先进的医学水平相接轨的位置。

《广济医刊》：最优质的医学刊物

杭州缸儿巷是一条既短又不算有名的小巷，它没有雨巷般的诗情画意，也没有像小营巷那样留下伟人的足迹。但在一百多年前，在小巷的 41 号，一座白墙黑瓦的中式宅院内，经常有广济医院的医生、友人在此进进出出，这里是广济人交流思想、研讨医术的一个"据点"。这里，是广济老校友、名医生阮其煜的家，也是著名的广济医刊社所在。

阮其煜，杭州人，是广济医校的第七届毕业生，亦是一位出色的沟通融合中西医药的著名医师和医学教育家。虽然学的是西医，但他热爱祖国的传统医学。为了抵制西药在我国的大量倾销，阮氏极力提倡推广中药，倡议编写一部药物新书，使西医明了中药功效并加以应

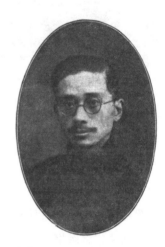

广济医刊社长阮其煜

用。经过反复研究，他认为《本草经》"眉目最清，所述效验又最正确"。于是与著名中医王一仁、董志仁合作，根据中医临证用药经验，选取《本草经》中的二百多种药物，由他采用西医药理系统地注释和阐发，于 1933 年 10 月编写成《本草经新注》一册。此书是运用西医病理、药理以注解《本草经》为主要内容的一部新型本草著作。

或许是因为阮氏学贯中西，身怀使命且有著书立说经验之故，1914 年 10 月广济医科同学会发起创办《广济医报》时，编辑、经营等工作自然落在了阮其煜身上。《广济医报》是继 1914 年 2 月杭州第一份西医报刊——《医药观》之后，又一份旨在推动西药卫生知识普及发展的医刊。

《广济医报》的大半经费出自梅滕更，十分之二由同学会资助，该社设于广济医学

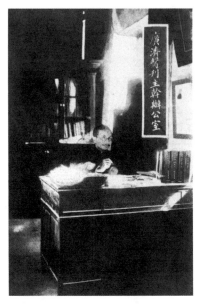

阮其煜在广济医刊社办公室内办公

专门学校内，分编辑部、发行所、印刷所三个部门，由梅滕更担任社长和总编辑，副总编辑和发行则由阮其煜全权负责。除此之外，吴悠谷担任印刷、校阅，会计由钟更生担任，稿件则由虞心炎、张寿山、张星一三人负责。印刷则"外包"给了商务印书馆。整个报刊社除梅滕更外，里里外外只有五人，双月一期。1923 年，阮其煜辞去了广济的一切职务，自行悬壶于杭州药房，《广济医报》也因此停办。《广济医报》在 1923 年出版了 7 卷 3 期后停刊，前后惨淡经营近十年，今天看来实属不易，却为后人保留下一份了解早期广济医院的珍贵史料。

后来经梅滕更提议，医报的老班底再次商议，决定以促进"医界互相研究及普遍社会医学常识"为主旨，改"医报"为"医刊"，按月出版，行销全国。《广济医刊》分编辑部、发行部、广告部，社长和总编辑由阮其煜担任，社址位于缸儿巷 41 号阮其煜的私人诊所内。《广济医刊》共分论说、译者、常识、杂俎、琐闻、余兴等几个主要栏目，这是我国第一份医学院校创办的西医刊物，也是浙江民国时期刊办时间最长的医药刊物。

从《广济医报》改为《广济医刊》，使得《广济医刊》的视野更加广阔，内容也更为翔实、全面，有最新医疗技术的介绍，有传统中医经验的普及，有疑问的解答，有医学常识的推广等等。1927 年，阮其煜写了一篇《广济医刊之回顾》：

《广济医刊》流行，屈指已三历寒暑。回忆当年，事实俱在，如今又是一年报龙，兹将经过旧事濡笔记之：《广济医刊》之主旨，原为对于医界互相研究医务；有译著，为译述医学之新学术；有杂俎，为研究祖国之旧医学，及有经验之相互报告；有专件，可载个人之心得，供之于大众；有常识，可以灌输医学之常识，于一般普通之人民；使本然健康者，不致陷于体弱；使有病者，得有调理；遇传染病，得知防免方法；有问答，可使疑者得以询问而明了；或有医士之学术，不同本刊中人者，可得而提撕之；其学术之胖于本刊中人者，本刊得以领其教益；各药行所特制之良药，得由本刊而介绍之；对于同学，亦为互通声气之主要机关也。近今所出之医学杂志甚多，有长篇直译西文，而普通一般医士阅之，有不得其要领者；亦有因过于浅近，而仅合于一般人民者；今则本刊之投稿人，有中医，有西医，有留学东西洋者，有由本国医校毕业，又由医学私人之传授，亦有非医学界者，亦有由各药行而来者，中外各医界非医界人等，均可由本刊熔于一炉中焉。

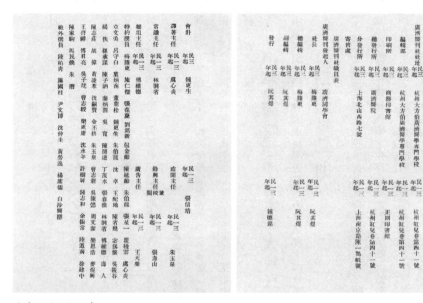

广济医刊社组织表

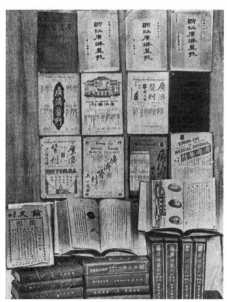
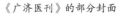

《广济医刊》的部分封面

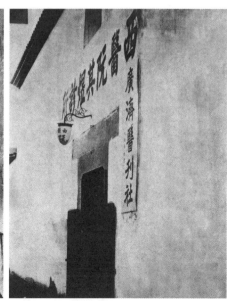

广济医刊社旧影

號　七　第　卷　一　第

二

藥劑師孫萊階在美之榮舉。　　　　許持平

孫萊階浙之甯波人一九一九年夏卒業於聖約翰大學授理科學士位乃專攻醫學復三年獲醫學士位一九二二年夏放洋入本薛文義省之費立特爾非亞大學醫學院專習藥劑科是科學生華人惟孫君一人而歲又爲級中最幼故嬌爲師生所器重孫君穎悟好學歷屆考試均列前茅今年被舉爲該校化學藥劑學會（Alpha Sigma Chemical & Pharmaceutical Society）副會長近又獲藥劑科麥廸遜首獎（Keasley Mattison Scholarship）尤爲中華學子在美不易得之榮舉隣近各省學校迷邀孫君前往演講中國藥劑學情狀孫君將於今夏卒業返國現正與美國農務部費柯佛博士（Dr. Ano Vichove）搜集中國藥草三百五十種分解研究爲將來編輯中國藥學爲百科全書之預備云．

中華民國醫藥學會本年大會在滬舉行　　許持平．

中華民國醫藥學會去歲在本天舉行頃據該會上海分事務所幹事云已決定本年陽歷七月十四日起在滬舉行云

星期通告書一則　　　梅籐更稿　俞熙民譯

（上略）醫讀生物學之教授本提及某種生物其生活之體制與結構至無可簡單之雛形乃叙述其最初之狀態僅爲一種消化作用線彼等之生存也其主要之活動自始至終只表現其食物之收耳備言之彼等之生活僅爲得其所食則所立之界說謂彼輩能力之範圍與趨向蠢然爭食之行爲最易戟刺我儕之腦系似近一種想像之怪現狀與背理之惡習慣詎知我儕人類之生活雖環境之支配似屬較廣又復自誇人類之卓越高尙莫可倫比然而偶一思及

而止云云。

填　闠

收录梅滕更相关文章的《广济医刊》内页

文中还提到，《广济医刊》的融合精神得益于《广济医报》十几年来读者的热烈欢迎和作者的热情投稿。医刊得以连续刊载，其实克服了重重困难，不一而足，除了大量的时间和精力投入，其中人才、经费和稿件是最难以为继的。办刊过程的种种艰辛，阮其煜体会尤深。

这一时期，中国的大部分医学院校尚处于草创阶段，校办医刊通常规模较小，力量较弱，缺乏稳定性和连续性，大多不定期出版。

20 世纪初是西医报刊的初创阶段，这是一个从无到有的过程。《广济医刊》从 1924 年 1 月开始发行，至 1935 年 12 月因故停刊，当中经历了种种波折以及战事的影响，却始终按月出版，从没有间断，尤为难得。《广济医刊》不仅办刊稳定，且内容扎实，讯息广泛，以广济医院当时的医学水准，其所倾力编撰的《广济医刊》是不可多得的优质医学刊物。

由于广济医院本身就有大批高水平的医学精英，他们本身就是一支强有力的编撰队伍，倾力支持和参与医刊的工作，保证了医刊的办刊水平和稳定发展。投稿的作者也不仅仅局限在西医界或广济的医师、同学，有留学国外的医学学生，有各药行的药师，也有非医学界的人员。《广济医刊》逐渐成为一个医学交流的平台，自觉承担起沟通中西，传播最新医学讯息的重任。

时至今日，浙医二院的档案馆里，仍然保存多本《广济医报》和《广济医刊》。从 1914 年到 1935 年，由最初的《广济医报》到《广济医刊》，在二十余年的时间里，《广济医刊》记录了广济的一段历史，也记录了杭州医药领域发展的珍贵历程。

发源于广济的医学团体

　　1904 年 3 月 10 日，为救助在日俄战争中流离失所的东北同胞，万国红十字会上海支会成立，中国红十字会由此诞生。

　　1911 年，辛亥革命爆发。广济医校的热血青年们纷纷响应，开始在家中秘密筹备红十字救护章和背囊，以备随时出动，参加光复浙江的革命。随后，在前线救死扶伤的队伍中，有不少广济青年的身影，他们的勇敢受到了其他队员们的大力称赞。

　　这是杭州医护人员以红十字会的名义参与的最早的救护行动。在仓促之间，来不及正式成立组织，但也算是杭州市红十字会发展的开端了。

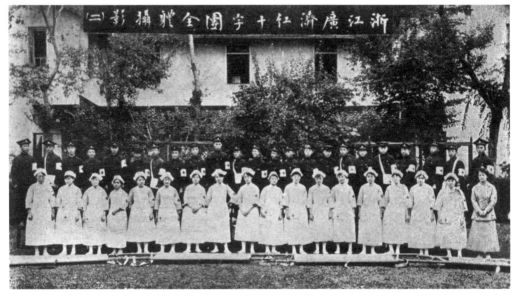

广济医院红十字会分会全体成员合影

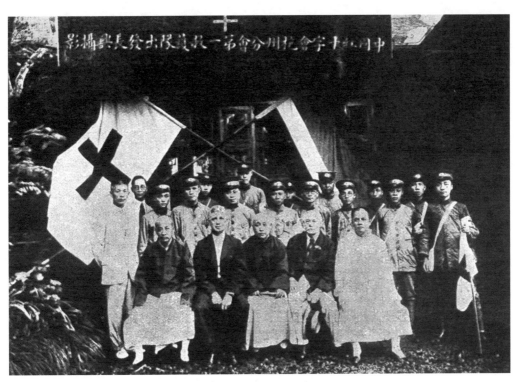

1924 年，银行家金润泉、梅滕更与中国红十字会杭州分会第一救护队合影

　　1924 年，中国正值北洋军阀统治时期，军阀势力连年混战，四处动荡，民不聊生。这一年，直系军阀江苏督军齐燮元与皖系军阀浙江督军卢永祥为争夺淞沪（上海），兵刃相见，史称"齐卢之战"。浙江被战火席卷，各地陷入一片混乱，街头巷尾毫无净土，银行、商店被抢劫一空。湖州处于战火遍及的后方，亦笼罩在惶恐不安的气氛之中，街上偶尔走过几名兵士，衣衫褴褛，蓬头垢面。除了伤兵，枪声中活跃着的身影还有救护队。他们每一天的工作都是从清晨的枪声中开始，在救治的忙乱中结束。救护队物资匮乏，每天仅有几个烧饼充饥，但他们仍然坚持在前线，医者精神一直支持着队员们，他们不忘初心，毫不懈怠地进行救助伤员的工作。

　　这是中国红十字会杭州分会又一次的救护行动。

　　中国红十字会杭州分会和总医院成立于 1924 年 9 月 3 日。战火延及浙江后，本着救治伤兵和难民的人道主义精神，杭州著名的银行家金润泉邀集徐青甫、王竹斋、王湘泉等政商各界志士成立了中国红十字会杭州分会，地址设在贡院前第一中学校内，由广济医院梅滕更先生出任名誉会长兼总医院名誉院长。

9月13日，也就是成立刚好十天，中国红十字会杭州分会组织了第一救护队进行人道主义救援。出发的救援队由梅滕更带领，金不拱医生为副队长，另外还有五名医员、一名书记、十二名队员、二十四名工役。9月15日上午抵达湖州，医疗救援队马上进驻当地的医院参与已经收容的近百名受伤军士的救助工作。9月16日，金不拱医生带领第一救护队前往长兴参加救护工作。

与此同时，红十字会也四处成立分院和收容所，收容难民与伤兵。单是收容所，就建立了二十二处。中国红十字会杭州分会在这次战争中救治了大量的伤员，挽回了无数宝贵的生命。以广济医院为主的浙江各大医院也纳入红十字会作为辅助医院，配合整个救治工作的进行。

此后，在抗日战争、抗美援朝等战争中，都有广济医院红十字会医疗队的身影。历史的烟尘遮盖不住红十字的光芒，翻开广济那些尘封的往事，人道主义的精神依然在熠熠闪耀。

除了红十字会，浙江省医学会的发起与广济人也有着千丝万缕的联系。1932年的冬天，经中华医学会总会牛惠生医师的敦促，浙江西医师组建成立了中华医学会在浙江省的分支组织，并以组织所在地命名为中华医学会杭州分会，王吉民为会长，沙近德为副会长，陈万里为书记兼会计。可惜此事未报总会，又与总会缺少联系，许多会员又纷纷离杭，无奈停顿了。

1934年6月14日，借开医院年会之际，在广济医院苏达立院长家中开会，14名会员参加。会中改选，仍由王吉民为会长，苏达立为副会长，钱仲青为书记兼会计，并正式通过浙江省医学会会章。此后，浙江省医学会又历经了几次改选，并于1940年更名为中华医学会杭州支会。

浙江省医学会在第一次成立时，并未上报总会，且人员流失，以至于停顿，没有发挥出组织该有的功能。在广济医院苏达立院长家正式通过会章之时，才算正儿八经建立了起来，可以说浙江省医学会起源于广济医院。

融汇中西的"陆琦插药"

在传统的中医学里，肛肠类的疾病统称为"痔"。

20世纪50年代初期，陆琦医生发明了一种独家内痔插药疗法，人们称之为"陆琦插药"。此法一出，大大促进了内痔的治愈效果。随着"陆琦插药"的声名远播，陆琦被誉为"痔科国宝"，也可见该插药疗法在当时的先进程度。

独家的内痔插药疗法自然不是灵光一闪就能想出来的，之所以独家，是因为并不是人人都能研发而成，它的产生过程与陆琦医生独有的成长经历息息相关。

陆琦出生在温州瓯海，他的曾祖父、祖父曾是当地小有名气的中医，母亲也自学中医，受家庭的影响，陆琦也选择了从医，不过他学的是西医。他考入瓯海医专，师从外科教授林镜平。当时瓯海医专的学习班大概只有五六个学生，大家算是半工半读，一边上课，一边跟着老师在医院外科工作，学习内容以外科为主。

由于当时医院里还没有设肛肠科，很多肛肠疾病患者就收到了林镜平教授所在的外科里。那时候人们对肛肠疾病也不太重视，陆琦亲眼看到很多农村来的患者，一直拖到都没法正常走路了才到医院来。肛肠疾病说到底，其实就是痔疮，按中医来讲是由于血液淤滞所致，其实是肛门附近的血管发生增生或曲张形成的静脉团。肛门和肛门周围有非常密集的末梢神经，所以对疼痛感觉非常敏感，患了痔疮，患者疼痛异常。那是20世纪30年代，治疗痔疮，除了打吗啡，没有更好的办法，但吗啡一天只能打一次，管不了24小时。痔疮患者痛起来，真的是很可怕，想寻死的心都有，陆琦曾经就遇到过扛不住想跳楼的患者。

那个时候陆琦二十一二岁，还很年轻，看着患者那么难受，很想找到办法解决他们的痛苦。就这样，他毅然决定以后就做肛肠科医生，往这方面深入研究。

陆琦的选择得到了瓯海医专两位老师的支持。一位是陆琦敬重的林镜平教授，他看出学生立志攻克肛肠疾病的心思，送给他一本 1902 年出版的英文版肛肠疾病教材，另一位是影响他至深的老师，也是他以后的岳父——吴一林。吴一林曾在日本学过药学，从日本带回来很多医书，各个领域都有，听说自己的学生在研究痔疮，特意翻出一本讲痔疮手术的医书——《非观血的痔疾疗法》送给他。这两本宝贵的书，陆琦一直精心保存着。

陆琦最早的一批案例，来自他在瓯海开诊所时治疗的患者。后来，陆琦到杭州开诊所，遇到各种新患者，研究不同的痔疮疗法，都会拍下照片，他家里作为资料的照片有上千张。每一张照片边上都附有一张仿宋体写的简单说明，一笔一画，工工整整。

20 世纪 50 年代初期，陆琦接到浙江省卫生厅的委任状，担任浙医二院肛门外科主任。他来到解放路的浙医二院痔科门诊坐诊。肛肠科患者每天都要换药，但必须在解完大便之后再换，每个患者解大便的时间不固定，医生得跟着患者走，有时候医生还在吃饭，患者就来了，所以，肛肠科医生并不好做。在外人看来，肛肠科医生摸的是患者屁股，看的是大便，给患者查体的时候，患者会冷不丁放一个屁，臭得晕头转向。陆琦教学生的第一件事就是，肛肠科医生要耐得烦、不怕脏，如果这两点做不好，那就做不好肛肠医生。

浙医二院肛门外科是浙江省最早的肛门外科，痔科门诊类似于当下的"专家门诊"，陆琦坐诊，吸引了一大批患者，当时的痔科有门诊，无病房，工作量却相当大。即使在如此繁忙的工作中，陆琦医生仍然苦苦寻索着治疗痔科疾病的良方。

当时对付痔疮，西医没有好办法，反倒是中医，在民间有很多偏方、秘方。听说哪里有，他就去讨，有时候也花钱问人家买。他买到一本小册子，里头记载了一个叫作"三品一条枪"的古方。"三品"，是指方子中有明矾、砒石、雄黄 3 种主要药物，"一条枪"就是指把药搓成药条，像"枪"一样插进痔孔之内，从而达到祛除腐肉、治愈瘘管的作用。西医出身的陆琦想到西医外科常常把液状醇剂和甘油配制成乳剂，再用注射器打进去，与此方法颇类似。他试着在中药的粉剂中加入甘油调成乳剂使用。经试验，这种操作方式药物吸收太快，只能治疗初期患者，对中晚期患者的疗效不甚理想。后来，他持续改进方子，终成独家的内痔插药疗法。这就是他运用传统医学遗产与西医技术相结合的方法，发明的"陆琦插药"疗法。

当时，条件简陋，研制好的药物用废弃的青霉素小药瓶装置，外面并无什么标签，专药专用，由陆琦医生亲自掌控。为推广应用，门诊之际，他还开办讲座辅导，组织痔科医生学习"陆琦插药"的使用方法和药物原理，培养接班人，让更多的痔病患者受惠于"陆琦插药"。

随后，他向当时华东军区卫生部部长崔义田打报告，决定公开这个方子。1954年，华东军区卫生部批复，交给浙江省卫生厅办理，省里让陆琦在浙医二院进行"插药"实验工作。当时陆琦家里的诊所还开着，他两头跑，这个实验做了一年多，药都是他免费提供。最后一共总结了115个病例，有109人痊愈，剩下6人也有好转。1955年，浙江省卫生厅安排在杭州市解放路的太平洋电影院召开表彰大会，奖励他3000元。当时普通干部一个月工资才三十几元，这3000块钱算是对陆琦在浙医二院一年义务工作的奖励。

1957年，浙江医科大学院系大调整，浙医二院肛肠科成建制调至浙医一院。

后来，他又古今合璧，中西结合，成功设计了一整套内痔套扎器械，治疗内痔具有疗效高、疗程短、不影响工作和生活的优点，适宜于普遍推广，深受患者的欢迎。

1978年，他设计的"内痔套扎疗法"在全国医药卫生科学大会获成果奖。

第四章·创新，厚积前行力量

轰动医学界的纪录片

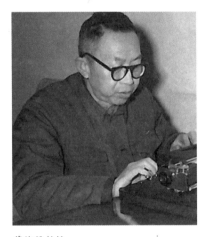

蔡钺侯教授

　　20世纪60年代，中华人民共和国经过十多年的努力建设，刚刚解决吃饭问题。物资实行供给制，凭票证和货币购物。收音机、自行车、缝纫机、手表是城市人们生活的四大件，俗称"三转一响"。同时期，蔡钺侯拍了我国第一部高速纪录片《人的声门活动》，让中国人第一次看到了正常的声带活动，轰动全国医学界。

　　纪录片是上海天马电影制片厂拍的。拍的时候，蔡钺侯教患者发"一"的音，整个过程只有1分钟，通过电影可以拉长到3~5分钟。短短几分钟，大家看得目瞪口呆，恍然大悟：哦，原来声带是这么活动的啊！

　　声带是人与生俱来的两根"琴弦"，呼吸时分开，发声时则闭合并拉紧它们，但是肉眼只可以看到开关，却看不到声带表面非常细小的颤动，比如黏膜的波动。如果一个人出现声音嘶哑，一定是声带表面出现了问题，所以看到正常的声带运动意义非常大。

　　当时国外已经有人做到这一点，但国内一直没有人做到，谁都没想到可以用高速电影的方法，把声带的活动过程拍下来，用现在的话来说，是个非常牛的"idea"。

　　在浙江省耳鼻咽喉科的发展历程中，蔡钺侯教授不仅是耳鼻咽喉科学专家，更是一位传奇的学科领路人。

　　蔡教授父亲蔡堡，师从诺贝尔生理学或医学奖获得者T. H.摩尔根，曾前后两次留学美国，是中国生物学奠基人和遗传学鼻祖。先后担任复旦大学和国立中央大学（现南京大学）教授，第二次留学回来后，在浙江大学担任理学院院长、生物系教授，之后一直住在杭州。

抗日战争爆发后，浙江大学经历了几次西迁，最后来到贵州，蔡钺侯也跟着父母来到贵州。1945年，他从贵阳医学院毕业后，并没有马上回杭州，而是在父亲筹办并任所长的中国蚕桑研究所工作了一段时间。当时研究所的化验室和细菌室已拥有显微镜20台，其中高倍镜占半数以上，另外还配有微米尺、切片机、分析天平、自动消毒器、自动调温箱、计数器、伸度测量仪、气象测量仪等，这些仪器在现在看来很平常，但在当时环境下，特别是交通闭塞的黔北，拥有这些仪器，确实难得。这段经历，对蔡钺侯后来的工作都有很大的影响，并为他后续编撰《耳鼻咽喉科学全书》奠定了良好的基础。

1945年抗日战争胜利，国民政府教育部准备在几所大学办医学院，其中包括浙江大学。根据当时浙江大学校长竺可桢的日记记载，起初先请李宗恩为医学院筹备主任，后来李先生因为要去掌管协和医学院，就转请当时任贵阳医学院教育长和内科主任的王季午先生负责医学院筹建事宜。王季午回杭州时，从贵阳医学院带了一批人，其中就包括蔡钺侯夫妇。

1947年，蔡钺侯受聘于浙江大学医学院及其附属医院，1952年，他在浙医二院创建了耳鼻咽喉科及学科教研组，学生们也喊他"老蔡"。

一个新学科的开创，往往是很艰难的，特别是在当时那个年代，跟外界的交流受到限制，很多研究都受到影响。现在回头看，当年他做的很多事情都让人只有惊叹的份儿。

从20世纪50年代到70年代，他让一系列重大手术落地浙江。镫骨撼动术是当时公认的治疗耳硬化症的最好方法，1952年国外做了第一例，从1956年开始，国内也尝试这类手术，浙江省最早做这类手术的就是老蔡，从1957年开始应用。

做完7例手术后，他还专门写了一篇报告——《镫骨撼动术初步体会》，从手术条件、方法，再到术后的情况介绍、分析。

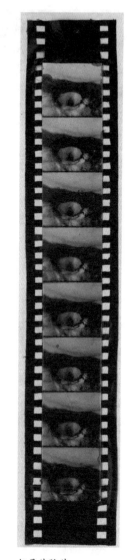

纪录片胶片

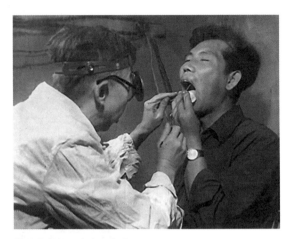

蔡钺侯教授正为患者诊疗

20 世纪 60 年代，蔡钺侯做了浙江省第一例全喉切除和颈淋巴清扫术，后来很长一段时间里，喉癌的治疗都是采用全喉切除的方法。

不过，采用这种方法，虽然患者的命保住了，但从此不能再讲话。20 世纪 70 年代，蔡教授又开始做保留喉功能的部分喉切除术。

20 世纪 70 年代，蔡老发生过一次脑卒中，一开始连字都写不了。他自己做康复、练字、抄毛主席语录，字可以写得越来越小；然后再练习手的感觉，慢慢地又可以拿刀了。

1979 年，浙医二院耳鼻咽喉科成为国务院批准的第一批硕士点，蔡教授是浙江省第一位耳鼻咽喉科学硕士生导师。1986 年，他从浙江医院院长的职位上退下来，重新回到了浙医二院，并开设声学专科门诊，很多患者只要他看过，很快就好。而且他用药很简单，一般一个喉炎患者，花 3 块钱可以管 5~7 天。有一次门诊来了一位女患者，大家都以为她是声音嘶哑，但蔡教授一听，觉得不是，这个声音有点儿挤出来的感觉，他诊断是痉挛性发声，开了抗震颤的药。在现在看来，这是归属神经内科的一种疾病，当时没有磁共振，没办法进一步检查。但患者用药之后就好了，治疗有效，证明他的判断是对的。

此外，蔡钺侯教授还有不少趣事。作为声学方面的医学权威，文艺界很多名角儿有演出都请老蔡到场"坐镇"，比如京剧界的宋宝罗、赵龄童、叶盛华，越剧界的陈佩卿，等等。他总是认真地听演唱，演员们都会请他检查声带状态，他也会指点如何更有效地利用和保护声带，可谓是演员心中的一枚"声带定心丸"！

屡创第一的空中生命线

在浙医二院脑科中心楼顶上，建着一个圆形的停机坪。这个停机坪建成于2004年，是全国首个通过批准的医疗救援停机坪。当时，由于我国直升机医疗救援尚处于起步阶段，国内多家医院虽然建有停机坪，但只能作为临时起降点，并未通过相关部门合法审批。我国医疗救援停机坪审批先由建设方向地方政府申请规划和施工许可，之后需要省一级政府向战区空军司令部发出申请，经过空军报联合参谋部批准，最后再由民航局对运行标准、飞行程序报告、机场使用进行审查，并经试飞合格后对飞行程序、运行标准、使用细则予以审批并进行备案。

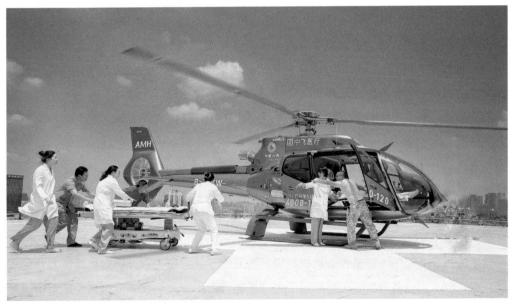

浙医二院常规开展直升机急救

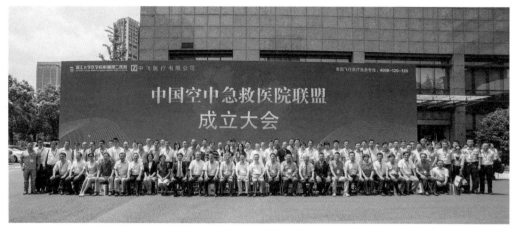

2016 年 8 月 14 日，中国空中急救医院联盟成立

　　浙医二院的停机坪也经历了类似的审批建设过程，2005 年 11 月 18 日，一架型号为 A109E/B-7772 的直升机第一次作为急救飞机进行试飞，这次急救直升机的试飞，填补了浙江省航空救护的空白，也拉开了医院全面推进空中急救网络建设的序幕，成为国内首家持"直升机通行证"的医院。

　　2009 年 12 月 3 日，浙医二院进行了华东地区首次直升机空中急救，运送了一位 78 岁来自浙江舟山的急性心肌梗死患者。

　　2016 年 8 月 14 日，浙医二院和直升机公司签署合作协议，携手 14 家全国知名大医院，共同发起倡议，成立中国空中急救医院联盟，组建空中救护医疗队，首批加盟医院 54 家。通过联盟的运作，形成行业标准化运行规范，完善空中救援人员的培训、急救制度流程的制定，指导加盟医院停机坪的建设以及院内转运流程的建立，推动空中救援服务的常态化，建立了浙江省"空中 1 小时急救网络体系"，培养了第一批中国空中急救医院联盟飞行医护人员。12 月，在全国率先启用 24 小时空中急救热线，具备一旦有救援需求，医疗中心报告航线行程，评估天气情况和患者病情后，在 15 分钟之内起飞的快速应急能力，从而谱写了中国立体式医疗急救的历史新篇章。

　　2017 年 5 月 4 日，嘉兴市第一医院有位爱心患者捐献了 1 颗心脏、1 个肝脏、2 个肾脏、2 只眼角膜，浙医二院器官获取组织团队通过直升机、民航实现器官的快速转运，挽救了杭州、北京的 6 位患者。这次运送，既开创了我省通过直升机运送移植器官的先河，也完成了国内直升机、民航联运千里"送器官"的首次尝试。浙医二院的空中急救系统再次发挥了关键作用。

2017 年 12 月 21 日中午 12 时 55 分，"4008-120-120"中国空中急救联盟 24 小时空中急救热线接到永康市患者倪某亲属的求助电话。患者被诊断为急性冠状动脉综合征、糖尿病酮症酸中毒、糖尿病高渗性昏迷，感染性休克，病情复杂危重，急需转往浙医二院进行治疗。

13 时 10 分，完成飞行审批，救援直升机从浙医二院滨江院区飞往 150 千米外的永康市第一人民医院。14 时 55 分，在接到电话的 2 个小时之后，救援飞机降落在浙医二院停机坪，医护人员将患者送往重症监护室。此次救援的意义不仅仅是将救援时间缩短了将近 120 分钟，也避免了因路途遥远、颠簸给转运过程带来的潜在风险，更大的意义在于，完成世界首次直升机医疗空地数据同传救援。

2019 年 7 月 6 日上午 10 时左右，一架搭载着医护人员和一名使用体外膜氧合器（ECMO）支持的危重患者的直升机，平稳地落在浙医二院的停机坪上，这名 32 岁的危

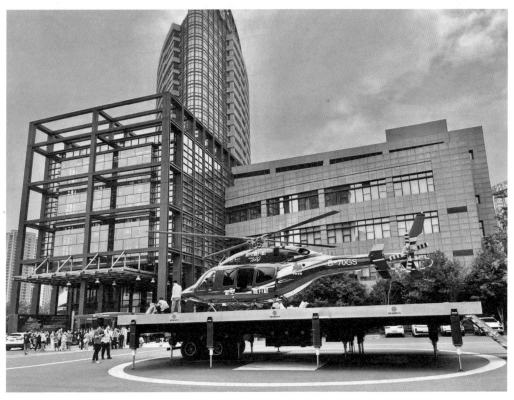

2023 年 6 月 19 日，作为亚运会、亚残运会航空医疗救援定点医院，浙医二院开展覆盖面最广的杭州水陆空紧急医学救援演练

重患者从舟山医院经过 55 分钟的空中飞行，被成功转入浙医二院继续治疗，由此，华东首例 ECMO 直升机转运成功实施。

自 2005 年浙医二院在省内率先建立了"空中 120"救治体系以来，医院的空中急救系统不断完善，之后随着滨江院区的停机坪投入使用，成为省内唯一具有成功救治经验的"空中 120"直升机双院区停机坪的医院，满足国内现有最大急救直升机的停载需求。

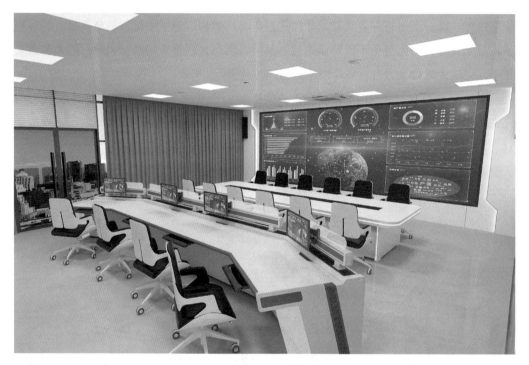

组建浙江省航空医学救援数字化指挥平台

截至 2024 年 5 月，浙医二院牵头组建的中国空中急救医院联盟共有 311 家医院、5 家急救中心加盟，其中授牌会员单位 84 家。医院还组织勘测了 311 家医院机构院内外备用起降点 676 个，全省高速公路起降点 71 个，协助建成地面停机坪 23 处，标准化停机坪 4 处，培养了 370 余名飞行医护人员。浙医二院累计实施直升机空中救护飞行 160 余次，包括带呼吸机转运的危重患者 50 余例，年纪最小的 4 岁，年龄最大的 86 岁，飞行里程超过 50 000 千米，空中急救例数保持国内第一，援救难度处于领先地位。构建的"黄金 1 小时"空中急救网络获批覆盖浙江省及周边省市的"直升机应急救护飞行空域"，这意味着，在紧急情况下，救援直升机可以"即报即飞"。医院还与浙江省应急厅

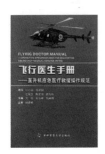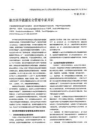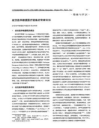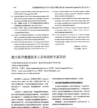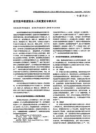

制定中国航空医学救援规范，引领直升机医疗救援行业发展

达成战略合作，共同整合航空应急救援资源，形成"常备常训、以救为先"的应急救护机制。

近年来，浙医二院一直坚持"让直升机救援成为老百姓用得起、用得上的医疗服务"的目标，高度重视直升机医疗救援前期市场培育，积极探索形成以公益慈善基金支持、患者自费支付、商业保险推广等多渠道的费用负担机制，确保这一救援服务能惠及更广泛的民众，真正意义上实现"飞得起的生命希望"。

第四章·创新，厚积前行力量

"心"尖儿上的创新

"接触的患者越多，了解患者的疾苦越透彻，就越能感受到医学的有限，想要给更多患者带来生的希望，唯有创新、再创新，丝毫不敢松懈。"这是王建安教授常说的一句话，也表明他对创新的无限追求。

20世纪90年代初期，王建安在国内率先开展心血管介入诊疗技术。进入21世纪以来，国内的心脏介入技术迅猛发展。此时的王建安教授已凭借其在心血管介入领域的深厚积淀与不懈努力，成为一位技术全面、经验极为丰富的著名心脏介入专家。因其在心血管病学领域的突出贡献，他于2023年当选为中国科学院院士。

克服重重困难挑战"不可能"

十多年前，王建安敏锐地发现，随着中国进入老龄化社会，心脏瓣膜疾病患病率大幅上升。2021年有关报道显示，我国65岁以上人群患病率在10%以上，国内患者数高达1 592万，预计2050年患者数将达4 276万。同时，心脏瓣膜疾病也有着高死亡率，以主动脉瓣狭窄为例，一旦出现症状，2年死亡率大于50%，远高于大多数恶性肿瘤。

从2012年起，王建安就带领团队开始研究用不开刀的方式进行心脏瓣膜置换。心脏就像一栋"房子"，它有四个房间，房间的"门"称为瓣膜。主动脉瓣狭窄，就是心脏最主要的"门"堵了，通过微创介入的方法，仅通过一根圆珠笔芯粗细的导管从患者的大腿内侧将瓣膜精准地送入心脏，安一扇新的"门"，纠正血液通行受阻的情况，这就是TAVR。

团队的付出，收获了来自数不清的患者发自肺腑的感谢。最让王教授感动的是一封热情洋溢的感谢信，作者是外省一所著名音乐学院的教授，是我国民歌文化的权威，也曾是一位心脏瓣膜疾病患者。遇到王教授之前，由于心功能极度衰竭，她不断地咳嗽、咯血，晚上都要坐着睡觉，无法平躺，预期剩余寿命不到 6 个月。

她到过国内多家知名医院就诊，但因为病情太重不能进行外科手术。她抱着最后一丝希望找到了浙医二院心脏中心主任王建安教授。经过完善的评估，王教授克服了重重困难，用不开刀的方式，从股动脉通过心脏导管，成功为她做了心脏瓣膜置换，效果非常好，当天回病房她就能平躺，第二天就能下床活动。再次收获高质量的晚年生活，让她由衷地感谢王建安教授团队。

产学研医结合，勇闯"无人区"

2016 年，70 多岁的屈女士，因二叶主动脉瓣重度狭窄，在浙医二院由王建安教授成功为其置换了主动脉瓣。当时手术所用的，是我国第一个拥有完全自主知识产权的经导管人工心脏瓣膜。这个人工瓣膜产品，正是由王建安教授带领的浙医二院心血管内科团队与企业携手，共同研发的产学研医合作成果之一。

"这样的发明源于临床。"王建安说。在开展经导管主动脉瓣置入术时，他发现进口瓣不是特别适合国内患者："想要解决这一问题，就必须进行探索和创新。"于是，每次手术，他都邀请工程师在旁观摩，术后进行探讨，分享心得，研究器械的改进方法。就这样，2017

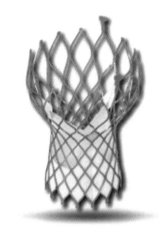

经导管主动脉瓣膜

年，中国第一个经导管人工心脏瓣膜正式上市，相较于进口瓣膜增强了支撑力，尤其适用于二叶主动脉瓣膜畸形患者心脏钙化较重等中国人群独特的特点。

王建安教授团队并没有停下创新的脚步，而是精益求精，在此基础上不断改进。"一代瓣膜无法重新定位，无法回收。即使植入位置不理想，也不能对它进行调整，这会使治疗效果大打折扣，尤其是对钙化严重的患者。"于是他提出了可回收瓣膜装置的设想。

王建安教授和产品研发工程师、材料工程师一起研读影像资料，帮助他们熟悉人体解剖结构，知道问题出在哪些地方，从而有针对性地优化产品的设计制造。等到技术人员做出新的产品，王建安反复进行模拟和动物尝试，以获得最佳临床效果。在他们的共同努力下，2017 年 11 月 23 日，二代瓣膜系统首例临床应用在浙医二院成功进行。接下来，他成功牵头完成了二代瓣膜系统的全国多中心临床研究，取得了良好的研究结果。这项器械也在 2020 年 11 月成功通过国家药品监督管理局审批上市应用，显著提升了手术的安全性和有效性。

瓣膜团队为解决"卡脖子"问题孜孜不倦，根据中国人主动脉瓣钙化较重、二叶瓣畸形比例相对较高等实际特点，在国际上首次提出"杭州方案"，有效地提高了手术的安全性和成功率，获得了国内外同行的高度认可，同时研发了国内首个精准释放、可重定位的人工瓣膜。

持续拔尖筑峰，锚定"最前沿"

在国家一系列创新创业政策的推动下，在浙江省、杭州市"敢为人先、创新创业"的氛围和生态系统中，在浙江大学海纳百川、交叉融合的广阔平台上，王建安教授团队大胆创新钻研，与杭州滨江国家高新区培育的"中国人工瓣膜"企业合作成立了浙江省重点高新技术企业研究院，王建安担任研究院院长，着力于开发主动脉瓣、二尖瓣、三尖瓣等全套人工瓣膜。

在王建安教授的带领下，浙医二院心脏瓣膜团队在主动脉瓣经导管治疗领域内拿下了数不清的"第一"：2014 年 9 月，完成全国首例经股动脉主动脉瓣置换术治疗单纯性主动脉瓣反流，2015 年 4 月，完成亚太首例经导管心脏水凝胶植入术，2015 年 11 月，完成全国首例机械扩张式经导管主动脉瓣置换术……团队累积了上千例 TAVR 经验，成为亚洲开展手术量最大的单中心之一。此外，王建安教授团队还实地指导欧洲、拉美、亚太地区 5 个国家 8 大中心和国内 135 家医学中心进行 TAVR，更有来自美国、韩国、印度、巴西、阿根廷、哥伦比亚、菲律宾等国家的心脏介入医生来到浙医二院接受培训。

王建安教授团队不断进取创新，始终走在心脏瓣膜微创治疗领域的最前列。

在二尖瓣介入治疗领域，浙医二院团队也进行了大量探索。二尖瓣重度关闭不全，就像心脏里一扇重要的"双开门"关不上了，同样通过微创介入的方法，并用自主研发的新器械，把两扇门"抓"在一起，让它们中间的一个关不住的大洞变成两个小洞，改善血液反流的情况，这就是"经导管二尖瓣修复术"。早在 2013 年，王建安教授开展了国际领先的经股静脉二尖瓣缘对缘修复手术，后续引进了不同理念的二尖瓣介入治疗技术。2020 年，王建安教授作为全国主要研究者开展了我国第一个自主研发的经导管二尖瓣修复系统的临床试验，即刻器械成功率接近 100%，未出现严重的不良事件。

经导管二尖瓣修复系统也已在欧洲开展确证性临床入组，这不仅开创了国产经导管治疗二尖瓣反流产品进军欧洲的先河，更是国产器械在国际舞台上全面深化影响力的标志性事件。

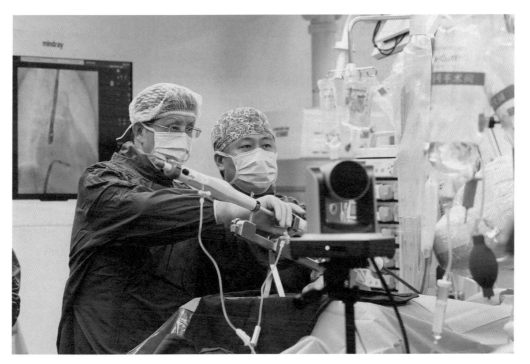

2020 年 7 月 23 日，王建安教授团队应用经导管二尖瓣瓣膜夹系统，成功完成全球首例人体临床应用。据了解，这是中国第一款完全自主研发的经股静脉二尖瓣修复技术

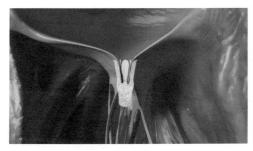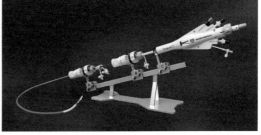

经导管二尖瓣修复系统

在三尖瓣领域，2020 年 7 月，王建安教授团队完成浙江省首例经导管三尖瓣置换术；同年 12 月，团队应用经导管三尖瓣瓣膜夹系统，成功完成了大陆首例经股静脉三尖瓣缘对缘修复手术。

这些成果也得到了国际同行的关注和赞赏。瓣膜领域内全世界最权威的专家们，都对"杭州方案"给予了充分的肯定，全球顶级医学期刊之一《新英格兰医学杂志》在其网站 Catalyst 栏目刊登了王建安心血管团队产学研创新发展的经验报告。

十年瓣膜路，把传统的变成现代的，把经典的变成流行的，把学术的变成大众的，把民族的变成世界的——成为以王建安教授为代表的新时代心脏瓣膜人共同的使命。从最初到伦敦观摩学习 TAVR 手术技术，到率先探索以攻克重大疾病为导向的"创新中心"模式，以临床医生为核心形成跨团队高水平联合攻关，建立完整的科学研究链，形成心脏瓣膜疾病介入治疗"杭州方案""杭州瓣膜"等全球公认的标志性原创成果，高水平实现从健康维护，到介入治疗，到心脏移植"全链式"临床解决方案。王建安带领的瓣膜团队，一直致力于为更多遭遇顽疾的心血管病患者筑起生的希望。

正如王建安教授所言："患者对生命无限渴望的需求是我们不断努力创新技术和产品的动力源泉。"在摘得重量级荣誉的时刻，王建安的心里却怀存着更高的理想。他一直在追求的，是要让所有心脏病患者不会因为疾病本身而失去生的希望。这是他作为医者的中国梦，也是属于百姓的健康梦，心之所向，素履以往；梦之所指，无往不前。

攀登肿瘤免疫治疗新高峰

2018 年，诺贝尔生理学或医学奖授予了两位免疫学家：美国的詹姆斯·艾利森（James P. Allison）以及来自日本的本庶佑（Tasuku Honjo），以表彰他们"发现负性免疫调节，通过免疫系统自身原有的能力实现对癌细胞的杀伤的贡献"。这一跨时代的发现使免疫治疗真正成为癌症治疗最主要的手段之一，并使晚期肿瘤治愈成为可能。获知这则消息后，国内著名的肿瘤外科与免疫学专家黄建教授更加坚定了自己在癌症免疫治疗中的不断探索之路。

黄建教授作为资深的肿瘤外科医师，具备优秀医生善于将看病的知识转化为学术的能力，长期的临床实践和研究，使得他从一名临床医生成长为一名临床科学家。

早在研究生时代，黄建教授就在临床工作中常常发现：同一肿瘤临床分期或者病理类型的患者，同样的诊疗方案，有的患者非常有效，有的则截然不同。浸淫肿瘤研究 30 余年，通过对临床生物学特征的不断总结和转化性基础研究的逐步深入，黄建教授发现肿瘤的产生，追根溯源就是与特定的细胞（肿瘤细胞，"种子"）和生长环境包括免疫细胞（微环境，"土壤"）有关，肿瘤患者的治疗反应和预后与免疫细胞及其所在的微环境休戚相关。

在肿瘤免疫治疗研究的热土上，黄建教授带领团队率先开展了肿瘤微环境相关的系列研究，针对免疫应答机制、重建微环境提升疗效策略等进行了系统攻关，诸多突破的初心，只为更多肿瘤患者筑起免疫长城，将癌症抵御于人体之外。

破解密码——免疫细胞竟成人肠癌进展的帮凶

随着生活方式的改变，结直肠癌成为目前最高发的癌症之一，并且发病率不断升高。正因如此，黄建教授以常见多发的结直肠癌为突破口，希望破解肠癌发生发展的免

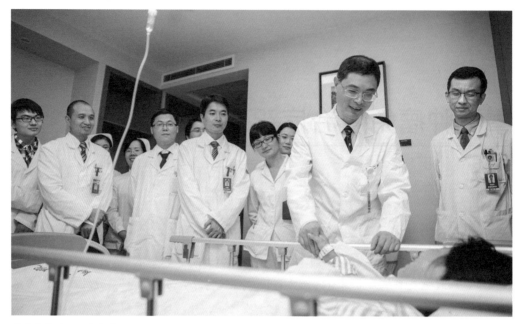

黄建教授团队正在查房

疫密码。

　　在研究中，黄建教授发现，癌症的发生发展和免疫系统的调节，是人体最复杂的两个过程，也是相辅相成的两个系统。通常我们看到的癌症组织，并不单单由癌细胞组成，而是同时并存着大量的免疫细胞、纤维细胞以及细菌等，一个微型的生态系统由此诞生。不同的患者，这个生态系统千差万别，黄建教授分析正是这种差别导致了肿瘤免疫治疗和临床结局的差异。而在这一生态系统中，竟然有一个免疫调节的引导者——γδT 细胞。

　　γδT 细胞类似免疫军队里的"参谋部"，通过下达不同的指令改变免疫系统在肿瘤演进中的走向。一旦"参谋部"出现了问题，肠癌就会向着预后不良的方向发展。团队通过大量研究，在全球首次发现了参谋部里的"奸细"——人 γδT17 细胞，正是这种细胞的增多，抑制了免疫系统对癌症的监控，从而使癌症患者疾病进展更快，治疗效果不佳。

　　2014 年，黄建教授以第一通信作者在 Cell 子刊、国际免疫学顶级杂志——Immunity 上发表封面论文，全球范围内首次揭示以人 γδT17 为核心 infDC/γδT17/PMN-MDSC 炎症免疫调控轴将炎症转换为免疫抑制微环境、促进肿瘤进展的全新机制和规律，解决了国际上具有争议的人肿瘤 IL-17 来源问题，被基本科学指标（ESI）数据库列入本领域最优秀前 1%，被 *Cell*、*Nature*、*Reviews*、*Immunology* 等顶尖杂志引用，填补了该研究领域空白，并受邀成为全国首位国际 γδT 细胞会议（北京，2020）共同主席，并多次在国内外肿瘤免疫学会议上做主题报告。因为鲜明的研究特色和国际影响力，该系列成果被评为"浙江大学十大学术进展"，获浙江省自然科学奖一等奖。

在此基础上，研究团队又发现了另一种免疫系统的"奸细"——人 CD39$^+$γδT 细胞，其也会抑制免疫系统对肿瘤细胞的杀伤作用。这些成果的发现，使得未来针对这些抑制性免疫细胞并利用其特点进行反制成为可能，可以定点清除免疫参谋部中的"奸细"，让免疫系统重新成为抑制肿瘤的"钢铁长城"。同时还发现了人 CD73$^+$γδT 细胞在乳腺癌中也是主要"奸细"，通过免疫代谢抑制作用促肿瘤进展。

改善环境——调节肠道菌群竟也能抑制肿瘤进展

随着研究的进一步深入，黄建教授逐渐意识到肿瘤微环境的"坏"免疫细胞并不是与生俱来的"帮凶"，而是受了肠道菌群微生态的影响，这个理念与专家提出的"肿瘤生态学说"不谋而合。

既然存在影响，那么通过改善这一微环境是否也能起到调节肿瘤进展的作用呢？为了回答这一问题，黄建教授和邱福铭教授的科研团队通过不懈努力，经过 4 年钻研，发现肠道中存在的"坏菌"是引起肿瘤免疫微环境异常从而促进肠癌进展的根源。这些"坏菌"竟然可以通过分泌大量代谢产物污染微环境，从而改变免疫系统对肿瘤的抑制作用，促进大肠癌的发生。

这一发现振奋了科研团队的信心，也提出了新的问题——攻克这些异常的代谢产物累积，就可以延缓肠癌，甚至清除肠癌吗？答案是肯定的。科研团队发现，用广谱抗生素清除肠癌小鼠的肠道细菌后可以有效延缓肿瘤进展，反之增加细菌产物则会加速肠道肿瘤形成。这一研究于 2020 年发表于胃肠道领域顶级杂志——*Gut* 上。该研究成果首次在国际上揭示了肠道微生态、肿瘤微环境、肿瘤演进三者间的交互作用，更提示了肿瘤的发生和进展是受到肿瘤微环境中多因素交互影响的。

砥砺前行——临床科学家的坚守

黄建教授并没有满足于在大肠癌中取得的丰硕成果，作为中国抗癌协会乳腺癌专业委员会常委、浙江省抗癌协会乳腺癌专业委员会主任委员，黄建教授也将探索的目光集中于乳腺癌微环境的奥秘。

相对于大肠癌的有菌微生态，乳腺癌的无菌微生态是否有着截然不同的免疫微环境？在黄建教授的带领下，科研团队分别对乳腺癌和大肠癌进行了比较分析，正如他所猜想的那样，研究结果发现在大肠癌中关键的 γδT 免疫抑制细胞与乳腺癌中关键的免疫抑制细胞亚型不同。但万变不离其宗的是，两种不同的免疫细胞都能通过共同的腺苷通路发挥免疫抑制作用，也都与肿瘤的不良预后显著负相关。这些发现使得定点清除的方法可以从肠癌拓展到乳腺癌，通过清除免疫"参谋部"中的"奸细"分子，可以重新恢复免疫系统对肿瘤的抑制作用。

黄建教授近年来不仅在乳腺癌外科技术上精益求精，更将大量精力投入探究其免疫微环境的研究中去，为探索新型肿瘤免疫治疗提供新思路和新靶标。谈及多年的研究心得，黄建教授说，对科研的热爱和对科学的敏感性，缺一不可，而这背后就是咬定一个方向持之以恒的努力。他始终保持着每天阅读原文文献的习惯，始终如第一天上班一样，把每一个患者当作一个研究病例来对待，他认为治好肿瘤患者不是一项简单的日常工作，更是一种责任和期望，我们应始终"拼尽全力永不放弃"。"肿瘤精准治疗不仅仅针对之前强调的肿瘤细胞本身，还要考虑如何改造它所在的微环境以及微生态，这样才能为患者治疗带来真正的福音。"黄建教授如是说。

开启"脑机接口"的临床试验

如果有一天,我们失去了用语言、行动进行自我表达的能力,我们又该如何与这个世界建立沟通和链接?

这样的问题,正是无数失能人群所面临的现实困境。而脑机接口研究,正是帮助其脱离困境的创新方式,是医学发展的未来所向。

启航脑机接口应用研究新征程

什么是脑机接口?其实,大家曾在不少科幻片中见过它的身影。

电影《机械战警》中,遭遇重伤濒临死亡的警察经科学家改造,将人类头脑和机械身体完美地合二为一,用大脑控制机械骨骼,重新走路、拔枪,拥有了超强战斗力。

而在现实中,脑机接口,就是大脑与外部设备之间建立的神经信息交流与控制通道,可以实现大脑与外部设备的直接交互,完成大脑对外部设备的控制。更通俗的解释就是用意念隔空控制物体。

浙医二院神经外科团队自 2006 年开始就与浙江大学求是高等研究院合作进行脑机接口的基础及动物实验研究;2012 年以来利用脑机接口技术进行"反应性电刺激"治疗癫痫的动物及初步临床研究取得理想成果;2014 年脑机接口运动功能重建临床转化研究取得重要突破。

2014 年 8 月 25 日,在浙医二院神经外科病房,上演了靠人的意念控制机械手,完成"石头-剪刀-布"系列猜拳动作的神奇一幕。这标志着我国首次进行的脑机接口临床试验——在患者颅内植入电极意念控制机械手获得成功。这也是我国脑机接口运动功能重建临床转化应用研究方面取得的重要进展。

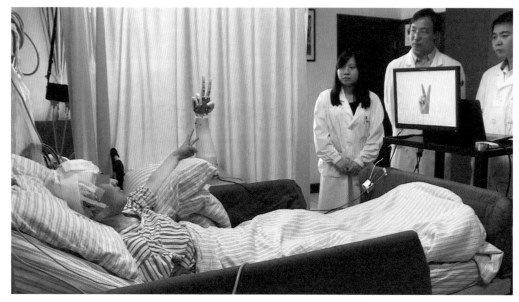

2014年，浙医二院神经外科团队实现国内第一例基于皮层脑电的脑机接口运动控制，患者通过"意念"主动控制外部机械手完成"剪刀-石头-布"的精准手指运动

意念控制机械臂，科幻大片照进现实

年过七旬的退休教师张大伯本应在家安享晚年，却在2018年因一场意外车祸，导致颈髓重度损伤，成了一名高位截瘫患者。

然而，他的大脑功能尚且健全，意识清楚。四肢无法活动的现状，给他的生活带去了无尽的阴暗与痛苦。但他并未因此消沉，而是始终怀着一份心愿，希望借助现代医学新技术，帮助像他这样的人群，在运动功能上有所改变，提高生活质量。

2019年初，张大伯的家人从新闻报道等渠道了解到，浙江大学脑机接口团队在利用植入式脑机接口技术帮助患者重建运动功能方面的研究卓有成效，便主动联系了浙医二院神经外科张建民教授团队，并于当年入住浙医二院病房。

同年8月，在做好充分准备后，研究方案经医院伦理委员会批准，并征得张大伯及其家属的知情同意及签字后正式启动。当月月底，浙医二院神经外科成功为张大伯完成了国内及亚洲首例运动皮层Utah电极（犹他电极阵列，Utah Array）植入手术。大脑运动皮层神经元共分为6层，实验需要将电极植入到第5层的位置。这个过程中，电极植入不能有毫厘之差。植入位置太浅或太深，都达不到效果，还会损伤其他神经。这对神经外科团队来说，是全新的手术，难度非常大。最终手术顺利完成，术后第一天张大伯即实现了开机测试，显示脑电信号良好。

由此，张大伯开始了用意念与机械臂"对话"的生活。

每天，他结束午休后，就会开始一天的训练。从开始的电脑屏幕上操控鼠标运动到后期控制机械臂三维运动。花样不断翻新，难度不断增加，效果不断提高。

2020年，张大伯成功实现了用意念控制机械手臂，完成了喝水、进食、握手等动作。这些对常人来说很简单的动作，背后却是大脑信号提取、传输、解码和发送指令等一系列复杂的过程。与此同时，张先生还重拾了退休后的爱好——打麻将，通过意念控制点击鼠标"出牌"，他能实时跟 AI 进行博弈。

在当时，这一基于 72 岁高龄患者动态 3D 控制脑机接口应用在国际上尚属首次，同时也填补了国内在该项研究的空白，让我国在该领域步入国际前沿行列。

用意念书写汉字，"赛博超能力"再进化

随着研究的进一步深入，张大伯的"赛博超能力"再次进化。

2023年，在张大伯的意念控制下，外部机械臂手握马克笔，能够一笔一画地在白板上写出他想写的汉字。这也是国内首次成功实现侵入式脑机接口脑控机械臂书写汉字。

从"喝水"到"写字"，看似都是再普通不过的日常活动，但想要实现意念的准确捕捉、传达和控制，却需要跨越巨大的技术鸿沟。

浙医二院神经外科副主任、功能神经外科组组长朱君明主任医师介绍，用意念完成喝水的过程，是基于传统脑机接口对大关节运动的解析，从而实现对于机械臂伸抓的控制；而汉字书写的过程是一种精细运动，在脑机接口研究领域，对于复杂精细运动的高精度解码目前还是难题。

如何破题？

"研究过程中我们发现，写字的过程会形成特征性的神经元群放电。通过记录、解析神经元活动的特征，可以获得大脑所想象的书写轨迹，从而控制机械臂进行书写。"朱君明说道。

汉字和英文不一样，英文是基于 26 个字母的简单排列组合，而汉字则是与结构、笔画相关，这也决定了脑机接口对汉字识别的难度更高。

已经成为浙江大学脑机调控临床转化研究中心神经疾病分中心主任的张建民教授介

绍，研究过程中，团队把一些常见汉字的结构进行分解，从与书写偏旁部首有关的神经特异性表征的提取入手，逐渐找到汉字解码的规律。"团队突破了在汉字书写轨迹上的解码新技术，在离线状态下对于 100 个常用汉字的分类书写正确率达到了 91.3%；而在语言模型辅助下，在线正确率可提高至 96.2%。"

张建民教授认为，任何一项基础医学，最终目的都是为患者解决实际问题。脑机接口研究对偏瘫、失语、渐冻症患者的临床治疗和康复具有重要意义，但相关技术要真正应用到实际，还需克服诸如植入电极后信号衰减、最大限度避免芯片植入对大脑损伤等技术难题。"脑机接口并非一个关起门来做的项目，而是需要医工信深度交叉完成。项目的推进也需要在材料、信息科学、算法等更多领域的技术突破。"

"一个人有上百亿的大脑神经元，脑机接口仅仅获取其中极小部分。"朱君明表示，未来我们还有更多的科学想象，有待技术的突破，可以肯定的是，连接人脑与电脑的步伐正越来越快。

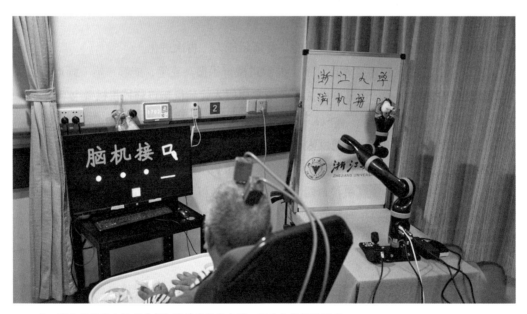

2023 年，张大伯用意念控制外部机械臂手握马克笔，写出他想写的汉字

小苏打"饿"死癌细胞

2016 年 9 月 25 日，这是一个周末。一条名为《重大突破！癌细胞，竟被中国医生用小苏打"饿"死了》的新闻在朋友圈刷屏，一时引起热议。仅看标题，人们就禁不住联想：小苏打"饿"死癌细胞是不是等于"喝苏打水可以抗癌防癌"？

当然，这不过是人们的美好想象罢了。喝碱性水有益于健康是公认的，但对于"苏打水防癌作用"这个问题，还没有准确的科学依据。

但是，"饿死"癌细胞，这个思路，靠谱儿！

回归正题，小苏打真的能"饿"死癌细胞吗？

癌症这个"众病之王"，从有记录开始，已经伴随人类 4 000 多年了。

人们为了厘清癌症的本质，做出了漫长的努力，尝试了各种对付它的方法：外科手术、放射治疗、靶向药物，还有近年非常热门的免疫疗法。但是对肝癌、胰腺癌等癌症治疗效果并不理想，还有很多未能解决的问题困扰着研究者们。

手术、化疗还是放疗，目标都是直接去除或者杀死癌细胞，但晚期患者，往往没有手术机会；放化疗，都是"杀敌一千，自损八百"的法子。至于药物，癌细胞进化很快，很容易出现抗药性，而且每个人的癌细胞不一样，药物可能只对小部分人有效。

有没有其他思路呢？浙医二院的胡汛教授从 1982 年开始从事肿瘤相关基础研究，在走了很多弯路之后，他想到了从癌细胞的弱点入手——肿瘤是一个超级生物，但它也有弱点，也需要物质和能量的代谢。说得通俗点，肿瘤细胞也要"吃"东西才能生存和生长。

它们"吃"什么呢？研究人员做了一系列实验，把肿瘤细胞放在培养基中，逐一抽走里面的营养物质，当把葡萄糖抽走时，不出两天，肿瘤细胞都死光了。也就是说，癌细胞的主食是糖，剥夺葡萄糖，肿瘤细胞就会死亡。

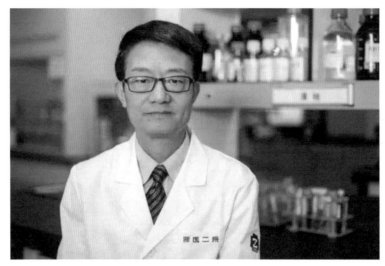

胡汛教授

似乎很简单？但，肿瘤细胞可没那么单纯。葡萄糖主要存在于血液中，而肿瘤细胞的血管发育不良，所以对糖的需求其实非常少。人体空腹血糖正常范围为 3.9~6mmol/L，但肿瘤细胞如胃癌细胞可从血糖浓度仅为 0.1mmol/L 的血液中获取能量——尽管吃得那么少，肿瘤细胞还能疯长。所以，想要通过"绝食"，切断肿瘤的"粮食供应"，来"饿死"肿瘤，是行不通的。

没得吃，照理应该"饿死"，但为什么肿瘤细胞不仅没死，反而还不断生长呢？

胡汛教授想到了这么几种可能：癌细胞特别"节能"，对葡萄糖的利用率很高；或者，它有其他"帮手"。肿瘤，其实是个复杂的系统，除了肿瘤本身，还包括周围的肿瘤微环境，这个"帮手"，就很可能来自周围环境。

经过一系列筛查，胡汛教授最后把"帮手"的身份锁定在乳酸上。乳酸会分解成一个乳酸根和氢离子，这两个因子协同作用，使得肿瘤细胞在葡萄糖含量很少时，非常节约地利用；在没有葡萄糖时，进入"休眠"状态，一旦恢复供应，立即恢复生长状态。研究成果发表在 2012 年的国际学术刊物 *Journal of Pathology*（《病理学》）杂志上。

从基础研究的理论创新，到临床医学研究和治疗方法的创新还隔着看不见的鸿沟。浙医二院放射介入科晁明主任根据胡汛教授的这项基础理论新发现，设计了临床研究计划，希望将其转化为一种临床治疗新方法，用于原发性肝癌的临床治疗。于是两位教授开始了他们的密切合作。

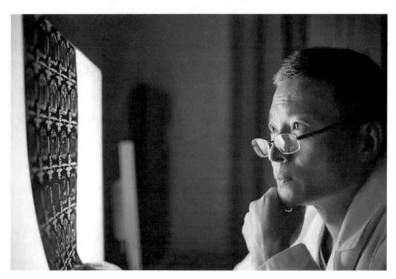

晁明主任医师

　　他们找到了一个"饿死"癌细胞的方法：靶向肿瘤内乳酸阴离子和氢离子的动脉插管化疗栓塞术（TILA-TACE）。TILA-TACE采用的方式是把碳酸氢钠通过肿瘤滋养血管注入瘤体，改变肿瘤内部的pH。用碱，如碳酸氢钠（小苏打）来去除肿瘤内的氢离子，就可破坏乳酸根和氢离子的协同作用，从而快速有效地杀死处于葡萄糖饥饿或缺乏的肿瘤细胞。

　　两位专家团队的临床试验研究范围是中晚期的原发性肝细胞癌。这个中期、晚期的定义，不是以时间为分界的中晚期，而是有严格的医学标准：肿瘤大于3厘米的叫中期；肿瘤出现脉管侵犯的就是晚期。这主要是基于两点考虑：第一，大多数肝癌患者初诊时已经不适合手术、消融，或者肝移植，而常规推荐的治疗方法——肝动脉插管化疗栓塞术（cTACE），虽然可以断了肿瘤的"粮路"，但只要乳酸根和氢离子这对"黄金搭档"还在，仍可以建立新的补给渠道；第二，相对其他肿瘤，肝细胞肿瘤血管更容易定位。比如胰腺癌，位置特殊，好比"五省交界"，通路很多，又复杂，难度就很大。

　　他们在40位中晚期肝癌患者身上尝试了这种新的治疗思路，对这项治疗的反应，研究中用的是欧洲肝病学会标准——观察肿瘤的坏死率，坏死50%以上是"有效"。TILA-TACE治疗肿瘤的有效率为100%，初步统计患者的累计中位生存期超过3年半。研究成果发表在国际著名学术杂志 *eLife* 上。这个结果，让国内外很多同行都难以置信，要知道，人类经过30年的努力，晚期肝癌治疗才实现了突破半年中位生存期，接下来的目标是提高到 1 年。

研究的初步结果让人鼓舞，由此可见，TILA-TACE 目前对原发性肝细胞肝癌效果显著，但针对一些已经出现腹水、黄疸的终末期患者，尚没有突破。

有人对临床试验 40 人病例数量表示质疑，两位专家认为，这是这个研究是前沿研究，病例数量不可能很多，有它的不成熟性，他们希望能起到一个"抛砖引玉"的作用。发表的论文结果是在符合严格条件规定下入组患者的治疗结果，结果还需要更多研究来反复证明其准确性。

对于一些自由的争论，两位专家觉得这是正常的，对推动发展、去伪存真也是有利的。

在研究上，两人想法一致，认为肿瘤研究者需要坚持两个理念：一个是原创性的理论突破，一个是对患者有好处。TILA-TACE 从手术的分量上看，表面上是加了碳酸氢钠，但它具有深刻的肿瘤生物学背景，引入了新的肿瘤死亡机制，先解决了科学理论的问题，再转化到临床实践上。科学其实就是一层纸的厚度，科学的道理是很简单的，但发现的过程是很艰难的。他们说，不追求速度，只是想探索科学的真理。若经过科学的反复验证后证实 TILA-TACE 的疗效，才可能替代现行的 cTACE 术式，使更多患者得到更好治疗，这才是研究的意义所在。

随后，2017—2020 年，两位教授又将此临床研究转入真实世界临床研究，将创新的 TILA-TACE 治疗主体病灶结合卓越化改良的三维立体放疗治疗癌栓的同步一体化方案，形成新的治疗策略，至今已有超过 500 例肝癌安全地接受了此项新疗法。2017—2018 年的 163 例数据分析显示，治疗有效率为 97.7%，中位生存期 27 个月，其中，中晚期肝癌的中位生存期达 23 个月，极大地提高了中晚期肝癌患者的生存期。

点亮罕见病患者的希望之光

2024 年 3 月 16 日,是浙医二院罕见病诊治中心成立九周年的日子。9 年来,超过 4 万名罕见病患者带着最后的期望慕名求诊于浙医二院吴志英教授及其团队医生。

2015 年初,吴志英教授辞去复旦大学神经病学研究所所长职务,从上海的复旦大学附属华山医院来到杭州的浙医二院,她想做的只有一件事:有一个能收治罕见病/遗传病患者的病区,以及一个研究罕见病/遗传病的实验室。"浙医二院说可以有,我就来了。"

于是,全国第一个罕见病病区就在浙医二院诞生了。在吴志英眼里,这是一件相互成全的事情,给那些疲于奔波求医的罕见病患者一个出口,自己也可以全心投入 30 多年来所坚持的事业。

全国首家罕见病诊治中心,9 年诊治罕见病患者逾 4 万人

浙医二院罕见病诊治病区,U 字形的布局,坐落着十几间病房,日光倾泻,一片静谧。它看似与普通病区无异,却专门收治从全国各地、带着期望慕名而来的罕见病/遗传病患者,回廊的墙上贴满了各种鲜为人知——诸如肝豆状核变性、发作性运动诱发性运动障碍、遗传性共济失调、亨廷顿病、肌萎缩侧索硬化以及其他形形色色的罕见病的科普宣传资料。

罕见病种类繁多,高达 7 000~8 000 种,其中 80% 以上是遗传病,60%~70% 累及神经系统,多在儿童、青少年时期发病,造成的致残致死严重影响患者的生存质量,也给家庭带来沉重的经济负担和精神痛苦。此类疾病具有高度的临床和遗传异质性,是临床上最难诊治的一类疾病。

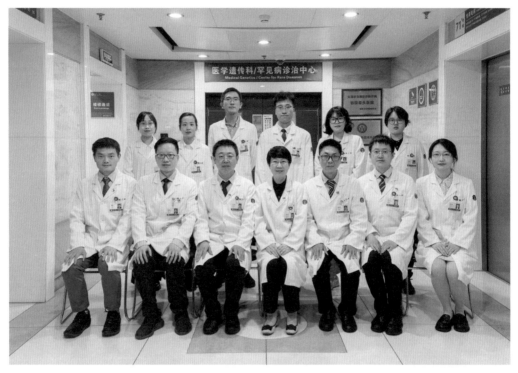

浙医二院吴志英教授（前排右四）团队

吴志英教授自 20 世纪 90 年代初即开始致力于疑难罕见病和神经遗传病的致病基因鉴定和精准诊治研究。她在临床实践中意识到，造成这类疾病误诊和漏诊的最主要原因是缺乏客观的诊断标准，而临床研究资源的匮乏是限制该领域研究的瓶颈。因此，她从早年间就着手建设罕见病/遗传病临床队列及生物样本库。2015 年引进到浙医二院后，建立了罕见病诊疗中心，创建了国内首个"门诊-病房-实验室"三位一体的临床科室，同时建立完善了系统规范的基因检测体系和分子诊断平台，全力以赴攻克"罕见病诊治困难"的瓶颈，助力我国罕见病的精准诊疗研究进入快车道。

"成立罕见病病区，出于社会现实考虑，是为了更好地诊治患者，减少患者四处辗转求医的痛苦。"吴志英如是说。此前，全国没有一家医院有独立病区收治罕见病患者，这些患者住院只能分散在各个不同的科室。但罕见病患者往往对隐私的需求更高，而且他们的焦虑情绪不同于常见病患者，需要医护人员具有高度爱心，尤其要有耐心，需要专门的团队提供精准诊治和照护。

这是吴志英为罕见病患者开辟的港湾，也是她带领团队与罕见病搏斗的战场。

绘制我国肝豆状核变性患者第一张 *ATP7B* 基因突变图谱，聚焦疑难罕见病个体化诊疗

肝豆状核变性是一种罕见的常染色体隐性遗传病。1993 年，该病的致病基因 *ATP7B* 被发现，逐渐揭开了这个疾病的面纱。在全球范围，该病的发病率为 1/10 000~1/30 000，人群中致病基因的携带率为 1/90。*ATP7B* 基因发生突变，会导致患者出现排铜功能障碍，无法将从食物中摄取的铜排出身体，久而久之，铜就会沉积在患者身体的各个脏器。

如果铜沉积在肝脏，患者会出现肝硬化，脾肿大；沉积大脑，则会出现手脚抖动、口齿不清、吞咽困难、行走姿势异常，甚至精神行为异常。这种疾病的临床表现非常复杂多样，患者可能会到很多科室就诊，因此，很容易被漏诊和误诊，错过最佳治疗时机。

2020 年，肝豆状核变性 MDT 团队在浙医二院成立，由罕见病学科、神经内科、精神科、普外科、消化内科、肾脏内科、儿科、骨科、眼科、感染科、康复科等多个学科的专家组成。MDT 模式旨在针对每个患者的临床表现，联合多学科专家深入讨论，群策群力，使患者得到专业规范的精准诊断、个体化治疗及长期综合管理。

吴志英教授领衔团队对我国肝豆状核变性患者的 *ATP7B* 基因突变特征及其与临床表型的关系以及精准诊疗策略进行了系列研究：在国际上率先报道了我国肝豆状核变性患者最常见的致病变异 p.R778L 与严重的临床表型相关；率先应用锌剂单药治疗经过基因诊断确诊的症状前个体，经过长期随访证实锌剂单药治疗可以有效地干预症状；与此同时，通过长期随访研究证实了肝豆状核变性患者尽管已行肝移植手术治疗，术后仍应坚持低酮饮食并口服小剂量锌剂；通过对近 800 例临床诊断为肝豆状核变性的患者进行基因突变筛查，绘制出我国肝豆状核变性患者的第一张 *ATP7B* 基因突变图谱。

近年来，团队通过对长期积累的 715 例基因诊断确诊的肝豆状核变性患者的临床特征、血清铜蓝蛋白、24 小时尿铜、角膜 K-F 环和头颅磁共振结果进行系统分析，发现与国际指南推荐的血清铜蓝蛋白低于 200mg/L 这个诊断指标相比，以低于 120mg/L 为诊断指标可以提高诊断特异性，降低误诊率，由此优化了肝豆状核变性的国际诊断标准；血清神经丝轻链蛋白可以用于评估肝豆状核变性患者神经症状的严重程度，但不宜用于评估治疗效果；应用冷冻电镜技术首次解析了人类 ATP7B 蛋白的结构，解析了 ATP7B 蛋白介导的铜转运模型及转运机制，并利用结构模型对肝豆状核变性患者携带的

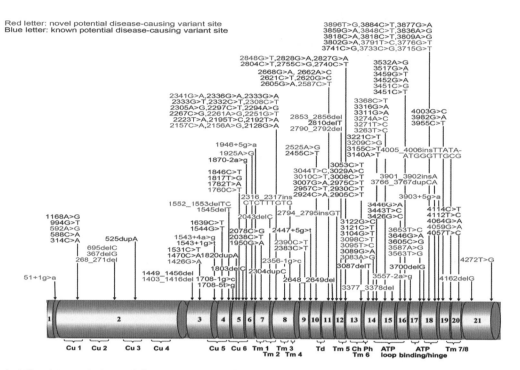

中国第一张肝豆状核变性致病基因 ATP7B 突变图谱

高频 *ATP7B* 突变进行了分析。系列研究结果先后发表在 *Archive of Neurology*（2015 年更名为 *JAMA Neurology*）、*Clinical Gastroenterology and Hepatology*、*Movement Disorders*、*Cell Reports* 等国际知名期刊上。

30 余年的坚持与创新，旨在进一步厘清和规范我国肝豆状核变性患者的精准诊疗。2021 年 4 月，由吴志英教授主笔并牵头制订的《中国肝豆状核变性诊治指南 2021》于中华神经科杂志正式发布，这也标志着罕见病团队对这一疾病的研究达到了国际先进水平。

锁定致病基因和预警标志物，探究疾病真相

目前，7 000 多种罕见病中，只有不到 5% 的罕见病有药可医，幸运的是，发作性运动诱发性运动障碍是其中一种，而这种罕见病的致病基因和特效药的发现者，正是吴志英教授。

2005 年，吴志英在门诊中遇到一个生怪病的 16 岁女孩。她从 10 岁开始，每次从座位上站起时，会出现身体不自主扭转，类似"舞蹈"，持续 30 秒左右才停下来，经常出洋相，因此她不敢上学，不敢出门。家人四处求医，被诊断为"癫痫"，却治疗无效。

这个女孩起初也令吴志英困惑，她翻阅了大量文献，最终才确认这是一种称为"发作性运动诱发性运动障碍"的罕见病，这是一种反复发作、运动诱发的运动障碍性疾病，是最常见的发作性运动障碍，部分患者有家族史，寻找致病基因和特效治疗药物一直是本病的研究热点。

自那时起，吴志英领衔团队，耗时 6 年，收集到 8 个家系，通过全外显子测序等分子技术、家系共分离分析、大样本正常对照比对、单倍型分析等多层次验证，结合基因表达及蛋白定位研究，最终成功鉴定出发作性运动诱发性运动障碍的第一个致病基因 PRRT2。与此同时，她又从各种抗癫痫药物中筛选出治疗发作性运动诱发性运动障碍的特效药物卡马西平，发现极小剂量卡马西平即可以完全控制携带 PRRT2 突变患者的发作，使之获得与正常人一样的生活质量。

2021 年，在鉴定第一个致病基因 10 年后，吴教授率领罕见病团队又鉴定报道了第二个致病基因 TMEM151A，该结果入选了 2021 年度"中国神经科学重大进展"。两个致病基因 PRRT2 和 TMEM151A，均已被在线人类孟德尔遗传（OMIM）数据库收录，并已成为诊断发作性运动诱发性运动障碍的金标准。

随后，罕见病团队进一步研究这两个致病基因突变与临床表型的关系，发现携带 PRRT2 突变的患者多在儿童期起病，主要表现为舞蹈样症状，发作持续时间数十秒但不超过 1 分钟，卡马西平可以完全控制其发作，而携带 TMEM151A 突变的患者多在少年时期起病，主要表现为肌张力障碍，发作持续时间数秒，卡马西平仅部分控制其发作。

在遗传性共济失调和亨廷顿病领域，吴志英团队率先鉴定出 COX20 是"隐性遗传性共济失调伴感觉神经元病"的新致病基因；还率先发现血清神经丝轻链是评估遗传性共济失调（SCA3 和 SCA2）及亨廷顿病疾病进展及转归的重要生物标志物。

吴志英教授先后应邀在第 21 届帕金森病及运动障碍国际会议第 6 届亚洲和大洋洲帕金森病与运动障碍会议分别作大会主题报告，主笔并牵头制订《中国发作性运动诱发性运动障碍诊治指南》和《中国亨廷顿病诊治指南 2023》，系列研究结果发表在 Nature Genetics、Neurology、Movement Disorders、Cell Discovery、Brain 等国际主流期刊上，为制定相关疾病的精准诊断策略及研发治疗药物提供了重要依据。

"我们要成为患者心中的那道希望之光"，三十年如一日，只为让更多罕见病患者不被误诊

　　吴志英教授的电脑里，有一个庞大的数据库，这是几乎每天傍晚到深夜，她都会步入的一个纷繁复杂的神秘世界。

　　患者的血样和基因分析结果、临床症状、诊断结果、治疗效果及随访……这里存放了3万余人的病历资料，在过去30年内，他们的点滴变化都被收录更新。"铜娃娃""企鹅家族""渐冻人"……他们中的很多人都有看似好听的称谓，而他们共同的名字是罕见病患者。

　　这份日积月累、令人眼花缭乱的数据库，与那个专属于罕见病患者的临床科室一样，蕴藏着许多罕见病患者一生无言的病痛，更寄托着吴志英专注罕见病30多年的初心、守望与希冀。

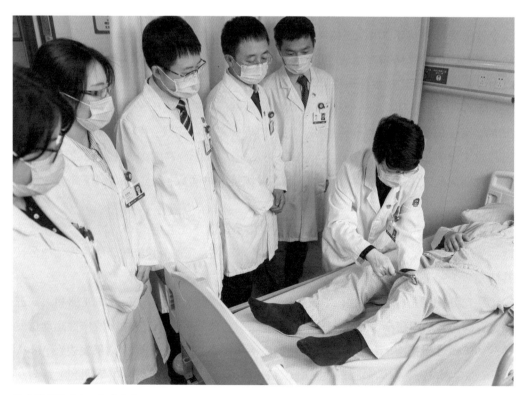

吴志英教授（右一）在查房

罕见病的关键在于早期识别和诊断，如何让更多基层医生能够识别罕见病？从 2019 年开始，罕见病团队不仅举办继续教育培训班、接收全国各地进修医生到病区学习，还会走出去，开展"西部行"活动到祖国的偏远地区义诊，给当地医生进行罕见病诊治相关培训，希望通过培训提高基层医务人员的早期识别和诊治能力，告诉他们遇到罕见病患者如何转诊，以提高诊疗效率，节省患者就诊时间和花费。

同时，科室还创办了科普公众号，定期发布疾病相关知识，并建立了微信专病联络员机制，让更多民众了解什么是罕见病。

从医 30 多年来，吴志英教授带领着罕见病团队始终以"做出正确诊断，找到最佳治疗方案，探究疾病真相"为目标，让更多罕见病患者得到及时的诊断和治疗。"我们要成为患者心中的那道希望之光！"这是吴志英团队一直在努力的事情。他们期望，让所有罕见病患者有药可医，让罕见病不再罕见。

第四章 · 创新，厚积前行力量

护士研发的"转运神器"

患者的转运工作，向来令护士们头疼。

一位患者的一次转运，通常需要 4 人从床单四角拖起，费时费力。面对这一难题，浙医二院的护士们主动出击，通过两年的研发，推出"可降解气悬浮转运垫"。只需使出患者体重十分之一的力，便可轻松转运患者，这款悬浮转运垫被护士们称为"转运神器"。

在浙医二院，现在患者的转运是这样的：15 秒时间，床垫充气悬浮，护士轻轻一拉，患者瞬间转运过床。

困扰：别让护士伤身伤心

转运难题，曾困扰当时担任浙医二院院长助理、长兴院区执行院长的金静芬许久。

"我们有很多护士因为转运患者造成腰肌劳损，甚至是椎间盘突出。"说起这个，之前担任过浙医二院护理部主任的金静芬颇为感慨，"我有一位同事曾经因为搬运患者，一下子椎间盘突出严重，站都站不起来。"这些意外让医务人员伤身，也伤心。"但是护士们又必须冲上去，因为患者就在那里。"

急诊患者入院，一般会从急诊抢救室转至手术室，随后转至监护室，最后转至病房；而病房患者又需要从病房转至手术室，随后转至麻醉复苏室，最后回转至病房；如遇患者需做检查，又得从病床转至推车，再从推车转至检查机器上，检查完毕再依次重复上述动作。

一家三级甲等医院，一天究竟要转运多少次患者？金静芬团队曾经做过抽样调查，发现一家拥有 1 200 张床位的医院，每日因检查需搬运患者 1 132 人次，单日总搬运患

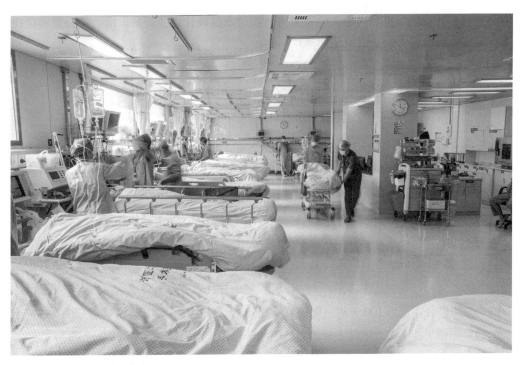

手术室护理团队转运手术患者

者达 1 716 人次。

如此繁重的工作量，除容易造成护士的职业伤害外，还可能对患者造成二次伤害。如果遇到肥胖体型的患者，体重可达一百多千克，搬运起来更是非常辛苦。因此，寻找更优方案极为迫切。

金静芬与浙医二院的护士们曾尝试过多种方法。"之前我们看到国外有医院在用转运板，便自己寻找材料，联系企业尝试制作过一批。"但是，转运板虽然比床单好用，却并不能减轻患者重力，护士的承重量一样，受到职业伤害的风险依然较高。

能不能在转运中，想办法减轻护士承载的重量？金静芬思索起来。无奈的是，个体能力较为有限，纵使深知临床痛点却难知如何解决。

转机在 2017 年，护理部开设了属于护理的创新俱乐部，从临床急需解决的问题入手寻求解决方案。

金静芬迅速组建多专科创新小组，把来自急诊科、手术室、神经内外科、骨科等部门的护士联合起来，在攻克这一难题上拧成一股绳。依托浙江大学的多学科资源，创新小组先找到计算机专家和生物医学专家等，探讨产品设计可能；又借助企业力量鉴定想法是否具有可行性，完成由想法到产品的转化。

难点：如何让患者"浮"起来

研发过程中，金静芬团队克服了诸多难点。

首先，减轻护士承受重量，是该款创新项目的核心诉求。金静芬及团队成员在查阅资料的过程中，忽然联想到磁悬浮技术- ——利用磁力克服重力，从而使物体悬浮起来。

那么，能否在转运床垫中做到"气悬浮"？让患者悬浮起来，让护士少用力。具体而言，如果可以做到悬浮，到底悬浮力多大合适？悬浮起来以后，又如何保证患者的安全？多学科的创新小组成员各自发挥特长，在共同讨论中一点点前进，一次次实验，最终成功通过气体流量精确控制悬浮水平，大大减轻气垫的悬浮负载，可将载荷重力降至原重量的1/10——如患者体重为 100 千克，则只需施加 10 千克的力即可实现转移患者过床。"护士们的理工知识欠缺，多亏浙江大学的老师们给予了很大帮助。"金静芬十分感恩。

其次，在让床垫浮起来前，需要将其充满气体。但打气的时间不能太长，因为转运不能等；发电机又不能太吵，否则影响医院环境。将这一问题放在心头，金静芬在一趟德国学习之旅中发现了解决办法——她观察到德国气床的打气机小小一个挂在床下，声音很轻。回国以后，金静芬和团队成员开始寻找类似的进口电机，接上床垫后能在几秒内将其充满气体，且轻便无声。

另外，待性能均完善后，又要考虑患者的使用感受。金静芬介绍道，床垫的下贴面需要做得足够光滑，拉来拉去才没有摩擦力；上贴面又需考虑患者的舒适性、透气性、

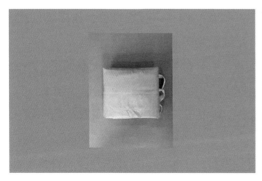 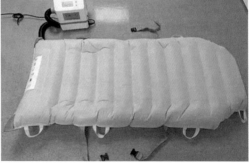

可降解气悬浮转运垫充气前后

安全度；其中缝合部位还要做到环保可降解，以实现"一人一垫"，避免交叉感染。为解决这些问题，团队又展开了不少实验，以选用最为合适的材料。

如今，这一产品已经注册，正式推向市场，并在全国各地引起较大反响。直到现在，金静芬团队依然在临床应用过程中不断优化产品。"我们在使用中觉得有问题就改，改完再用再体会。"

根植于每一位护理人的创新

众所周知，护士工作繁劳杂多，遇到的待改进问题也较多。到底哪些临床问题亟须解决，只有医务人员最清楚；也只有解决了这些问题，护士的工作才能更有效、更智慧。

另外，当一名护士发现临床问题后，最需要的是多学科的充分讨论和沟通指导；在充分讨论中，还会激发起医务人员发现更多改进工作条件的可能性。为此，依托医院的广济创新俱乐部，护理人员每周都开展多学科讨论会，护士们通常端着饭盒，边吃边头脑风暴，气氛热烈。

护理部每年举行属于护理的创新大赛和开题报告会，由专家评委对每个项目进行打分，如果可行就会给予资金，支持项目启动。"启动资金其实金额较小，但如果某个项目确实前景很好，俱乐部也会继续组织力量给予后续资金补充。"

第四章·创新，厚积前行力量

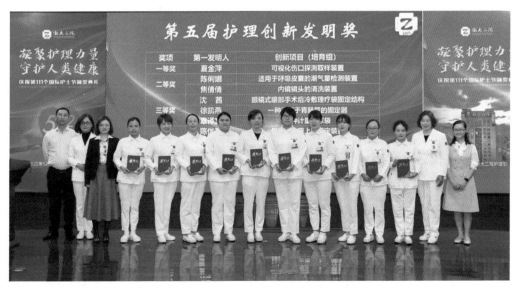

第五届护理创新发明奖

另外，俱乐部还会定期开展优秀企业交流会，让企业近距离了解护士们的发明专利和实用专利，促成企业与护士达成合作，共同推进产品转化与开发。

有一系列的创新产品被护士研发出来——危重患者大便失禁可引起皮肤感染和压力性损伤，患者痛苦，护理干预难，孙红玲护士长设计的基于臀形结构的大便失禁引流套件可有效收集和引流粪便，保护皮肤，减轻护理工作量和医疗成本，提高患者生活质量。

耳鼻咽喉科护士发明设计的量控湿化加温过滤喉保护罩，用于喉癌等气道造瘘患者，解决了喉造口湿化难题，实现移动式气道湿化，便于患者离床活动。

急诊室护士设计的移动分诊台，包括监护仪、分诊处理器、标签打印机等，可应用于户外分诊、群体检伤，为行动障碍患者提供便捷的分诊服务，提高工作效率及患者满意度。

"新"花怒放的创新大赛

2016 年 6 月 21 日，医院发布了一则不长的公告：

为了贯彻落实国家创新驱动发展战略和"大众创业、万众创新"的先进理念，有效推动基础研究和转化医学的深度结合，大力促进科技成果转化与产学研合作，充分发挥浙江大学学科齐全，以及我院作为附属医院的医教研用多学科交叉的优势，根据浙江大学统一部署，拟成立由众多学科带头人、学科骨干组成的"浙医二院创新中心"。值此创新中心即将成立之际，为拓展我院医务人员的创新和创业思路，寻求解决临床理论及实践问题的最佳途径和技术，推动我院科技创新和成果转化事业，促进创新成果和产业资本的有效对接，特举办此次大赛。

谁也没想到，这则公告引起了院内医生的巨大关注，6 月发布的公告，短短数日，投稿已塞满了医院科教部的邮箱！更没想到的是，这届创新大赛在浙江省各家医院，甚至创投界都引起广泛关注。

这样的创新大赛本身就是一种创新，在赛事的方案中有一段这样的话深刻反映着医院管理层对于时代、对于青年医生内心渴望的深刻解读：

在创新驱动发展的众创时代，如何进一步推动基础与临床的深度融合，并促进科技成果转化，走出一条产学研合作的可持续之路？第一届创新项目大赛旨在激发医务人员创新创业热情，努力寻求解决临床难题的突破性思维和实践，促进创新成果和产业资本的有效对接，为祖国、为人民的健康提供更多、更有效的临床解决之道……

整个大赛的组织和实施，也彰显了医院对创新的重视。

赛前医院专门组织召开大赛培训会，对参赛选手进行专项培训，请来创新经验丰富的著名临床专家、资深专利代理人，甚至还有投资基金企业的创业投资界人士。培训会上人头攒动，医生、护士、在校学生……比肩接踵，挤满了示教室，他们伸长脖子，拿着手机，录音、录像、拍照片，好不热闹！

通过评委们一轮轮的评审，有十项创新提案入围最终决赛。决赛当天，会场气氛热烈，评委、嘉宾正襟危坐，参赛选手摩拳擦掌。通过参赛选手的演讲、演示，评委嘉宾的提问、释疑、互动，最后评出 6 个创新明星奖。

一等奖为放射科韩树高医生的《实时导航适形消融系统》，这个项目能二维定位导航，医生只需要根据术前确定好的进针方向和深度直接把针植入患者体内，既安全又便捷，把只有少数医生掌握的技术，变为了"傻瓜式"操作。团队又改进了针头，使每个分针都能独立控制，可以根据肿块的形状而发生"变形"，使肿瘤消融更加彻底，不再因为针头不匹配而残留。这就好比传统大炮换成了导弹一样，从无差别打击，变为精准打击。

这些得奖的项目将获得赛后持续的培训辅导安排和长期创新基金支持，成果将得到创业投资平台的关注。

颁奖当天，医院同时宣布成立"广济创新俱乐部"。该俱乐部的成立，为医院营造了创新的文化和氛围，是又一个开创性的举措。像这样"为人类的健康做出重要贡献"的创新举措，在浙医二院有很多。而背后的强大推手，是浙江大学高标准的创新要求和医院不断发展的要求。

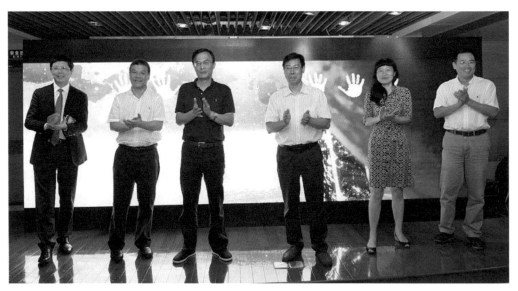

广济创新俱乐部成立仪式

一场大赛，满眼亮点。大赛几乎涵盖了所有重要的科室，年轻化、临床化、平台化成为大赛的显著特点，大赛实现医疗创新实践和相关产业的有效对接，也促进了医院进一步搭建为医务人员提供创新服务相关配套资源及科技成果转化和技术转移服务的平台，把医生的创意转化为产品，形成生产力。这样的创新现象，在浙医二院，正在从个体走向群体。

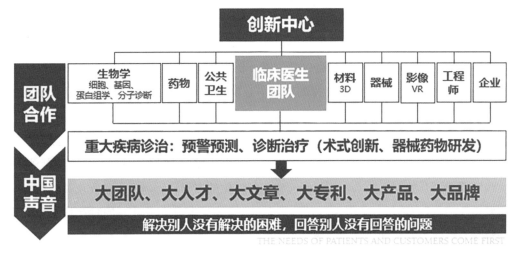

浙医二院创新中心运作模式图

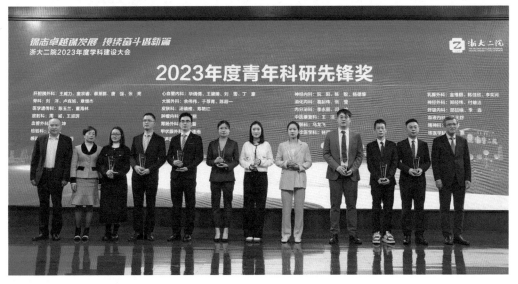

浙医二院2023年度青年科研先锋奖颁奖仪式

第四章·创新，厚积前行力量

2016—2023 年，创新大赛已举办了 8 届，挖掘了众多的医学创新项目，受到了社会各界越来越多的关注。从参赛项目的质量和成熟度来看，一年比一年优质，一年比一年贴近临床需求，部分参赛项目通过这座"桥梁"，已成功实现了转化落地，真正为老百姓带来了便利。医院举办创新大赛的初心，也正在一步步实现！

"创新，既是我们作为大型公立医院的一种社会责任，也是我们历经百年持续发展的源动力。我们医院和科室都要努力为创新营造环境与文化氛围，唯有这样，才有持久的创新。"这是浙医二院对于创新的一贯观点。

浙医二院围绕着重大临床问题，努力探索基础与临床深度融合创新与整合，不但率先成立广济创新俱乐部，积极举办创新大赛，还建有国内最大规模从基础到临床的完整科研链及专病研究所，形成了独特的创新中心模式，为建立医院、大学、政府、企业、资本方等多方高效合作机制不懈努力。

创新一直是浙医二院发展旋律中的最强音，尤其是近年来，医院紧跟落实国家"创新驱动发展"精神与学校"双一流"建设要求，以攻克重大疾病为目标，紧密结合临床实践和需求，开展创新技术、创新研究和创新转化的多学科、高水平联合攻关。在临床中发现"痛点"，创新攻关解决难题，最终将创新成果运用于临床，同时在临床和市场间建立有效沟通的桥梁，打通创新链条上各个环节，为临床创新提供高效率、有成效的服务。

正如浙医二院党委书记王建安在一次全院大会上所作的发言："创新是一种善于观察的习惯，创新是一种打破常规的勇气，创新是一种百折不挠的坚毅，创新是一种敢于挑战的精神，我希望同志们——创新、创新、再创新！"带着这样一种习惯，带着这样一种勇气，浙二人毅然前行，不畏挑战，必将走向更"新"的世界。

基金文化，科研灯塔上的一束强光

科研对医院意味着什么？不同的医院也许会给出不同的答案。中国科学院院士、医院党委书记王建安曾说："期待有一天患者能这样描述浙医二院——'希望和重生的灯塔'，即使这条道路充满艰辛和挑战，相信终有一天能达到成功的彼岸，让医院犹如灯塔般照耀每一位患者。"如果浙医二院是一座希望和重生的灯塔，那么，科学研究就是灯塔上的一束光。

2023 年，浙医二院在年度国家自然科学基金立项中共获资助 212 项，连续 3 年位列全国医院第二名，并连续 13 年领跑全国。

浙医二院之所以在科研工作上能够保持长久的毅力与活力，在主管医院科研工作的常务副院长胡新央看来，离不开"持之以恒的创新精神"，这种创新的实质不仅是医院获得了多少科研经费、多少国家重大项目，更要看其推动了多少临床研究，是否回答了别人没有回答的问题，是否解决了前人无法解决的困难。

做好科研服务"店小二"

在医院层面，创新是共识，也是指挥棒，在指挥棒的引导下，全院形成了科技创新的良好氛围。近 10 年来，浙医二院以国家自然科学基金项目为抓手，逐步构建起系统的基金管理组织体系，形成了基金管理的"浙二经验"。

首先是基金管理体系化与精细化。对于一线医务工作者来说，做科研需要有系统的方法论指导与平台支撑。医院科研管理部门成为科研服务的"店小二"。每一年国家自然科学基金立项发榜之日，就是医院下一年度基金立项动员的启动之时。浙医二院以国家基金申报为契机，逐渐形成了基金项目申报全程服务和精细化管理的模式。全程服务主要围绕国家级项目申报，从全员动员到标书撰写、课题申报进行。精细化管理则是要对全院项目了如指掌，对重大项目深度参与，做好项目的细分，了解哪些项目需要重点关注，安排专人定期跟进，并提供定制服务。在浙医二院，科研不是某个人的事，而是大家的事。

其次是利用平台与激励筑巢育人。一方面，医院为科研人员搭建起从基础研究到小动物/大动物研究平台、临床研究平台、流行病与卫生统计平台等完整的研究链，并成立技术转化办公室和细胞治疗中心，保障科研硬件支撑。另一方面，以物质和精神双重奖励的方式提升医生科研热情，激发科研潜力。

最后是营造"创新为本"的基金文化。医院旗帜鲜明地鼓励新技术、新项目。不仅关注科研项目的推介，更关注创新成果的转化，还推出了科研导师制、科研假、临床研究培训、创新大赛、"5510工程"等创新机制于举措。

始终以临床问题为导向

浙医二院有一面著名的基金墙，墙上展示的照片都是卓越的医学科学家。对科研的追求和热爱日复一日深深埋在了浙二人的心中，年复一年便形成了具有浙二特色的、以"创新为本"的基金文化。

虽然直至2024年浙医二院的国家自然科学基金项目总数已连续14年领跑全国，但基金数量并不是医院追求的最终目标。医院把申报基金的过程当作培养医生科学素养的方式之一，一次完整的基金申报过程包括科学思维的引导、科研基本能力培养、申报项目过程乃至获批基金后的监督，最终形成严谨的科学论文。医院的目的是通过申报基金

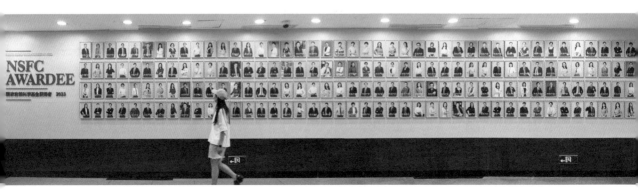

医院里的基金墙

全过程，培养医生的科学思维与研究能力，从而在全院营造崇尚科学的浓厚氛围。经过多年培育，医院形成了"以临床问题为导向"积极申报的基金文化。在浙医二院，基金文化的核心是创新，两翼是精益求精、永不言弃。

不论是从医院层面还是医生个人层面，所谓临床与科研的结合，其实就是要在临床诊疗中时刻带着科学研究的思维，思考如何解决临床上遇到的问题。对于临床医生来说，如果不具备科研思维，那么在临床诊疗中遇到问题，就不会进一步思考如何通过研究解决问题。

对于医院来说，促进基础研究与临床之间的交叉融合，是促进科研发展的重要举措。只有二者充分融合，以临床问题为导向，才能用科学研究的方法回答新的医学问题，寻求新的治疗手段。

浙医二院强调要在临床中发现问题，要以临床医生为核心开展跨团队、跨学科协作，完善层次清晰的全链式、交互式、多团队合作交叉融合创新模式，进行产学研一体化创新成果转化，奋力突围破解一系列重大难题。例如，医院在国际首次提出经导管心脏瓣膜置换的"杭州方案"——"瓣环上结构"理论，自主研发系列"中国瓣膜"并在全球领域推广；成功完成全国首例双肺及肝脏同期联合移植术；成功完成全国首例基于闭环脑机接口神经刺激器治疗难治性癫痫的植入手术，标志着我国脑机接口临床转化研究在难治性癫痫诊治领域取得重要突破……

打造高质量人才队伍

科研创新的第一动力始终都是人才。医院也在寻求不断推动完善全球化的人才培养体系，巩固和发展人才资源，打造高质量的人才队伍，为科研创新提供持续的推动力。

具备良好的科研功底是各个科室对青年医生的要求，也是对他们进行培养和培训的方向。以神经外科为例，主任陈高教授经常对科室的年轻医生说，真正优秀的医生应该一手拿手术刀，一手捧《柳叶刀》，两手都要抓，两手都要硬。科室招录的青年医生基本都在博士阶段经过了规范的科研训练，具备了一定的科研基础，这是他们下一步进行临床科研工作，申请科研基金的前提。进入临床阶段后，神经外科要求青年医生必须在专业领域内具备前瞻性的思维和知识，并进行更多开创性的研究工作。

作为临床医生，与其他基础科研工作者最大的不同是，医生的科研工作始终要以临床问题为导向，并不断通过科学研究回答这些临床问题。虽然在临床上，解决实际问题是一件非常困难的事情，但这正是临床医生进行科研工作的挑战和意义所在，也是责任所在。

对于青年医生来说，拿到国家自然科学基金最大的目的并不是获得重大的科学突破，而是获得规范的科学训练。在这种科学训练和科学思维的基础上，才能够让他们在今后的临床工作拥有更多发展空间。

医院为青年医生制定的成长目标是"成为临床科学家"，这个理念也贯穿了许多青年医生从博士到临床医生的整个过程。在心血管内科主治医师倪骋看来，作为基金申请人，要培养自身的几种能力。首先要具备足够的临床能力或者临床敏感度，能够及时捕捉临床存在但还没有解决的问题。申请基金前的准备工作非常重要，需要申请人阅读和整理大量文献材料，要足够勤奋和努力。而完成这些工作，往往要利用临床工作之余的个人时间，所以，申请基金还要有牺牲精神，在不影响临床工作质量的前提下，能够牺牲个人时间投入基金申请工作。在此过程中，也可以充分利用碎片时间，或是在临床工作中就把研究问题或数据进行统计，长此以往，就会形成良好的基础。

临床科研是一个持续积累的过程，只有通过几代人不断地积累，才能为后人铺筑好进步的台阶。每一个基金项目取得的可能只是一个小小的进步，但这些小小的进步聚合在一起，也许有一天就会为人类健康作出巨大的贡献。

党的二十大报告深刻指出，"以国家战略需求为导向，集聚力量进行原创性、引领性科技攻关，坚决打赢关键核心技术攻坚战"。

浙医二院始终坚持内涵式发展道路，推动自主创新，敢于抢占临床新业务"制高点"，勇攀新技术、新项目"最高峰"。作为一家研究型医院，浙医二院始终致力于发扬科研创新的优势，集中力量产出创新成果，解决医学领域的重大问题。以基金文化为底色的浓厚创新氛围，正推动着浙医二院大步迈向世界一流医院新征程。

第|五|章

显仁，实践医道初心

百年前，广济医院提出了"显仁"的理念，用英文表达即为"Love in action"，旨在要求员工不仅要心存爱，而且还要将心中的爱播撒至每一位患者，体现于每一日的工作中。

百年后，浙医二院凝练出了"患者与服务对象至上"的核心价值观，进一步诠释和升华了先辈们"显仁"的理念，每一位员工将之奉为圭臬，致力于全方面满足患者和社会的需求。

广济医院时期，"梅滕更与小患者的相互鞠躬"诠释和谐的医患关系之本，至今仍被众人津津乐道。诸多名人名家纷纷题词盛赞广济，市井百姓用最淳朴的方式感恩广济医务为病者谋福利，留下了一段段感人至深的佳话。

现如今，浙医二院不忘初衷，为患者思，为患者行，用仁与术在患者和医护人员之间架设起希望的桥梁，以妙手送仁心，薪火绵延，夜以继日，用实际行动彰显医道初心，仁爱无敌。

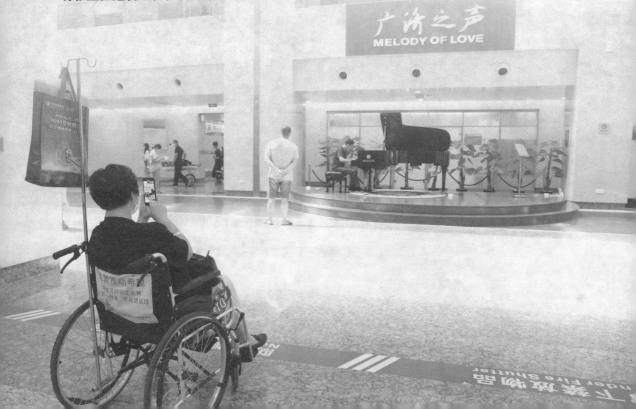

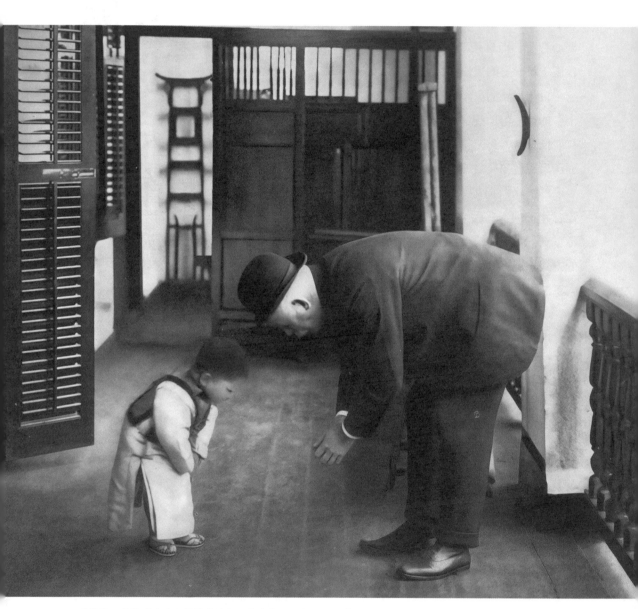

百年前，广济医院老院长梅滕更与小患者相互鞠躬的这一幕，完美诠释了医患之间的相互尊重，被誉为中国医学人文的典范

鞠躬的深意

有这样一张堪称医患和谐关系典范的老照片，时间定格于一个温馨动人的场景：一老一小，双手作揖，互相行礼，小的看上去四五岁光景，长衫马甲，而长者一身西式装扮，他便是浙医二院前身——广济医院的老院长梅滕更。时至今日，这张弥足珍贵的老照片，为我们再现了一个发生在 100 多年前的广济医院里的美好故事。

那一日，适逢梅滕更查房，正欲迈进一间病房时，房内迎面窜出一位小患者，小患者出身大户人家，颇有礼貌，一见是梅院长，立即站定彬彬有礼地给梅院长作揖鞠躬，而深谙中国礼数的梅滕更当即将腰弯成了 90 度，给小患者深深地鞠躬回礼……

梅滕更查房时与小患者行礼，这一老一小、一医一患的相敬相亲，不禁让人感慨。其实，作为一个西方医生，初到中国，梅滕更要面对的医患关系十分严峻。

1881 年，梅滕更被英国教会派往中国时，人们对外科手术、人体构造都不熟悉，当时民间对西医的疑惧尤为严重。曾有女人被送来广济医院抢救，丈夫竟紧张地问"我能不能带走她的遗体？"盖因为当时传言梅滕更会取患者的内脏制药。

根深蒂固的封建思想和国人对西医的畏惧，需要梅滕更与广济的同仁付出更大的努力来构建和谐的医患关系。提及医患关系，梅滕更曾说过这样一段话："做医生最主要的目标就是能够解放身心，能够爱别人，寻找并发现患者身上的优点。医生对自己要有足够的尊重，这样他会不卑不亢，对患者也是如此，这样，患者可以从医生身上得到心灵的安慰。医生在医疗过程中如果能把那理智的、健康的、可以给人以力量和鼓舞的信念传递给患者，那么医患关系一定会在爱的里面积极互动，非常美好。"可谓真知灼见。

一部分人对医生的偏见与不理解，被医生的专业、体贴和温暖治愈，是广济医院流传至今的和谐医患关系的萌芽。

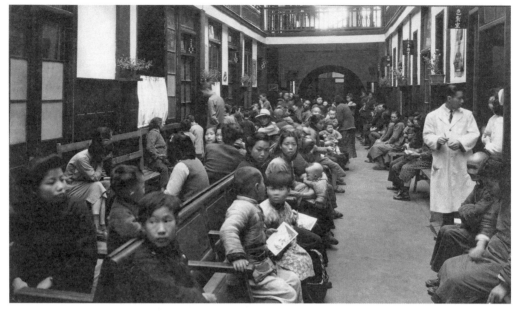

20 世纪 40 年代，井然有序的广济医院眼科候诊厅，可见诊室掩门问诊，为患者服务的医生、护士严谨端庄

从百年前的广济医院，到如今的浙医二院，不忘初心，"患者与服务对象至上"的核心价值观一脉相承。无心插柳，该价值观所产生的巨大社会效益使广济医院自己也成为了最大的受益者之一。

浙医二院不仅继承了广济医院在广大患者心中的优良形象，更努力让每一位患者和服务对象都成为浙医二院良好口碑的维护者，令医患之间的和谐关系得到更好的传承与发展。

根深叶茂的广济同学

推广妇女儿童保健事业

1924 年，第一卷第七号《广济医刊》中的《一班产科又届毕业》记载了广济学生毕业的状况："广济医科专门学校第七次毕业为期将届。诸生类多学丰识富，系出名门，学期三年远非其他速成可比。科目除专门产科学外，药物、儿科、生理、化学、护士诸学均有专科，且大部分课程系西教员教授，故造诣殊深。此次毕业，考试成绩斐然，平日住院人众值班助理经验又多，将来出而行世，造福女界，宁非浅鲜……"

从公布的毕业生名单上看，学生来自各个地方——上海、宁波、诸暨、长沙、湖州、徐州、嘉定等地，以江浙附近为多。她们都"造诣殊深"。

广济产科学堂医教结合的模式，保证了医生理论水平和临床能力，与此同时为毕业生提供持续帮助，最终能促进学科水平整体提高。《广济医刊》设有妇女专刊，其中一篇梅滕更谈到广济产科毕业生的时候说："此后诸生离校后，出其所学共济社会。须显光明之身手，以救女界之苦难。时与母校联络，凡遇奇胎怪产，随时报告。设有重大手术一人所不易为力者，不妨送至母院。我人当尽力而助焉。"广济产科的毕业生们可谓真正做到了"出其所学共济社会"。那个时代，在小城镇里，大多仅有几个中医诊所，没有西医。老百姓生病了只能请中医大夫搭脉问诊，但是对于像天花这样的传染病，中医就束手无策了。妇女们分娩也只能靠接生婆，旧法接生没有医疗器械，也不消毒，剪脐带用旧剪刀，扎脐带用麻线，遇到难产则用手或用秤钩拉扯，所以接生时遇到大出血就无计可施了，不少产妇因此死亡。

广济产科的毕业生傅蒙恩毕业后回到其家乡严州府（雅称梅城，现建德），创办了普济门诊。这是严州府城乃至严州地区第一次出现西医门诊。门诊以西医方法接生为主，兼设西医普内科、普外科、皮肤科、眼科、小儿科，创办之初，虽然设备较为简陋，但是医病疗效好，故深受百姓欢迎。

最开始，大家对西医方法接生不甚了解，所以来普济门诊的产妇并不多，不得不来的，基本上都是接生婆没办法处理的难产妇女——有的经过几天阵痛仍未能分娩的；有的胎儿虽然产下，但是产妇大出血的；有的胎位不正造成胎儿手或脚先出来的。傅蒙恩用各种方法保护母子平安，有时实在无法保全胎儿的，也千方百计使产妇脱险。她使用的西医方式在接生过程中从没有发生过严重的医疗事故，所以日益得到百姓的信赖与好评。

除了门诊的工作，普济门诊还传承了广济医院"济人寿世"的情怀，在地方担当起公益责任。比如，每年春季是天花易感时期，傅蒙恩都会从杭州购买牛痘疫苗，回来给严州府的小孩子接种牛痘。这使得当时非常容易传染的天花得到遏制，患病的人大大减少。另外，由于当时社会整体卫生条件很差，人们经常会得疥疮、疟疾、急性结膜炎、疖痈等疾病。每当这些病流行时，老百姓要么听之任之，要么用迷信方法对付。但是傅蒙恩一方面给百姓及时治疗（消毒、敷药、打奎宁针、排脓引流等）控制病情，另一方面和百姓们说明病因，告知预防知识，渐渐地得到城内百姓的赞誉。如此种种，不一而足。普济门诊的出现，不但降低了产妇的死亡率，减轻了百姓的病痛，还普及了卫生防疫知识。口碑建立起来后，前来看病的人越来越多，在百姓中树立了威信。

1953年，傅蒙恩病逝，普济门诊由其学生胡素英接办，并于1956年在政府号召下合并进公办医院，普济门诊就此停办。

普济门诊是浙西西医之始，可以说，这间门诊的创办，推动了浙西地区西医、西药、卫生防疫事业的发展。如今，建德医疗界更将普济门诊视为本地区医疗卫生事业发展史上的里程碑。

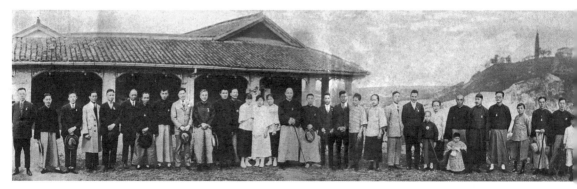

浙江广济医药产三科第一届同学会第一次大会闭幕摄影

傅蒙恩的经历并非个案，大部分广济产科毕业生的从医轮廓如出一辙。在《浙江广济医药产三科五十周年纪念册》上，介绍了部分产科学堂毕业生的就业去向：

颜怡，浙江孝丰人，毕业后实习于日本东京滨田病院，曾任吴兴仁志产科学校教员，现自行开业。

张庆祺，浙江杭县人，历任广济产科医院、上海广育产科医院产科士之职，现自行开业。

张志清，浙江天台人，历任南京鼓楼医院、浙江鄞县公立医院、慈溪保黎医院、金川医院、余姚惠爱医院产科士，宁波市卫生局顾问，现自行开业。

季学成，浙江杭县人，毕业于广济产科，历任各医院产妇科主任，学识渊博，手术精妙，故凡难产诸症经先生手治，靡不化险为夷，洵妇女界之救星也，相乡郑衔华谨志。

许祝平，原名蕴贞，浙江杭县人也，民元时入广济产科肄业，为人性情和蔼，锐意向学，毕业后即从事于本业，任中国红十字会杭州分会医务迄今，服务社会已历十有六年矣，手术经验俱有特长，故应诊者莫不称颂不已。

王顺玲，学成即就金华义门医院产科主任，迄今十有二载，手术灵敏，经验丰富，故数百里内咸知有王姑娘其人。

顾顺英，浙江德清人，历任广济产科医院助医，上海同仁医院产科助医，宁波莫枝堰普益医院产科主任。

陈祯祥，浙江天台人，历任鄞县第一公立医院产科主任兼任泽民医院产妇科主任，现宁波自行开业。

…………

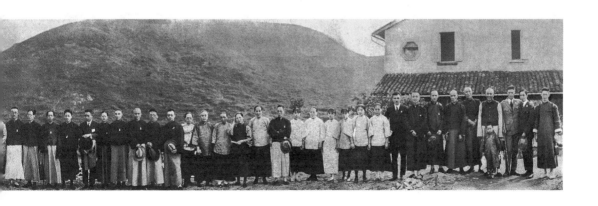

第 一 卷 第 十 二 號

瑣聞

四

上海建築柏達利醫院現規模宏大内容整潔約可收容病人
四百餘名重設貧兒院及女子醫學專門學校以資收育貧
兒而追福女界醫學其耶大矣其志卓矣。

第七班產科畢業生之受聘　　車頭

廣濟產科學校之收取學生程度每次增高以期達理論教
授及實驗教授完全之目的查察成績大有後來居上之勢。
所以第七班經畢業聞已受聘姑盡現照調查所得錄之
於下。

程培芬同　　　　　　　　　　　　上同
劉霂真爲湖北沙市慈濟醫院同　　　　上同
盛总娟爲上海清家渡西公社醫院同　　上。
楊佩英爲湖州福音醫院同　　　　　　上。
吳佩爲餘杭士紳之請在閨林埠設診
吳陳懿設診於杭州太平門直街阮其堤醫士分診所。
其餘探明再錄固各產科女士甫經畢業即爲各地醫院及
士紳等紛紛爭顧固廣濟產科之完善科知社會風氣之
開通各地醫院有設專門產科之必要故耳。

孫稗雲受雙林醫院之聘爲產科主任。
鄭萊英受紹與惠民病院之聘同　　　　上
黄俱振受廣濟產科醫院之聘同　　　　上
樂恩蓁同　　　　　　　　　　　　上。
梁蓉仙同　　　　　　　　　　　　上。
程培珍同　　　　　　　　　　　　上。

各地函訂廣濟醫刊之婦女號

老頭

《广济医刊》内关于第七班产科毕业生受聘的报道

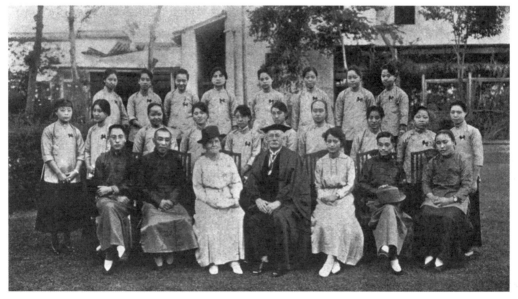

第五届产科毕业生合影

广济产科学堂先后培养了一百多名学生，这些由国际化的方式培养出来的妇产科医师们，最终以本土化的方式落地，成为浙江第一批本土化新型产科人才。这些毕业生或任地方医院产科主任，或自开诊所，自中华人民共和国成立后，为适应需要，广济医院妇产科并入浙江省妇幼儿保健院，为浙江妇幼健康做出了重大贡献。

毛泽东同志题字"老当益壮"

第七届医科毕业生瞿缦云，可以说是广济毕业生中的一位风云人物。

瞿缦云，又名瞿宪文，浙江萧山人。1911年，辛亥革命爆发，瞿缦云投身革命，活跃于广州、汉口、上海等地，任少校军医，并加入国民党。1913年，瞿缦云返回故乡，在友人的资助下，于城厢镇开设萧山第一所西医院——萧山医院（现为杭州市萧山区第一人民医院），欲以医报国为民。

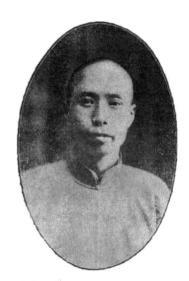

瞿缦云

他身为医者，却如"斗士"，活跃在家国前线，为了中国的革命事业，一直鞍前马后、竭尽赤诚。1925—1927年，瞿缦云积极参加大革命。在此期间，中共地下党组织派宋梦岐等来萧山工作。当时国民党萧山县党部在宋梦岐、傅彬然等共产党员的参与领导下，群众运动蓬勃开展，瞿缦云受之影响，投入革命行列，当时瞿缦云任国民党萧山县党部商人部长、农人部长，负责指导南乡、西乡的农民运动。

1927年4月2日，萧山数万农民为改善生存条件到杭州举行游行请愿，瞿缦云便是主要发动者之一。十日后，国民党新右派发动反对国民党左派和共产党的武装政变——"四一二"反革命政变，宋梦岐被捕，瞿缦云不顾个人安危，主动承担起保护共产党员傅彬然和上级党组织的秘密通信联络的重任，并毅然要求加入中国共产党。同年7月被批准入党。

1927年下半年，瞿缦云利用国民党萧山县党部的合法身份，继续领导南乡和西乡的农民运动，组织成立农民协会，实行"二五"减租。其间曾卖掉医院回到家乡，任中共大桥村支部书记，并以养正小学校长的名义继续党的工作。

1928年初，瞿缦云与国民党组织彻底脱离关系。随后，他辗转上海、南京、西安等地，抵达兰州，遵照党的指示，在国民党军队内开展工作，借医疗工作之便掩护同志，还用个人收入的一部分捐助党组织。

1937 年 3 月，瞿缦云到达延安，先后担任抗日军政大学卫生处医务主任、抗大分校卫生科长、中央直属卫生处门诊部主任、中央干部疗养所医务主任、中央党校卫生科长等职。

中华人民共和国成立后，瞿缦云任卫生部中医进修学校副校长和中医研究院图书馆主任等职，于 1962 年 3 月在北京逝世，享年八十岁。

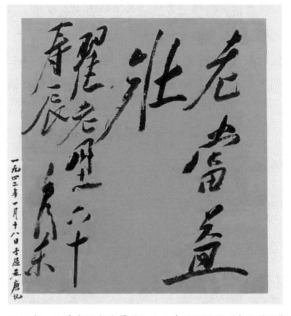

1942 年，毛泽东同志为瞿缦云六十寿辰题写的"老当益壮"贺词（原件藏于中央档案馆）

瓯海医院创始人

第六届医科毕业生杨玉生，是一位不忘初心、将一生都奉献在医道上的同学。他用一生印证一句誓言："人就要像树叶一样，用一生绿着，最后成熟一个金色的梦。"这个"梦"对于杨玉生而言，便是医学之梦，仁爱之梦。

杨畴，字玉生，温州鳌江人。因为学习成绩名列前茅，1911 年毕业后留校担任教师。恰逢辛亥革命，血气方刚的他投笔从戎，任浙江省陆军第一师师部军医、炮兵营军医正，随军参加南京天堡城战役，获得全胜，杨玉生在此次战役中荣获六等文虎章、陆军二等军医正军衔。在部队七年，杨玉生感到仕途茫茫，与学医原旨相悖，于是便辞职而回乡从事医疗工作，扬己所长，为民

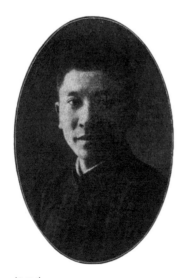

杨玉生

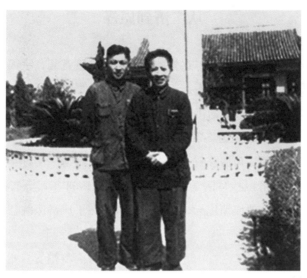

20世纪60年代，杨玉生（右）杨学德（左）父子在江心屿合影

解除病痛。

1918年，杨玉生回到温州，与同乡吴钟、潘鉴宗、黄溯初等一起筹办了瓯海医院，并任院长，于1919年秋开诊。次年得社会人士捐款，在积谷山麓兴建新院（今温州医科大学附属第一医院），于1921年夏建成开业。杨玉生创办瓯海医院前后，四方奔走，极度辛劳，于1925年患严重肺结核，离职休养。嗣后仍不忘初心，在谢池巷家中设立诊所。1932年，杨玉生大病初愈，又将谢池巷诊所扩大成了玉生医院。1933年，瓯海医院因经费困难，几乎无法维持下去，杨玉生与热心士绅商议后，便将医院改由慈善机构——济善堂管理，继续维持到中华人民共和国成立，后由人民政府接管，现已成为温州医科大学附属第一医院。

杨玉生精于医学，经验丰富，诊病细致负责，医术高明，用药精准，疗效显著，故此医名远扬，求医者接踵而来，门庭若市。1956年，杨玉生更是参加了中国科学技术协会第一次全国代表大会，受到了毛泽东同志的接见。

1965年端午节那天，因求医者过多，导致过度疲劳，杨玉生回家后血压骤高，因脑出血而与世长辞，终年76岁。其为医为仁、不忘初心、为民解病的一生，注定将被镌刻在历史之中，难以磨灭。

从广济到恩泽

第八届医科毕业生陈省几，亦是这样的一位医者。陈省几，字闪日，天台人。家境贫困，曾在白鹤殿后村小学任教，有志于医道的他，从那时就开始钻研起医书来，自学医术。陈省几和广济的缘分，颇为传奇。1903 年，陈省几辞教赴杭州求学，由于无钱济学，于是他就在西湖边为往来游客临场作书画，聊以度日。直到 1904 年的一天，广济医校校董陪客人游览西湖，巧遇陈省几作书，校董见他写得一手好字且年轻聪颖，起了爱才之心，便邀他入广济以抄写医学讲义为业。到了 1908 年，陈省几以半工半读的形式正式就读于广济医校。他成绩优异，毕业后便被留在了广济医院任医生，兼任浙江政法学校国文教师及校医。

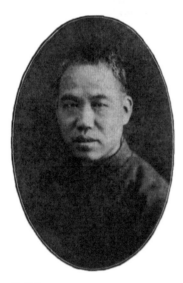

陈省几

1920 年，英国教会将拍卖台州恩泽医局。陈省几得知消息，毅然离开广济医院来到临海，举债两万银元购买下台州恩泽医局。1933 年 7 月，陈省几改恩泽医局为恩泽医院，并制定了一系列规章制度，编成《台州恩泽医院规则》，作为医院的工作规范。

由于陈省几医术高超、内外科兼长，患者一度络绎不绝。随着住院患者的不断增加，陈省几将普通床位逐步扩展到 50 张，头等床位增设至 20 张。他不断为医院引进先进的设备与药品，开展了一系列外科手术，过去需要转诊到杭州的患者均可在恩泽医院得到医治。

如今，恩泽医院在经过了百年的历练之后，已发展成为区域综合性医疗集团——浙江省台州恩泽医疗中心（集团），延续着广济与恩泽杰出的医技与医德。陈省几救民救世的事迹数不胜数：1944 年 10 月，台州一带霍乱流行，陈省几于城关后岭殿设立"临时时疫医院"，并亲兼院长，挽救了不少生命；国内革命战争期间，他曾秘密收治中国工农红军第十三军伤病员；第二次世界大战中，他主持抢救了 4 名受伤美国飞行员……这些种种，无不为我们刻印出了这一位广济同学"泽一方黎民，奠一方福祉"的医者风范。

人才辈出，医界摇篮

吴兴人彭圣祥，是第六届药科毕业生，其从广济医校药科毕业后，又到宁波转学医，成为一名医、药科均有特长的医者。他曾任国民革命军九师少校军医，为国家效力，功绩颇著。后因父母年迈，需人照顾，便辞去了军职返回桑梓。回乡后，彭圣祥除照料双亲外，还不忘自己的一身杰才，特而在乡里自办起祥麟医院，以其高超医术，裨益一方百姓。后有同仁述其事迹时如此说道："裔皇光大可为，当地冠彼之，造福桑梓，裨益人群，其功何大，不为良相当为良医，彭君已有之矣。"

彭圣祥得以有此突出成就，还有一人不得不提，那便是其妻沈文英。而颇有意味的是，沈文英亦是广济出身，与彭圣祥是不同科不同届的广济同学，二人的结合可谓颇有戏剧色彩。沈文英是广济医校的第七届产科毕业生，成绩斐然，技艺高超。翻阅《浙江广济医药产三科五十周年纪念册》，查看沈文英的简介，可读到其同学对她作出的这样一段评论："假使你问我谁是本校产科毕业生中的一个呱呱叫大好老（泛指大人物，南方一带的方言），我就可不假思索地回答你是沈女士文英。她有冷静的头脑，诚恳的态度，不干则已干了总是努力到底。"沈文英曾任余姚惠爱医院和湖州吴兴医院产科主任，凭着兰心蕙质，不惮疲劳地救济了众多分娩妇女。声名显著，地方人士无不知晓，无不夸赞、感谢。后来，沈文英便与丈夫彭圣祥一同创办了祥麟医院，主持产科事务。令时人不禁感叹："湖属妇女们得着这么一位学识精、经验足的产科女医，实在是无上的幸运啊！"

广济医科的女毕业生中亦不乏人杰。第十届医科毕业生曾宝菡，号咸芳，1896年出身于显赫的湘乡大家曾氏世家，乃是曾国藩的曾孙女，名门之后。在经过寒窗五年的苦读后，曾宝菡从广济医校毕业，获医学博士的学位，成为曾氏后裔第一位女性医学博士。此后，曾宝菡出任了上海骨科医院主任医师、广济医院儿童骨科部主任等职。

牛惠生逝世时，家属遵照遗嘱将上海骨科医院并入广济医院，改名为广济医院附设牛惠生儿童骨科病院，以曾宝菡为主事。

20世纪40年代，曾宝菡还在上海"红房子"创办私立诊所，事业取得成功，实现了"我治人身"的理想。曾宝菡精通骨科，她在上海枫林桥骨科医院治愈患者手上的骨痨，不用开刀，免除了患者断手之痛苦，由此名声大振。一军官从飞机上跌下，背骨受重伤，各大医院视为不治之症，经她精心治疗后却获痊愈，这更使曾宝菡精湛的骨科医术传诵一时。曾宝菡事业有成之后，更加注重医术的提高，她曾在英国、美国、法国、德国、瑞士等五国做研习医师（即访问学者），吸取西方先进的医疗技术，带回国内为

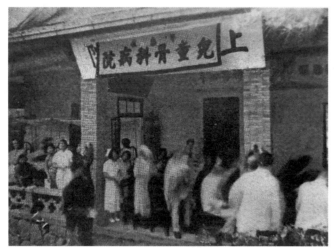

广济医院附设牛惠生儿童骨科病院

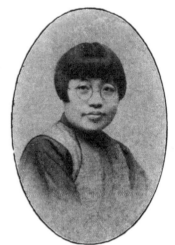

曾宝菡

我所用。她终身未婚。1979年，曾宝菡因患脑出血而病逝于上海，终年八十三岁。曾宝菡自幼受父亲的影响，极富爱心，对工作极端负责，对患者和工友关怀备至，这一美德与她用一生践行的"济人寿世"精神，至今还为人们所传颂着。

广济医校前后50余年的历史，从最初试带学徒，到正式招收学生，再到筹集资金开办医校，进入正规医学教育阶段，不仅培育了一批近代中国的西医生，还在医校建设、设备更新、人员培养、学科建设等方面有所建树。广济医校的毕业生们更是充分发挥他们的作用，一方面，凝聚了一股西医的力量，在杭、沪、甬等多地发挥了各自才能，为传播西医做出贡献；另一方面，广济医校毕业生成立同学会，更是带头创办了当时最具影响力的医刊——《广济医刊》，推动了西医界人士切磋技艺、普及了西药知识。由同学会带头，在医校发展史上发挥如此大的作用，这在中国西医学教育发展史上是少见的。

这370多名广济同学，就如同一粒粒撒播到各地的种子，落地生根，萌蘖滋长，开花结果，以广济优秀的医道仁爱传统与其自身的良好医学造诣，造福着一方百姓，播撒着"显仁"的种子，奉献着一生的医学技艺。根深叶茂的广济同学，在中国的医学发展史中，蔚然成林。

名人题词赞广济

在解放路 88 号浙医二院解放路院区大门前，矗立着一座高大的红褐色欧式门楼，牌楼上赫然凸雕着四个墨色的行书大字——济人寿世，再细细看去，则可发现左端小字的落款——蔡元培。

"济人寿世"，这四个寓意深刻的大字，由来可追溯到 1931 年。当时，广济医校已被迫停办，而也正是在这段时间里，广济前辈们在极其困难的条件下克服重重障碍，编成并印刷出版了一本记载着广济人的友谊、情怀、信念与梦想的《浙江广济医药产三科五十周年纪念册》。

风雨五十周年，纪念册的诞生

"广济往矣，谁复知者？"纪念册不但不可不做，更是刻不容缓。早在一次上海同学聚会的时候，吴云庵等人就首先提出了这个倡议，同学们都纷纷响应。由此，纪念册的编撰工作开始了。整个工作的过程可谓困难重重。首先遇到的就是人手不足的问题。时逢战乱，广济同学纷纷奔走各地进行医疗工作，能够分出精力来加入纪念册编撰工作的同学很少。其中虞心炎先生可谓不遗余力，包揽了大量的统筹、编排和撰文的工作。

同学们都想把纪念册的内容做得足够丰富，把广济五十年的一事一物纳入册中。广济向来很少进行宣传，这一次编写纪念册的举动，大家都认为应该将广济的方方面面详细地陈列出来。在这之前，广济的历史上很少有系统的记录，以往的记录往往残缺不全、零零落落。于是不得不统筹兼顾，该补充的补充，该添加的添加。庞大的工作量使纪念册的编写工作周期不得不延长。纪念册从发起运作到出版完成，一延再延，足足三

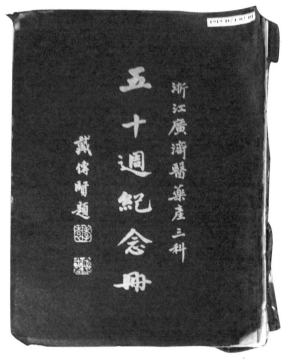

《浙江广济医院医药产三科五十周年纪念册》

年。其中自然有办事迟缓等多方面原因，但被拖延大部分是因为遇到意想不到的障碍。第一次的印刷就遭遇了大麻烦。当时承印纪念册的中西印务局，竟突然因未知的原因关闭了。于是印刷的计划被迫搁浅，筹委会只得另寻承印商。第二次的承印者为华东印刷所，其经理因车祸身亡，经手人又惨遭日本人杀害……这些突如其来的变故使得整个印刷工作被完全打断。其中，稿件辗转迁移，散失了很多，经过几次整理增补也耗费了非常多的时间和劳动力。最终，在突破层层障碍之后，纪念册总算得以出版。

众名人的题词

这一本由广济同仁们协力编撰而就的纪念册，纵使还存在着些许的遗憾，但在内容上依旧可谓是丰富多彩，洋洋大观。此书分题词、颂词、医校、医院、同学会、医刊、历届同学、纪念已故同学和杂记九个部分。每个部分对于如今的浙医二院而言，都有着不可低估的价值。

多年以后，纪念册静静躺在浙医二院档案馆内，我们拭去历史的尘埃，轻轻翻开，惊然领略到了声名煊赫的各界人士为广济五十周年纪念所题写的笔墨文字。如原之江大学校长李培恩题写的"活人无算"，以及名士余绍宋题写的"仁哲以兴"，等等。

众多名人的热情捧场，侧面体现了广济医院在当时的极深极广的社会影响力。而在这诸多名人中，蔡元培的题词作品不得不提。"人间楷模，学界泰斗"的蔡元培应邀在纪念册上题词，迄今传为佳话。他为广济所题的"济人寿世"四字，用笔疾速，爽爽有致，无矫揉扭捏之态；结构凝重端庄，精整严谨。这四字，当是蔡元培对广济所作出的

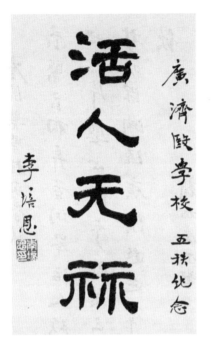

李培恩题词

仁指以兴

余绍宋

余绍宋题词

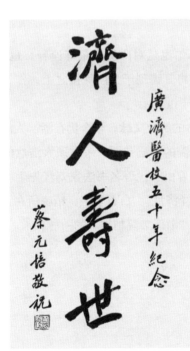

蔡元培题词

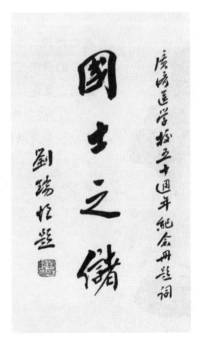

刘瑞恒题词

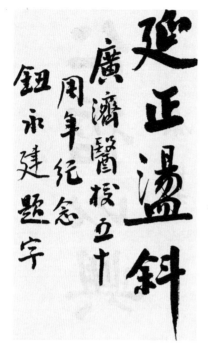

钮永建题词

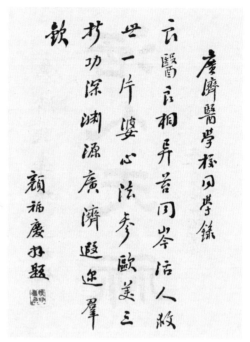

颜福庆题词

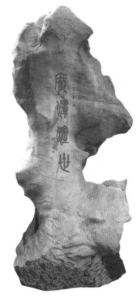

病房楼前花园太湖石上的
刘江题词

有力评价，而这恐怕也是对广济的最好诠释。也正因为此，如今的浙医二院才将其镌刻于大门牌楼之上，作为医院独到的历史文化，流传于世。

"广济"所蕴含的历史文脉，至今仍在浙二人的手中传承不息。走进浙医二院的中心花园，一方硕大浩然的太湖石立于其间，石上镌刻着由当代著名书法家刘江先生所题的四个篆书大字——"广泽济世"。白石朱字，精魂所在，不正彰显着"广济"之名与"浙医二院精神"的一脉相承。

中外作家笔下的广济

郁达夫《蜃楼》里的广济分院

高低连绵的山岗。医院红色、绿色、灰色的建筑，映着了满山的淡雪和半透明的天空，早晨一睁开眼，东窗外有嫩红洁净的阳光在那里候他，铃儿一按，看护他的下男就会进来替他倒水起茶，澄清的空气里，会有丁丁笃笃的石斧之声传来，寂静的长空，寂静的日脚，连自己的呼吸都可以听得清清楚楚。护士量热度，换药，谈一阵闲天，扶杖走出病室，慢慢守着那铜盘似的红日的西沉……

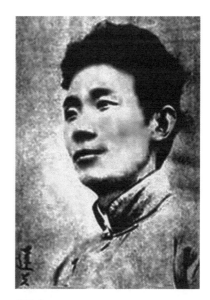

郁达夫

以上场景，摘自我国著名作家郁达夫的中篇小说《蜃楼》，描绘的乃是 20 世纪 30 年代初的广济医院松木场分院。1932 年的秋天，郁达夫驻足杭州，11 月 3 日他在日记中写道："大约从明日起，可以动手做《蜃楼》了，预定于二十日中间写他出来。"郁达夫言出必行，为了如约完成《蜃楼》，他专程实地走访了广济医院及松木场分院。深入生活、了解情况，将广济医院松木场分院作为小说故事主场之后，一位名叫陈逸群的主人公形象在他的脑海中渐渐清晰起来。在小说中，郁达夫以其一以贯之的主观抒情手法，将主人公住院后的日常娓娓道来。跟随着主人公在广济医院及松木场分院里的个人体验，医院的风貌风情无不真切可感地展现在读者面前——

　　沿湖滨走了一段，在这岁暮大寒的道上，也不曾遇到几多的行人；直等走上了斜贯东西的那条较广的马路，逸群才叫到了一乘黄包车坐向广济医院中去。

　　医院里已经是将近中午停诊的时候了，幸而来求诊的患者不多，所以逸群一到，就并没有什么麻烦而被领入了一间黑漆漆的内科诊疗室里。穿着白色作业服的那位医士，年纪还是很轻，他看了逸群的这种衣饰神气，似乎也看出了这一位患者的身份，所以询问病源症候的时候他的态度也很柔和，体热测验之后，逸群将过去的症状和这番的打算来杭州静养，以及在不意之中受了风寒的情形详细说了一遍，医生就教他躺下，很仔细地为他听了一回。前前后后，上上下下约莫听了有十多分钟的样子，医生就显示着一种严肃的神气，跟逸群学着北方口音对他说：

　　"你这肺还有点儿不行，伤风倒是小事，最好你还是住到我们松木场的肺病院里去吧？那儿空气又好，饮食也比较得有节制，配药诊视也便利一点，你以为怎么样？"

　　逸群此番，本来就是为养病而来，这医院既然有这样好的设备，那他当然是愿意的，所以听了医生的这番话，他立刻就答应了去进病院。

　　…………

　　松木场在古杭州城的钱塘门外，去湖滨约有二二里地的间隔。远引着苕溪之水的一道城河，绕松木场而西去，驾上扁舟，就可以从此地去西溪，去留下，去余杭等名胜之区。在往昔汽车道未辟之前，这松木场原是一个很繁盛的驿站码头，现在可日渐衰落了。松木场之南，是有无数青山在起伏的一块棋盘高地，正南面的主岭，是顽石冲天的保俶塔山——宝石山，西去是葛岭，栖霞岭，仙姑，灵隐诸山，游龙宛转，群峰西向，直接上北高峰的岭脊，为西湖北面的一道屏障。宝石山后，小岗石壁，更是数不胜数。在这些小山之上，仰承葛岭宝石山的高岗，俯视松木场古荡等处的平地，有许多结构精奇的洋楼小筑，散点在那里，这就是由一座英国宣教师募款来华，经营建造的广济医院的隔离病院。

　　…………

　　许多自相冲突的乱杂的思想，正在脑里统结起来的时候，他的那乘车子，也已经到了松木场肺病院山下的门口了；车夫停住了车，他才睁开眼来，向大门一望，原来是一座两面连接着蜿蜒的女墙的很雅致的门楼。从虚掩在那里的格子门里望去，一层高似一层是一堆高低连亘的矮矮的山岗。在这中间，这儿一座那儿一点的许多红的绿的灰色的建筑物，映着了满山的淡雪和半透明的天空在向他点头俯视。他下车来静立了一会，看了一看这四周的景物，一种和平沉静的空气，已经把他的昏乱的头脑镇抚得清新舒适了。向门房告知了来意，叫车夫背着皮箧在后面跟着，他就和一位领导者慢慢地走上了山去，去向住在这分院内的主治医，探问他所应付的病室之类。这分院内的主治医，也是一位年轻的医士，对逸群一看，也表示了相当的敬意。不多一忽，办完了种种手续，他就跟着一位十四五岁的练习护士，走上西面半山中的一间特等病室里去住下了。

这病室是一间中西折合的用红砖造就的洋房，里面包含着的病房数目并不见多，但这时候似乎因为年关逼近的缘故，住在那里的患者竟一个也没有。

···········

将近中午的时候，主治医来看了他一次，在他的胸前背后听了一阵，医生就安慰他说："这病是并不要紧的，只教能安心静养就对了。今天热度太高，等明后天体热稍退之后，我就可以来替你打针，光止血是很容易的，不过我们要从根本的治疗上着想，所以你且安息一下，先放宽你的心来。"

···········

关于这病院的内幕消息里面，有一件最挑动逸群的兴味的，是山顶最高处的那间妇女肺病疗养处清气院的创立事件。这清气院地方最高，眺望得也最广，虽然是面南的，但在东西的回廊上及二层楼的窗里远看出去，看得见杭州半城的迷离的烟火，松木场的全部的人家，和横躺在松木场与古荡之间的几千亩旷野；秦亭山的横空一线，由那里望过去，更近在指顾之间，山头圣帝庙的白墙头当承受着朝阳熏染的时候，看起来真像是一架西洋的古画。这风景如此之美的清气院，却完全是由一位杭州的女慈善家出资捐造的，听他们说，她为造这一间清气院，至少总也花去了万把两的银子。

···········

松木场广济分院的房屋，统共有一二十栋。山下进门是一座小小的门房，上山北进，朝东南是一所麻疯（同"麻风"）院兼礼拜堂的大楼。沿小路向西，是主治医师与护士们的寄宿所。再向西，是一间灰色的洋房，系安置猩红热、虎列剌（即霍乱）等患者的隔离病室。直北是厨房，及看护下男等寄宿之所。再向西南，是一所普通的肺病男子居住的三等病房。向西偏北的半山腰里，有一间红砖面南的小筑，就是当时陈逸群在那里养病的特等病室。再西是一所建筑得很精致很宽敞的别庄式的住屋，系梅院长来松木场时所用的休息之处。另外还有几间小筑，杂介在这些房屋的中间。西面直上，当山顶最高的一层，就是那间为女肺病患所建的清气院了。全山的地面约有二百亩，外面环以一道矮矮的女墙，宛然是一区与外界隔绝的"小共和国"。

医生柔和的语调与亲切的态度，医院雅致的建筑与幽美的环境，在小说中得到了充分的描述。真实而具体的广济医院，清晰可辨。

外国作家笔下的广济

不仅仅是中国作家对广济医院情有独钟，多位外国作家也曾专门下笔书写过他们眼中的广济医院或者广济人。广济医院曾获得麦克雷爵士的一万英镑捐款，并用这些钱，装备了杭州最早的发电机、自来水塔、电灯和第一代救护车，彼时正在中国旅行的英国作家伊莎贝拉·伯德（Isabella Bird）就此写下了她的观察："它们在照明、通风、卫生设施、分科与组织方面较之我们的最好医院也毫不逊色。"

她印象极深的是医院用著名的宁波清漆涂刷："那是真正的漆，它缓慢凝固形成一个非常坚硬的表面，反光性好，能耐受每周的煤油擦拭，大大有助于卫生。墙、地板和寝具的清洁是这样好，一尘不染，无可挑剔！"

1898 年，伊莎贝拉在广济医院看到的患者是："有些人来医院是出于鲁莽，有些是希望弄到药品去卖，有些是出于好奇，来看'鬼子医生'怎样工作，有些是来偷窃租给住院患者的衣服，还有些为了好玩，假装患有各种疾病。"但她提到了门诊，人群排列得像"一支军队"，负责维持纪律的人"恪尽职守，极为聪明"。在她的这些文字里，广济医院良好的设施与医风彰显无遗。而广济人又何尝不是值得大写特写的呢？

美国作家鲍金美（Eugenia Barnett Schultheis）在《杭州·我的家》（Hangchow, My Home）一书中，便对广济医院院长梅滕更进行了大篇幅的叙写，抒发了梅滕更在其内心深处所留下的深刻难忘的记忆。在她的印象里，梅滕更不仅仅是一个被孩子们敬慕的医生，还是一个乐善好施的人，对杭州医疗卫生事业做出了重要的贡献：

当邓肯·梅因（即梅滕更）医生于 1881 年偕新婚妻子（弗洛伦斯·南丁格尔·史密斯，曾在爱丁堡的贫民窟当护士）从苏格兰来杭州时，他被人带领着在该市到处察看，还去了最糟的地区。"街道向人们展示的是……拥挤的人群……患麻风和身罹各种烂疮和残疾的乞丐与人群擦肩而过……"那位资深传教士（该记录写道）向年轻的医生瞅了一眼，以为他会显出厌恶的神情。可是，他只见医生愉快地眨了下眼，并"紧抿着嘴"。

那还是冬天呢。到夏天，情况就更糟了。高温使得各种疾病横行肆虐，对城市造成严重威胁。

梅因医生成了杭州卫生事业的主要动力。他治愈了无数患者，还创建了医院、医学院、药学院、（男女）护士学院、儿童之家、疗养院、肺结核病院、肺康复之家、济贫院、贫民免费学校……以上所列，仅仅是长长的目录的一部分。他一直十分关注稠密的人口以及严重缺乏卫生设施对这个城市的威胁。他经常开出的处方之一，就是将患者送往山上去呼吸那里的新鲜空气。

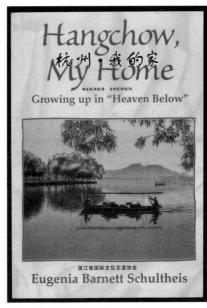

鲍金美《杭州·我的家》书影

百年名院，卓越品质。广济医院所蕴含的深厚而优秀的品质经过中外作家们的书写传颂，将久存在这一段又一段生动而具体的文字里，而如今浙医二院对此的传承与发展，也必将为时人甚至后人所述所铭记。

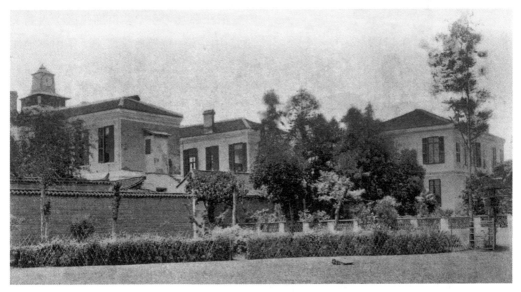

伊莎贝拉·伯德拍摄的广济医院

第五章·显仁，实践医道初心

科学泰斗车祸住广济

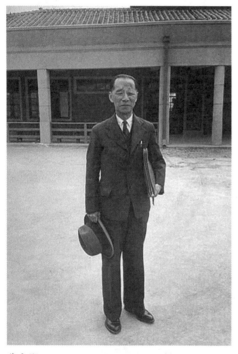

翁文灏

1934 年的正月伊始，广济医院临危受命，接手抢救一位特殊的急救患者。

这位患者，当时正处于这样一种危急状况——身上多处受伤，头颅塌陷，鼻破唇裂，昏迷不醒，伤情相当危险。

这位特殊的急救患者，便是民国时期的著名学者翁文灏。

浙江鄞县（今宁波市鄞州区）人翁文灏是中国第一位地质学博士，是中国地质学的开创者和奠基人之一。他从比利时留学回国后，一直从事地质科研工作。1914年，二十五岁的他成为了农商部地质研究所唯一的教授；1921 年，继丁文江担任地质调查所代理所长；1924 年，当选中国地质学会会长；20 世纪 30 年代初期，他又代理清华大学校长。

20 世纪 30 年代初，翁文灏开始特别关心石油的勘探开发。眼看日本人步步紧逼，战争一触即发。要国防，必须有飞机；要飞机，必须有石油。而当时的中国独缺石油。

1934 年的春节前几日，翁文灏以国防设计委员会的名义，前往西安，与陕西省商定成立陕北油矿勘探处，着手开发陕北石油。又忙里偷闲，去西岳华山作了一次地质旅行，然后转赴南京，出席中国科学社的年会。会上，新从美国归来的陆贯一声称，浙江长兴煤矿具备油气构造，而且有石油涌出。翁文灏一听，顿感兴趣。长兴毗邻中国最发达的沪杭地区，若产石油，价值重大；此外，长兴地层属于二叠纪，如果有油，殊为别开生面，拓宽了探油范围。但他将信将疑，"此则成油之时代更不确定，尚需许多研究，始可望得其头绪"。为了尽早解开这个疑团，他不顾旅途劳顿，偕同助手王竹泉雇车沿着京杭公路直奔长兴，拟作实地考察。这天，是农历甲戌年正月初三（1934 年 2 月 16 日），车过武康境内，王竹泉中途下车访友，说好在前面小镇相晤。不料分别没过多久，因司机不慎，车子便一头撞上一座水泥桥的栏柱，正在车中看书的翁文灏猝不及防，头部重伤，血流如注，顿时昏厥。司机是兄弟俩，倒没受伤，但见闯了大祸，竟溜之大吉。直到整整过去了一个小时后，翁文灏才被发现，送往武康县医院抢救。但武康是个小县，医院设备简陋，而翁文灏是个知名人士，伤势又十分严重，当地政府不敢耽搁，于是星夜将他送往广济医院抢救。

当时，京沪两地著名的外科专家都应邀前来会诊。他们的结论是：脑部虽受震荡，但并未损伤，不必动手术，也无须吃药，只要不动、静养就可以恢复。然而未及半月，翁文灏病情突然恶化，常常神志昏迷，甚至错乱。北平协和医院脑科主任关松韬也来了。他用 X 线透视，发现翁文灏的头部有碎骨陷入后脑，必须施行手术，取出碎骨。但是，翁文灏体质本来就不好，又因撞伤后救治较晚，失血甚多，医生担心他下不了手术台，迟迟不敢开刀。从 3 月 23 日起，翁文灏持续高烧不退。26 日晚上，医生通知家属

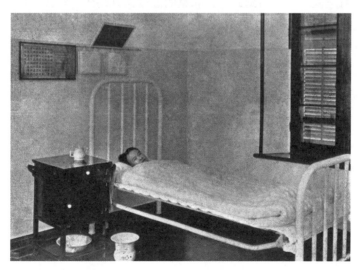

广济医院的特别病室

报纸报道：翁文灏受伤之后在杭州广济医院治疗

不要离开，患者随时可能发生危险，并建议预备后事。

车祸发生不久，丁文江（中国地质事业奠基人）就赶到杭州照料挚友。3 月 27 日，他致信胡适，详谈病情："……起初咏霓（翁文灏，字咏霓）进步很慢，每天看他神志不清，有时还呓语发狂，心里万分难过。……自 13 日以后，咏霓神志第一次大清，一直到 21 日止，饮食增加，精神见旺，一切似乎都没有问题。到了 21 日，他说头痛，23 日开始发热，而且吐了一次。24 日我到的时候，神志虽然很清，精神已经委顿。以后每天温度增加到（华氏）104 度，到了 26 日晚上，遂昏迷不醒，呼吸变慢，手足发冷，医生说夜间恐怕有危险。……写到此间，咏霓的温度又升高到（华氏）103.6 度，恐怕是凶多吉少。"他请胡适将这封信传视诸友，胡适干脆把它发表在《大公报》上。

最终，翁文灏还是在广济医院开了刀，取出了碎骨，这是广济最早有记载的脑外科手术。翁文灏前后住了两个多月，终于保住了性命，此时他的体重只有七十二磅（约 33 千克）。回京后，他又休养了两个多月，这才慢慢地恢复过来。

中华人民共和国成立后，翁文灏任全国政协委员、民革中央常委，写出了许多专业著作，继续着他地质、石油的研究工作，直至 1971 年去世。

"救时誓作终身志"，翁老的这一句自勉诗，又何尝不是广济医院的真实写照呢？广济医院自诞生以来，直至发展为浙医二院，均将"广泽济世"这一准则奉行到底，励精图治，救死扶伤。

护理人，不能忘却的风景

在西医院发展之初，护校和西医院如孪生子般共存。

广济护校的渊源可以追溯到 1881 年，随着护士出身的梅夫人的到来，现代护理的理念很早根植于广济医院，但真正意义广济护校的创办是在 1917 年，由梅夫人首创。随着医院规模的日益扩大，护理需求也随之扩大，巴格罗、吕福恩等人进一步发扬，广济护校渐成规模。五卅运动后护士助产科外出办学，被浙江省立女子产科学校接收，是现今杭州师范大学医学部护理学院的前身。1948 年 2 月，在英国教会、广济医校校友的努力下，杭州私立广济高级护士职业学校董事会申请复校；3 月，省教育厅批准立案（但杭州私立广济高级护士职业学校在 1947 年第一学期已经开始正式招生）。1952年 12 月，该校并入杭州护士学校。1958 年浙医二院又开办护士学校，经过一段时间沉寂，1977 年高考恢复后浙江医科大学附属第二医院护士学校重新开办，1998 年"四校合并"后，中专学校全部取消，2002 年最后一届护校生毕业之后，浙江医科大学附属第二医院护士学校的历史至此落下帷幕。历经起起伏伏，但无论从创办的时间、规模和质量上看，广济护校都是浙江西医发展史上一道不能忘却的风景。它为浙江近代西医院培养了一大批专业护理人才，推动了浙江护理事业的发展，也留下了一段段护理的佳话。

医疗工作中，医生和护士就像是螺钉和螺帽，不可分离，只有两者皆备，才是一个整体。其中，护士发挥着极为重要的作用，得益于百年来医护之间的默契。

亦严亦仁的巴格罗女士

广济护校毕业生傅梅生在《雪泥鸿爪忆广济》一文中回忆起 1931 年入学时初次见

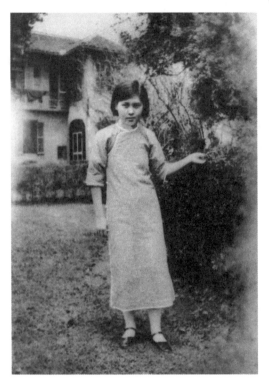

广济护校学生傅梅生在广济医院的留影

到巴格罗女士的情形：

> 那时我与同来的母亲刚来到学校，乍一看巴格罗女士，以为是一个难以沟通的外国人。谁知巴格罗女生随口即用流利的杭州官话说道："伯母，孩子在这里，我们会照管，你尽管放心！"大家一听，全都乐了。

她所提到的这一位巴格罗女士，便是苏达立任广济医院院长时期的护理部兼护校负责人。1895 年出生于新西兰的巴格罗，与苏达立年龄相同，且同苏达立一样，也是由英国教会派遣来广济医院任职。

在广济护校学生的第一印象里，巴格罗是个为人随和、逗趣的长者。但随着认识的深入，傅梅生很快也便发现了她的另一面——在护校的管理上极其严格。

巴格罗对学生们极其严苛的这一态度，令学生们无不胆战心惊，行为处事均不敢有丝毫的懈怠，不敢有丝毫的放松。严师出高徒，而也就是在她这样的"耳提面命"下，护校学生们纷纷学会了"慎独"，做到"人在，人不在，一个样"。而如今，老广济人的"慎独"精神，也依然在浙医二院里传承着，浙医二院里的每一个医护人员，都将其作为了自己行医的基本原则与底线。

其实，当时广济医院的制度本身就极为严格，甚至规定了护士生不许与男药剂师说话，上午不许会客，信件也要拆检。如有违规，不但信要被撕毁，人还要"吃大菜"（学生有犯规的行为就要去训育处受训，这种受训被学生们戏称为"吃大菜"），受训斥。巴格罗尽管待人严厉，但她本质上更是一个秉承爱人如己精神的人，她常以实际行动表达着对穷苦人们的爱悯之情。巴格罗曾收养了一个姓徐的永康小女孩。小女孩因为冻疮，双脚高度溃烂，被截去了双脚脚趾，而后更是惨遭狠心的家人抛弃。于是，她便一直被收养在医院。因为不知道她原本叫什么名字，所以医院里的人都叫她"小招桂"。

直到后来，巴格罗为她取名为徐路德。

到了徐路德该上学的年龄，巴格罗便亲自送她到马市街信义小学里住校念书。小路德很懂事，每次拿给她的五角零用钱，她都会放在口袋里好好留着，绝不随意乱花。抗战前夕，她从杭州冯氏女中毕业后，巴格罗又资助她到宁波的一间高级护校进修。在护校进修完成之后，徐路德在广济医院和浙医二院服务了数十年，从一个学龄前小女孩变成了耄耋老者，不息地传承着爱心。

亦严亦仁的巴格罗女士，正是以其在工作上一丝不苟的严谨精神、在生活中无私奉献的仁爱精神，影响着当时的广济人，影响着如今的浙医二院……

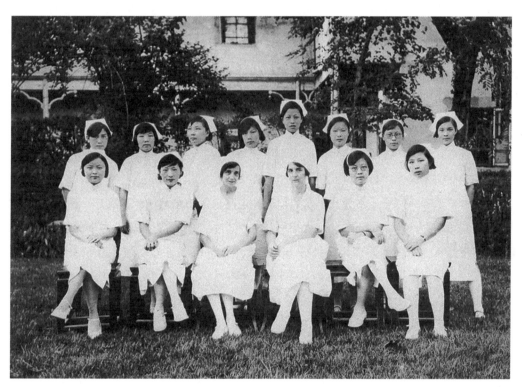

年轻时的巴格罗（前排左三）与广济医院护士们合影

浙江省第一位"男丁格尔"

提起护士，一般人的脑海中就会浮现出一个个白衣飘飘的女性形象，随着社会的发展，这个几乎被女性垄断的职业，"闯"进了越来越多的男性。男护士，不同于女护士。在患者的眼中，他们成熟稳重，不可或缺；他们乐于承担，不拘小节。这个群体早已被社会大众所接受，并在不断壮大。他们承载着一顶隐形的燕尾帽，践行着南丁格尔的光荣誓言。

在浙医二院一百五十多年发展的历史长河中，有一位护龄三十年的男护士，他是1949 年以来浙江省有记录的第一位男护士——董连珊。他是浙江绍兴人，1927 年 10 月出生，上完小学后于 1947 年到广济医院总务科做勤工。又于 1952 年到浙医二院做临时护工。工作期间，他的热情和勤奋得到了患者和医务人员的赞扬。同时他深深感到自己的不足，只要有机会，就向身边的同事请教。1956 年 4 月，他正式成为浙医二院第一位男护士，所在岗位为骨科助理护士。在那个年代，"护士"这个角色，多由女子承担，可以想象得到，董连珊也需要承受他人的目光和因性别差异造成的区别对待。但就是在这样的年代，让他生出了做好护理工作的信仰，董连珊也从一名助理护士，成长为一名外科护士。

杭州属于亚热带季风性气候，临近沿海，空气湿润，臭虫容易滋长。董连珊深切地知道，如若臭虫进到医院的病房，会导致患者身上起红包，患者抓挠破了皮肤，会增加感染的概率。臭虫所喜的生活环境阴暗潮湿，身为男护士的董连珊主动承担起消灭臭虫的任务，在忙完工作后，全副武装，哪里臭虫多就往哪里钻。在那个年代许多医护人员的记忆里，总有一位勇士拿着开水壶和扫把，走遍医院的角落……

20 世纪 80 年代，医院还没有重症病房，而来到浙医二院的患者大多是重症患者。术后护理是重中之重，而夜班，是每一个护士永远都绕不过的话题，患者多，病情重，夜班人少，如何保证手术后患者能安然地度过每一个晚上？浙医二院的护士在那个物资匮乏的年代，拿着手动的血压计、温度计，走过一个又一个的病房，不厌其烦地一遍又一遍测量患者的血压，记录体温变化。每当夜深人静的时候，昏暗的灯光下，一袭纯洁的白衣，守护在患者身边，望着患者伴着均匀的呼吸入眠，那嘴角轻轻上扬勾起的一抹微笑，似是病房中最有温度的风景，温暖着夜，温暖着患者的心。

1982 年，随着科研工作的不断推进，医院建立了动物房，需要有一名专业的、有责任心的护士管理。董连珊作为一名工作二十多年的、富有经验的护士，医院领导找到他谈话，征求他的意见。董连珊踌躇了，动物房的工作对习惯了护理患者的他来说，是未知的领域、全新的挑战。工作了多年，经历了病房从无到有，慢慢发展壮大，他对病房有着难以割舍的感情，董连珊陷入了两难的地步。

动物房的工作不同于病房，动物如何照料才符合科研的要求？而且动物房里不仅仅

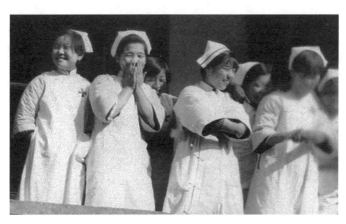

青春洋溢的广济护士

是兔子、小白鼠，还有猪、狗等大动物，除了擦伤、咬伤，加之动物的气味让许多人望而却步。董连珊咬咬牙，不懂就学！当初自己从工人到护士，也是什么都不懂，一步一步慢慢学起来的。从此动物房中多了个与动物朝夕相处的身影。

　　光阴荏苒，似浮光掠影，却又如期而至。1986年，在护理这个光荣的岗位上，董连珊任劳任怨，奋斗了三十年，终于获得了期待已久的光荣证书——护龄三十年荣誉证书。辛勤的劳动，光荣的岗位，三十年如一日的工作态度，董连珊作为浙江省男护士们的榜样，代表了他们对护理岗位的忠贞，对患者的竭诚。

车轮上的眼科医院

1996 年，当时还是全国人大代表的著名眼科专家姚克在人大会议上提出了这样一个设想：建立"眼科汽车医院"。这一设想在会上刚一提出，便得到了与会人大代表的广泛支持。于是，全国首家"眼科汽车医院"——浙医二院"眼科汽车医院"诞生了。许多美好的诞生，总需要一个契机，而契机的载体往往就是一个令人触动的故事。"眼科汽车医院"的建立，还得从许多年前的一次下乡说起。

有一年，姚克教授随浙江省残联组织的专家组赴浙西山区进行"防盲治盲"普查，看到一位居住在山上已年过七旬的老人，双眼白内障几近失明。老人平时只能靠系在山道两旁树枝上的一只只白色塑料袋为标识，摸摸索索地上山下山，生活极不方便。由于贫困无钱医治，许多年来，老人都不得不在昏暗中生活。老人的这一情况令姚克教授产生了极大的触动，从而萌发出建立"眼科汽车医院"的想法。

自成立起，浙医二院"眼科汽车医院"每年都要前往贫困老区为贫困患者进行义诊与免费复明手术，不辞艰辛，几乎走遍了全省偏远贫困山区和城镇乡村，为"防盲治盲"工作做出了巨大贡献；2011 年起，浙医二院"眼科汽车医院"还和公益基金组织合作走向边疆和中西部贫困地区，相关工作受到了国家卫生健康委和共青团中央的表彰，以及浙江省政府的多次通报表彰。2023 年，"眼科汽车医院"光明行团队获中华人民共和国民政部颁发的第十二届"中华慈善奖"，这是中国公益慈善领域中的最高政府奖。

"眼科汽车医院"萌生于一个令人触动的故事，而"眼科汽车医院"的建立，更是造就了一个个让人难以忘怀的感人故事。

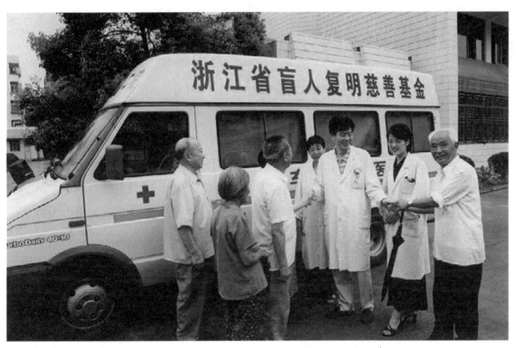

"眼科汽车医院"下乡受到当地百姓的热情欢迎

让百岁老红军重见光明

1997 年 10 月，"眼科汽车医院"前往兰溪开展"送光明"行动，姚克教授亲自为一百岁的祝五奶老人成功地施行白内障摘除及人工状晶体植入术，开了基层高龄患者白内障手术的先河。自那以后，"眼科汽车医院"又相继为多位老年人实施了免费复明手术，其中年龄最大的已一百零五岁。

那是 2001 年 6 月 28 日，为庆祝中国共产党成立八十周年，医疗队赴浙南革命老区义诊。一百零五岁的老红军郑九洪不但患有老年性白内障，还合并慢性葡萄膜炎，双眼只有光感，视力模糊三十余年，已近五年看不见任何物体。医疗队前往郑九洪家的时候，正赶上浙南地区下暴雨，河水猛涨，一些地方山洪几乎快要阻断山路。驾驶员凭借着胆大心细和高超的驾驶技术，最终将医疗队安全地送到了目的地。

郑九洪早在 1930 年便加入了工农红军，革命了一辈子，参加过数十次战斗，浑身伤痕累累，然而如今一个人生活在黑暗中。他的境遇，无不引起浙医二院眼科中心医生们的极大同情与关怀。眼科医生们在精心准备之后，为郑九洪实施了手术。术后第二天，当医务人员打开蒙在老人眼上的纱布后，郑老汉大笑，情不自禁地用方言不停地讲："我又看见了，我又看见了！中国共产党万岁！"

为盲童带来第一缕光明

仅有五个月大的女婴小钰珊（化名），是"眼科汽车医院"免费救助的年龄最小的一位患者。家在龙泉的小钰珊，是一个双眼患有先天性白内障的早产儿，出生时体重不足1.5千克，五个月大时，父母才发现她双眼没有视觉。2003年，恰逢"眼科汽车医院"参加浙江省残疾人联合会、浙江省卫生厅组织的"千人复明"活动来到龙泉，发现了这个不幸的患儿，但是当时小钰珊年龄还太小且体质太弱，因而暂不能实施手术。

第二年5月，"眼科汽车医院"将小钰珊接到技术、设备全省一流的浙医二院眼科中心进行手术。当时，小钰珊眼球发育不好，所以又等了一年。到2005年，在小钰珊两周岁的时候，浙医二院眼科中心再次将小钰珊接到杭州，为其做了复明手术，让这个自打出生就生活在黑暗中的女孩看到了生命中的第一缕阳光……

中央电视台同我们"光明行"

世间所有的善行善举，都值得传扬。2003年3月10日，中央电视台曾将浙医二院眼科中心"眼科汽车医院"赴偏远海岛嵊泗免费"送光明"的行动制作成专题纪录片——《光明行》，在中央电视台一套中播出，使"眼科汽车医院"的善举在国内得到了广泛的传播。

那是"眼科汽车医院"在省内下乡走得最偏远的一次。当时，由于交通还不是很发达，"眼科汽车医院"首先要绕道上海芦潮港，然后转轮渡，在海上颠簸几个小时，上岸后还要再继续开车一段时间才能到达目的地。海岛上路窄坡陡，车轮不时打滑，有时还会陷进泥里难以前行，这时，车上的医生们便下来推车。如此这般辗转了近一天才终于到达目的地。同行的中央电视台摄制组，一路见证和记录了浙医二院眼科中心专家们对贫困患者的那份真情，见证了当地患者和百姓对专家们的那份期盼之情，见证了八十多位贫困老年患者重见光明后的那份喜悦之情，见证了眼科医生们那份发自内心的自豪与欣慰……

送光明，公益行

20多年来，浙医二院"眼科汽车医院"先后走遍了全省建德、富阳、淳安、余姚、温州鹿城区、永嘉、泰顺、平湖、长兴、诸暨、金华婺城区、兰溪、义乌、衢州柯城区、衢江区、江山、常山、开化、龙游、定海、普陀区、岱山、嵊泗、温岭、玉环、龙泉、青田、遂昌、松阳、庆元、景宁等30多个偏远、贫困市县或乡镇，累计行程近60多万千米，义诊3万余人次，累计免费为贫困患者施行复明手术6 000余例。

2011年起，浙医二院眼科中心与公益基金组织共同发起了大型"边疆系列公益行"活动，使"眼科汽车医院"的行程延伸到雪域高原和大漠边关，10多年来，先后完成了"百人援藏""百人援蒙""百人援疆""百人援青""百人援贵""百人援甘""百人援宁""百人援陕""百人援川"和"百人援滇"行动。共为边疆少数民族患者免费实施复明手术4 000多例。

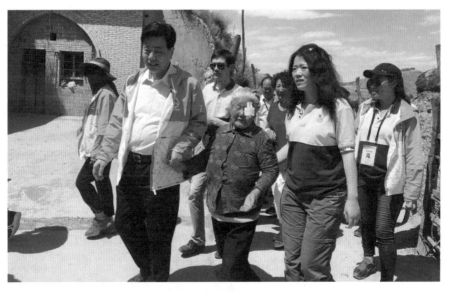

姚克教授团队"边疆系列公益行"为当地老人免费实时复明手术

浙医二院"眼科汽车医院"每到一处，无不受到当地百姓和政府的热烈欢迎。"眼科汽车医院"俨然成为国内一道流动的靓丽风景。它带来的是希望与幸福，留下的是欢乐与光明。它还将一如既往地驰骋在浙江的城乡大地、驰骋在雪域高原与大漠边关，为实现"视觉第一，人人拥有看得见的权利"再立新的功绩。

感恩，一个重庆女孩对一座城

缘分有时候就是这样，悄悄地埋下，悄悄地发芽。

2006 年，一个仅 14 岁的姑娘，扎着两个小辫，在浙医二院的骨科病房面临着可能截肢的残酷现实，但她的笑容沾染了阳光。

没错，正是这个王春花——好多杭州人当年惦记过的重庆小女孩，8 年后，于 2014 年 6 月 6 日，再次踏上杭州的土地。

6 日上午 8 点半，在浙医二院的骨科病区，一个身穿黄色连衣裙的女子手捧鲜花，突然出现在骨科医生陶惠民面前，陶惠民先是愣了一下，然后快速反应过来，惊喜道："春花？你是春花！都长这么高啦！"

王春花笑着回答："是啊，我这次是特意回来感谢您的救命之恩的。"旋即给了陶惠民一个大大的拥抱。

"春花来了！"消息不胫而走，好几个护士都围了过来，医务人员对这个女孩的印象也很深刻。"8 年前，王春花在我们医院被确诊得了骨肉瘤，在右腿上。她受苦的程度，是平常人难以想象的。她妈妈背后老是哭，但她还是很坚强的。"

王春花虽然叫不出每个人的名字，但医护人员的样貌都印在了她的脑海里。"我清楚地记得在我最痛苦的时候，他们都在身边照料过我。"

那一年，王春花只有 14 岁，疾病给她带去的不仅仅是痛苦，还有绝望。"做手术需要 20 多万，可是当时我们家都在温州打工，根本拿不出这么多钱，做不了手术，父母只能选择让我截肢。"不过，面对病魔，王春花的阳光，让包括医务人员在内很多人动容。"我记得当时她是扎两根辫子，只要她在病房，总是少不了笑声。"一位护士回忆说。

爱笑的女生运气不会太差。这一句流行语在王春花身上印证了。在浙医二院医护人员的关怀下，王春花的故事引起了杭州新闻媒体的关注，很快杭州的市民知道了有这么一个可爱的姑娘，因为手术费用面临人生的一个大坎儿。一场倾城之爱在西子湖畔涌动。

浙医二院的医生和护士回忆起当时的场景说，用"爱潮涌动"来形容，一点儿都不夸张。短短 8 天时间，杭州好心人为王春花募捐了 45 万（后来因为手术费已经够了，把另外一家企业捐献的 20 万谢绝了）。此外，医院也为王春花减免了许多医疗费用。

爱心故事打动了中央电视台，2006年 6 月 1 日晚上，《新闻联播》打破惯例，头条播报了杭州市民救助小春花的新闻，这是一个不寻常的"六一节"。

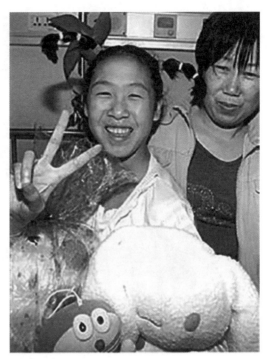

患病却爱笑阳光的王春花

爱心人士还帮王春花实现了一个愿望。"当时一档歌手选拔节目很火，医院特意给我接了一个电话到病房，是我的偶像给我打的，电话里偶像还给我唱了一首歌，我非常感动。"

2006 年 8 月 9 日，经过一系列准备，王春花的保肢手术开始了，主刀医生就是陶惠民，手术进行得非常顺利。出院回到老家后，王春花恢复得也很好。

2014 年 6 月来杭重访浙医二院时的王春花，已经结婚生子，成为一个孩子的妈妈。在她心中 6 月是她的幸运季，因为在 8 年前的那个 6 月，她感受到了这座城市与这所医院的温暖。所以，王春花这次特意一个人从重庆赶到杭州，只为亲自去谢谢那些曾经帮助过她的人。

"你看我现在活蹦乱跳，根本看不出来做过手术，腿上连瘢痕都不太看得出来。"这一天，在骨科病房里，"闲不住"的王春花还当起了志愿者，开导病床上和她一样的患者，"相信自己，肯定会好起来的。"

8 年来，王春花一直珍藏着一本红色的留言簿，上面密密麻麻地记录着很多帮助过她的人。"捐款的有教师、报业人员、物业管理员、宾馆服务员……其中有每月只赚

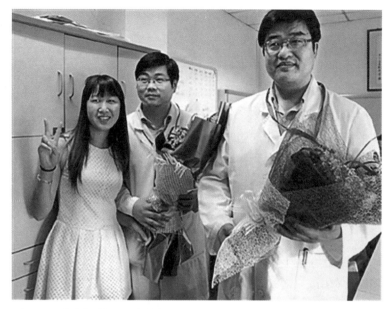

8 年后，王春花来到杭州，感谢帮过她的好心人

七八百元的蔡阿姨，有向爸爸借 200 元表示从零花钱里扣的 10 岁小朋友。"王春花对上面每一个字都记忆犹新。

"我想当面跟他们说一声谢谢，想跟他们说，放心吧，我现在很好。或许我不可能见到他们所有人，但我时刻告诉自己，我能够有今天，都是因为这个城市和那么多好心人，我也会做一个好人，会教育自己的子女，永怀感恩之心。"

切割机加柳叶刀，把他从死亡线拉回

一部热播医疗剧中有这样一句话：这个世界上对于人类来说最重要的三个字莫过于信、望、爱，而医院是诠释这三个字最好的地方。

对医生充满了信任，对治疗充满了希望，用爱去挽救每一名患者，这样融洽的医患关系，2012 年 6 月 12 日凌晨，在浙医二院急诊室上演。一名 49 岁的电焊工人郑先生，因为意外导致七根长达一米多的钢筋插入他的体内，经过多地转运，他被送到浙医二院抢救。生命垂危之际，所有的人都在为他努力，消防员、医生、工友和家属，联手将他从死亡线上拉了回来。

6 月 11 日 23 时 30 分，急救车的鸣笛声由远而近，当鸣笛声停止后，看到救护车上抬下的患者后，所有在场的浙医二院急诊室医护人员都惊呆了。

一名中年男子，呼吸微弱，低声呻吟着，侧身靠在担架上，触目惊心的是他的胸背部：前胸锁骨处是露出一截 30 多厘米的钢筋，这钢筋由直径 4 毫米的七根钨金细钢条拧成，穿过身体的钢筋在背后散开分布成七根，露在外面的部分约 40 厘米长，钢筋的末端还露出铮亮的切割面，这样的状况，谁都没有碰到过。

这位伤者是浙江台州人，姓郑，时年 49 岁，在距杭州约 612 千米的福建双溪桥梁工地做电焊工。事情发生在下午 3 时许，工地上的盘转机器上的钢筋突然断裂反弹，瞬间就插入在边上干活的郑师傅体内，大家把钢筋切割后，送到当地的医院救治，但当地医院做不了手术，他们就坐 7 个多小时的 120 救护车辗转赶到了浙医二院。

胸背部的钢筋让郑师傅没办法平躺下来，医护人员赶紧推了一辆轮椅，让他坐在轮椅上，同时打了报警电话，向消防队求援。

因为这钢筋也使他没有办法立刻做 CT 检查，但如果不能探明胸腔内的情况，谁也不敢动手术，这七根钢筋若贸然抽出，后果将不堪设想。

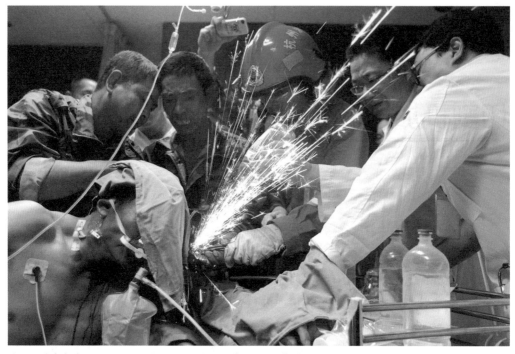

消防队员在急诊室现场切割钢筋，照片入选美国《国家地理》杂志月度最佳照片

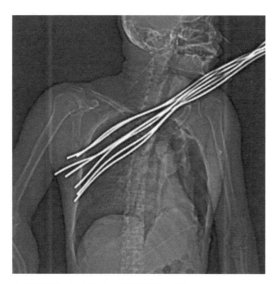

患者影像检查显示：7根钢筋穿胸而过

凌晨时分，消防员赶到现场，面对郑先生的情况，他们也苦恼了，钳子剪不断，液压剪力度太大，怕伤到人，造成二次伤害。陪同的工友这时想到了工地上的砂轮磨光机，既能切割，也能减小震动幅度。

医生和消防员最终制定了相对安全的解决方案，立刻从附近工地找来了切割机。

这时，郑师傅的家属也赶到。"医生，你要救救他，他是家里的顶梁柱啊。"此时，经过长途劳顿的郑师傅没有一丝力气，整个人软绵绵地倒在轮椅上，只有眼球还能时不时转动，工友和医生分在两侧搀扶他。消防员拿老虎钳固定背上的钢条，切割正式开始，然而冒出的火花使钢筋的温度骤然升高。

"赶紧停下，高温会灼伤他的皮肤。"郑先生身侧的医生马上阻止了切割，该怎么降温呢？

急诊室的医生拿来了针筒和点滴瓶，用生理盐水给钢筋降温，等温度下降后，消防人员再次开始切割，有了前期的经验，急诊室的医生也同时一边用针筒和点滴瓶给钢筋降温，一边用手去试探皮肤温度，防止灼伤。切断钢条，再打磨锋利的切口，最后后背的 7 根钢条只留下 1 厘米露在体外。

再把郑师傅的头包住，消防人员以相同的方法把前胸的钢筋锯断，"哗"，原本绞在一起的钢筋一下散了开来。足足两个小时的切割，终于把郑先生露出体外的钢筋截断。

这时，电机切割时飞溅的火花，生理盐水和钢筋接触时产生的水蒸气，水与火的碰撞让急诊室处于一种烟雾缭绕的状态，但是在场的人谁也不敢松懈。

6 月 12 日凌晨 2 时，郑师傅被推进影像中心，拍了胸腔部 CT，立刻送入手术室，这时的他已处于休克状态，血压和心跳都很低。急诊科、胸外科、骨科、心脏外科、麻醉科等医护人员，早已等候在手术室，制定了手术方案。

CT 片子很快出来了，所有参与会诊的医护人员看到片子后，都倒吸一口凉气：太凶险了，这一束钢筋紧贴着胸腔内的各个重要脏器，从左肩进入，从右后背穿出。

"胸腔内有大血管，有心脏等脏器，这些都是人体的重要器官，钢筋紧贴着这些穿入，有一根还扎入了肺，脊髓也受到了损伤，不过不幸中的万幸就是心脏没有被刺到。"时任急诊室副主任张茂说，郑先生这束钢筋插入得很凶险。

凌晨 2 时 30 分，郑先生被推入手术室，十多名医护人员一同为他进行手术。为了降低二次伤害，医生使用了胸腔镜下抽取钢筋，张茂用"惊心动魄"四个字来形容手术过程。最大的担心就是一个不小心，钢筋在抽离的过程中伤到脏器、戳破大血管。

凌晨 5 时，七根钢筋被抽离郑先生体内，他终于逃出死神的魔爪，被转入了重症监护室。

"这种团结一致的抢救场景让我很开心，患者全身心地信赖医生，医生无须为手术风险担惊受怕，在场的人都一起想办法，大家都只有一个念头：一定要把他救回来。"全程参加抢救的赵小纲主任医师感叹地说。这样的紧急状况，所有的医生都经常碰到，虽然过去的 24 个小时中，他很累，但是很高兴。

ICU 的人文关怀，从一首琵琶曲说起

　　生死之间，只隔着一个 ICU。在这个抢救重症患者的主战场里，每一分每一秒，对于生命而言，又何止千斤万斤重。

　　不过，千万别把这个地方想象得过于可怕，这里有阳光，也有音乐，更有一群奋斗在一线、但凡有生的希望就会一往无前的医者，与躺在病床上的患者和守候在一旁的家属们一起，Fighting（加油）！

　　这里要为大家讲一个故事，故事的主人公蒋女士以及诊疗照护她的浙医二院综合ICU 团队。

　　2018 年 5 月 25 日下午，浙医二院滨江院区综合 ICU（重症监护室）的一间单人病房内，一首展现大唐盛世的琵琶曲——《六幺》，让重症病房生机盎然。

　　这是一场特别的独奏会，演奏者是年轻的 90 后住院医师张心怡，聆听者蒋女士是一位用 ECMO 维持着生命、苦苦等待心脏移植的重症患者。

罹患严重心脏病 20 多年，等待心脏移植的她对生命失去信心

　　44 岁的蒋女士是位多才多艺的女性，会拉大提琴，喜欢参加社会活动。20 多年前，花样年华的她被检查出了肥厚性非梗阻型心肌病，确诊后，她安慰自己：我的心脏只不过比别人"胖"了一些，不要紧。与爱人结婚后，她在医生和家人的反对下连生两胎，生第一胎时，她在签字栏里写下"如果实在没有办法让母子平安，请保小孩。"幸运的是，两胎全顺产。如今，大儿子已参加工作，小儿子也即将升上初中。

　　但幸运之神没有一直眷顾蒋女士及其家人。2017 年，蒋女士的心脏疾病开始恶化，不得不接受射频消融术，但术后症状改善不明显。又过了几个月，病情发展到了肥厚型

心肌病失代偿的终末期，医生建议进行心脏移植，这是唯一有效的治疗方法。然而，等待一个合适的心脏供体绝非易事。这之后，蒋女士开始靠药物维持心脏的活力，生活几乎不能自理，整日被限制在床上，一活动就胸闷气急。

2018 年 5 月 8 日，蒋女士病情加重，突发休克，被紧急送进了浙医二院滨江院区急诊室。当时她的情况非常危急，神志不清，急诊医生给予紧急气管插管后送到了综合 ICU。综合 ICU 主任黄曼立刻启动了 ECMO 应急小组，带领医护队进行了四五个小时的抢救。然而，严重的心源性休克，纵使大剂量的药物也无法维持血压，血管条件差导致 ECMO 置管阻碍重重。在医务人员的努力下，最终 ECMO 置管成功，但情况并不乐观，患者多器官功能衰竭，病情危重。

直到 21 日，蒋女士终于拔除气管插管，苏醒恢复意识了。醒来后的蒋女士身体状况虽然好了很多，但之后仍要依靠 ECMO，仍要等待可移植的心脏。在漫长的等待中，她时而昏迷，时而清醒，有时还会产生幻觉，恍恍惚惚。清醒的时候，她想到家中尚未成年的孩子，想到父母姐妹，知道自己要换心才能活下去，可是什么时候才能有合适的心脏，谁也说不好，眼前是一片未知，这种等待实在太难熬了！她常常做噩梦，梦里有人要把她拉入无边深渊。蒋女士开始失眠，脾气变得暴躁，她害怕、焦虑，悲观地表示看不到未来，总在谈论死亡，对治疗也不配合。

医生在 ICU 病房为她演奏，一首琵琶曲重燃她对生命的渴望

在换第二台 ECMO 的时候，因为蒋女士的身体状况越来越不好，她的心情也差到了极点，几乎陷入了绝望。有一天，躺在病床上的蒋女士隐约听到飘扬的琵琶曲声，在监控仪器嘀嘀声此起彼伏的 ICU，这样的旋律太让人感到意外和惊喜。

蒋女士有了一个小心愿。试着问了每天都来看望、说话、打气、聊家常的黄曼主任，能不能听点音乐。

"黄主任，我想听一首琵琶曲。"5 月 25 日，蒋女士对前来查房的黄曼主任说。"当然可以，我们是有乐队的。"她对黄曼提出这个请求，没想到获得了爽快的答复。

黄曼的 ICU 团队藏着不少"人才"。2017 年入院的新员工张心怡就是其中的一位，她 8 岁就开始学琵琶，十几年前就通过了琵琶十级。每天，在忙碌的医疗抢救工作之余，张心怡总是会抽出一点时间练习琵琶，ICU 的办公室、示教室都成了她空闲时练习的地方。

黄曼嘱托当晚值夜班的张心怡医生带上琵琶，下午 4 时左右来到病房。"记得选一

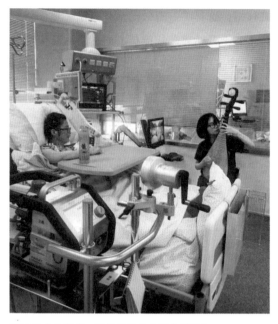

ICU 医生给等待心脏移植的患者弹奏琵琶曲

首欢快、明朗、有希望的曲目。"黄曼主任叮嘱。

听说有人来给自己弹琵琶曲，蒋女士赶紧让护士帮忙整理头发衣服，戴上眼镜，郑重地等待只为她一人演奏的演奏会。

一场特别的演奏会在 A4 病床旁进行。张心怡为蒋女士演奏的是一首展现大唐盛世的《六幺》，这是一首欢快、明朗的曲子，两人都陶醉在音乐里。

"我何德何能，可以在这样的处境下，听到这么美妙的乐曲。"蒋女士动情地说，"我会坚定信念，积极配合治疗，等待合适的供体。"

感受到希望和满足，此后的几天，蒋女士终于可以安心入眠了，心态也变得乐观开朗，脸上也有了光彩。连黄曼主任都很惊讶，想不到音乐竟然能带给患者这么大的能量。

"这几天，蒋女士仿佛变成另外一个人，整个人都变得积极向上起来。"黄曼说，蒋女士白天配合治疗，晚上好好睡觉，整个人的状态好极了。

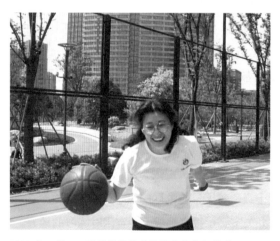

2023 年 4 月，心脏移植康复后的蒋女士在打篮球

提起在病床前听到的琵琶弹奏，病床上的蒋女士依然激动不已。"ICU 不是只有冰冷的仪器，更多的是医生们用心地照顾。医生们都没放弃我，在拼命救治我，我又有什么理由轻易言弃。"

经过救治，蒋女士脏器各功能逐渐好转，刚来时双臂完全没有力气的她开始逐渐恢复臂腕力量。她坚定着信心，等待合适的心源。

10 多天后，蒋女士终于等来适

配供心。浙医二院心脏大血管外科医护团队为她施行心脏移植手术，手术一气呵成，最终，一颗宝贵的供心顺利植入她的心包腔内。

如今，"重生"已六年的蒋女士过着和常人一样的生活，工作、旅游、照顾家人孩子，还经常参加一些公益活动，也鼓励和激励了很多人，生活平静且充实。

有时去治愈，常常去帮助，总是去安慰，ICU 里的人文关怀不止"琵琶曲"。

"有时候，生死之间，只隔着一个 ICU，但是我不希望患者觉得进了 ICU 就是暗无天日地等待死神，这里应该充满希望。"黄曼说，"在这里的患者，如果提出要求，我们能实现的都会尽力去满足。"

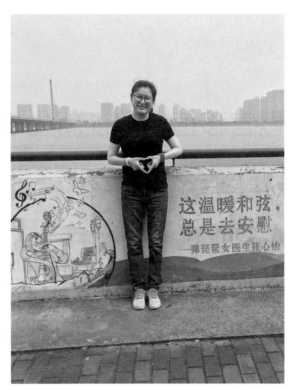

蒋女士在钱塘江边"打卡"

作为综合 ICU 的主任，黄曼经常凌晨一两点钟还在等待值班的医生汇报各床患者的情况，要等所有患者休息后，她才能安心入睡。在做任何一项治疗方案时，黄曼也会与患者、家属进行充分沟通。

综合 ICU 是个特殊的病区，很多外界觉得正常的事情在这里都是不被允许的。但在能力范围内，黄曼带领着医护团队，还是尽量给病房的患者带去一些生活气息。例如，要求每天早晨将病房的窗帘打开，让患者见到阳光；病房里摆放着钟表、画作；病房里时常响起轻柔的音乐声。作为 ICU 医生，不仅仅要把患者救活，更希望他们能够有自己的精彩生活和社会价值。

在浙医二院综合 ICU 的休息室，墙上贴着这么一句话："有时去治愈，常常去帮助，总是去安慰。"这句著名表述，凸显了医学中的人文关怀。对于浙医二院综合 ICU 病区的所有医护人员来说，这句话并不是一句口号，而是一项时刻践行的服务。

器官移植，见证新生与温情

器官移植被誉为临床医学的"宝塔尖"，是 20 世纪最伟大的医学发明之一，也是目前拯救器官衰竭患者的唯一有效治疗手段。器官移植工作的进步体现医院整体学科的发展。

浙医二院器官移植中心自 1978 年开展中国首批、省内首三例肝移植术来，不断在继承中发展，在发展中创新，目前已成熟开展心脏、肝脏、肾脏、肺脏、角膜移植等大器官移植，是国内开展大器官移植学科门类较齐全的医学中心之一。

换上心肝肺，我要上泰山

2021 年 2 月 22 日，一辆救护车疾驰驶入浙医二院。救护车内的患者奄奄一息，在高流量吸氧的状态下，他的血氧饱和度只能维持在 80% 左右，肺移植是他最后的希望。

这位患者名叫邹斌（化名），5 年前被诊断为肺间质纤维化，此后便开始与病魔抗争的人生。进入 2021 年，他的病情持续加重，刚过不惑之年的男人骨瘦嶙峋，只能终日蜷缩在床上，靠吸氧痛苦度日。

浙医二院移植团队手术前对邹斌进行全面仔细评估，开展多次 MDT 讨论，判断邹斌的肺纤维化已经到了晚期，同时伴有肺动脉高压，右心功能不全，必须急诊做肺移植。福无双至，祸不单行。邹斌的肝硬化也已到晚期，肝功能非常差，还有胃肠道静脉曲张合并出血，必须做肝移植手术。

双肺、肝脏同期联合抢救性移植手术，前所未有，国内首例。

手术难度大、风险系数高，以及气若游丝的患者，所有难题都摆在面前，浙医二院迅速组织起最优团队，制订了精密的手术流程，时间把控精确到分钟。

2021 年 2 月 27 日 9 时，手术开始。

"中国肺移植第一人"——浙医二院副院长陈静瑜教授，胸外科吴明教授领衔的肺移植团队为邹斌进行双肺移植手术。这是一次前所未有的挑战，多器官的移植需要多个团队的紧密配合。他们必须先完成肺移植手术，把邹斌的血氧饱和度提上来，为接下来的肝移植手术做好准备，为术后能够尽早脱机拔管创造条件。

随着邹斌双侧"新肺"动静脉先后开放，接力棒来到了中国著名肝胆胰外科、肝移植专家，浙医二院院长王伟林教授和严盛教授领衔的肝移植团队手中。邹斌的肝硬化很严重，同时患有门静脉血栓，又有侧支循环的形成，术中血流动力学很不稳定，给肝移植手术增加了很大的难度。

手术过程中还有一支重要的力量在保驾护航——麻醉手术部严敏教授的团队。双肺移植后紧接着进行肝移植手术，对刚移植好的肺的耐受程度是巨大的考验，血氧饱和度指数、肺动脉压力、整个心肺功能的支持水平等，都要充分预见及干预，团队在术前经充分讨论制订了完善的预案，手术过程中寸步不离，全程守护。

从日升日落到明月当空，凌晨 1 点，历时 16 个小时的手术顺利完成。

邹斌被送入综合 ICU，生命体征暂时平稳，陪他一起迎接术后考验的是综合 ICU 的黄曼教授团队。移植后的肝肺综合征和肺动脉高压等复杂的病理交互作用，让肝肺移植在围手术期面临重重挑战。首先，肝脏与肺脏拥有截然不同的最佳容量复苏和机械通气要求，这对矛盾的处理需要移植团队在麻醉及术后围手术期管理中寻找最佳平衡点，容

第五章·显仁，实践医道初心

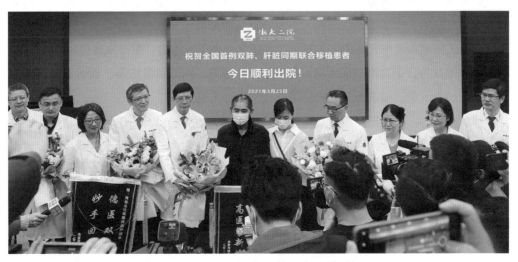

2021 年 3 月 25 日，全国首例双肺、肝脏同期联合移植手术患者出院

不得丝毫偏颇。此外，再灌注综合征和免疫抑制期急性感染会令新生的两个器官相互掣肘，增加管理难度。治疗过程犹如高空走钢丝，每一步都需要小心再小心。

术后当天，邹斌苏醒了，他比了一个"OK"的姿势，所有人都用相同的"OK"还礼，他们互相鼓励，携手闯关。

术后16小时，经过评估，邹斌的气管插管可以拔掉了，使用无创呼吸机辅助通气，同时开始进行早期康复锻炼。邹斌在四周是玻璃窗的房间里冲医生笑着招手，冲每一个人说"谢谢"。

术后第2天，令人振奋和欣喜的消息传来：邹斌在康复师和医护团队的帮助下，可以小心翼翼在床边做站立训练及行走锻炼。邹斌像蹒跚学步的孩子，兴奋不已，而医护们则像急着找手机要把这一幕拍下来的家长，激动喜悦。

在后续康复的日子里，邹斌的肝脏、肺功能逐渐恢复、在全身引流管都拔掉之后，邹斌彻底迎来了新生——"我已经两年没有下过地了，两只脚都没有力气，现在我可以下地活动了，可以正常走路了，我已经很久很久没有感到这么轻松过了。"

术后26天，邹斌出院了，他许下了一个愿望：等恢复锻炼好之后，要再登一次泰山！

在邹斌出院后康复的这段时间里，王伟林、陈静瑜两位教授和他建了一个专属聊天群，供他随时咨询问题，比如感冒了怎么吃药、复查情况如何，两位"守护神"总是会在第一时间回复。

很多认识的人都说邹斌"脱胎换骨"一般，好像变了一个人。体重终于破百，脸上有肉了，花白的头发中渐渐生出黑发。邹斌照镜子的时候总有些恍惚：这真的是我吗？那个看上去像七八十岁老头的人不见了，他仿佛迎来了人生的"第二次青春"。

术后邹斌的日子过得安稳幸福，他做了点小生意，闲暇时散散步、锻炼锻炼，每天接送孩子们上下学，邹斌很开心能够陪着儿子、女儿长大。

邹斌一直有一个愿望还没有实现。作为山东人，他对泰山有一份特殊的情结，他想再爬一次泰山。有一次他在浙医二院直播间看到王院长在做科普直播，触景生情，留言说：王院长你好，我是肝肺联合移植邹斌，感谢你的救命之恩。让邹斌意外的是，王院长回复说：你好呀，去爬泰山了吗？现在身体怎么样？

2023年的4月，春意盎然、生机勃勃，好消息从山东传来。就在前两天，邹斌做足了准备，他要和家人朋友一起登顶泰山！

"我这辈子活过两次，第二次的命是捐献器官的好心人和浙医二院的医生们给的。

我是幸运的，我要更好地生活，更多地帮助他人，更加绵长地延续这份爱。"

延续爱、传递爱，这是器官移植的本质和价值所在，也是浙医二院移植团队医护人员们敢为人先、不懈探索的追求所在。技术难度可以被攻克，爱和希望不可以被辜负。

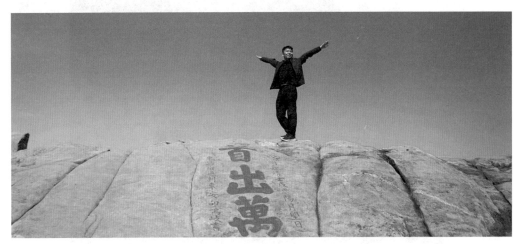

2023 年 4 月，全国首例双肺、肝脏同期联合移植术后患者重登泰山，终于圆梦

"宝宝，妈妈割肝救你！"

2019 年 7 月 10 日，浙医二院成功实施了首例小儿活体肝移植，小患者的名字叫作糖糖（化名）。

糖糖出生时因为黄疸居高不下，在 1 个多月大的时候被确诊为先天性胆道闭锁。先天性胆道闭锁是一种肝内外胆管出现阻塞，肝内产生的胆汁不能排入肠道的先天性疾病，最终会导致肝功能衰竭。糖糖幼嫩的肝脏正被淤积的胆汁逐步"侵蚀"，并进展为肝硬化，程度也越来越重。他吃不下东西，脸色越来越黄，肚子也越来越胀大。从糖糖初生黄疸开始，家人就四处求医，一次次地往返各大医院，一次次地在希望和失望中挣扎。多地专家一致认为，糖糖的肝功能即将面临衰竭，肝移植是救治糖糖的唯一办法。

小儿肝移植供体有两种来源，一种是等待符合配型的肝脏捐献，一种是活体肝移植。活体肝移植，多由符合配型的亲属捐出部分肝脏。

是等肝还是割肝？糖糖妈妈说："割。"

　　亲体肝移植存在各项优势，一是如果配型成功，就是非常稳定及时的供源；二是术后的排异反应较少；三是对供体来说，肝脏本身有再生能力。

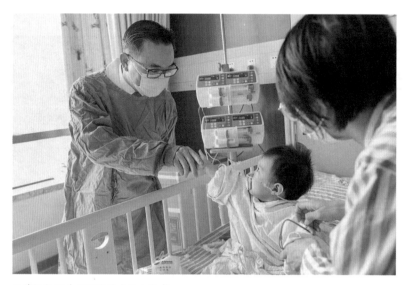

王伟林教授看望肝移植术后小患者

　　"配型检测结果出来后我松了一口气，我可以救我的心肝宝贝了，只要他能健康长大，我做什么都愿意。"

　　承载着这位伟大母亲寄托的希望，7月10日上午，王伟林教授肝移植团队、麻醉手术部、综合ICU和儿科等多团队站上了手术台。团队先进行了糖糖妈妈的肝脏获取手术，由于她的肝脏动脉和静脉均存在变异，手术分离难度和风险很大。肝移植团队术前的反复研究发挥了作用，他们克服了种种技术难关，最终成功从她身上获取了230克的肝脏，并且保证了糖糖妈妈的安全。

　　就在妈妈隔壁的手术室里，糖糖小小的身子躺在大大的手术台上，麻醉手术部的医生护士们就像保护自己的孩子一般，细心地看护着他，密切监护糖糖的术中麻醉情况。小儿术中麻醉难度比成人更大，更何况这么小的宝宝。在糖糖妈妈分离肝脏的同时，王伟林教授、严盛教授肝移植团队已为糖糖的病肝做好了充分的游离，为接下来的肝移植做好了准备。

　　一小块鲜活的肝脏放入了糖糖的身体里，凝聚着妈妈伟大的爱，关系着糖糖小小的生命，更蕴含着糖糖一家对浙医二院医护人员深深的信任。

王伟林教授将肝脏的动脉、静脉、胆管和糖糖原有的血管和胆管进行一一吻合，其中最细的血管和火柴梗一般粗细，整个手术过程极其精细。最终，糖糖顺利换上了妈妈的肝脏。

糖糖妈妈恢复很快，术后才过 12 个小时，她就迫不及待地下床想要去看看自己的宝宝。在医护人员的搀扶下，糖糖妈妈来到综合 ICU。

"糖糖、糖糖……"妈妈看着宝宝安静地睡着，轻轻呼唤他的小名。近 30 个小时未见，宝贝，你是否安好？

术后第一天下午，糖糖苏醒，可以和综合 ICU 的医护叔叔阿姨们对话，手中握着叔叔阿姨们给的彩色棒棒糖，好奇地左看右看，问长问短。

儿童肝移植相对于成人肝移植来说，由于受体相对弱小，血管、器官都还未发育完全，手术难度就会更大。截至 2022 年，王伟林院长团队已成功实施的 100 多例儿童肝移植，年龄最小的患儿仅有 4 个月，术后生存率达到世界一流肝移植中心水平。

浙医二院器官移植事业，致广大而尽精微

移植中心在器官移植领域坚持数与质并重，大器官移植的数量屡创新高，难度屡有突破，助力医院在建设国家医学中心和区域医疗中心过程中再上新台阶。

肝移植中心先后成功完成全国首例肝肺联合移植术、浙江省首例离体肝切除联合自体肝移植、浙江省首例代谢性肝病儿童肝移植、首例减体积小儿肝移植，小儿肝移植术后生存率达国际一流水平，并在国内率先系统性阐述活体肝移植供肝获取技术及术后并发症防治要点，形成活体肝移植技术规范，同时首次提出糖尿病供体供肝和受体肾功能精准评估方案，成果被欧洲肝病学会临床指南引用。

2021 年，肺移植科正式建科，起步虽晚，发展迅速。2022 年，肺移植手术量达 148例，并列全国第一，手术成功率在全国领先水平。

肾移植团队完成浙江省第一例机器人辅助活体供肾肾移植，也是浙江省唯一可独立开展机器人肾移植手术的医院。

心脏移植手术逾百例，在危重症心衰领域，常规开展各类机械辅助（ECMO、人工心脏）桥接心脏移植手术，围术期手术成活率超过 95%。创下多个省内第一，包括浙江省首例人工心脏植入。

这些成绩和一个又一个的"首例"，源自器官移植团队的多学科联合攻关，他们不

断开阔视野、磨砺意志、坚定探索，回答别人没有回答的问题，解决前人没有解决的难题。他们"不信命"，不妥协，不放弃哪怕一丝希望；他们尊德性而道问学，致广大而尽精微，极高明而道中庸；他们在生死线上战斗，在刀尖上舞蹈，用一个器官搭建起两个生命之间的桥梁，创造一个又一个"起死回生"的生命奇迹。

担当，播撒仁爱价值

浙医二院的担当，是社会公益事业上的初心和责任。是辛亥革命军的救护团队，是抗战伤兵和难民的庇护所，是抗美援朝中国人民志愿军的坚强后盾，是医护同心缔造的伟大奇迹……浙二人始终秉承着医者仁心，心系苍生，与时代的洪流同频共振。

浙医二院的担当，是重大突发公共事件中的坚守与呵护。在血吸虫病的防治、抗击"非典"、非洲埃博拉、新型冠状病毒感染疫情等重大公共卫生事件中，在唐山、汶川大地震等重大自然灾害中……浙二人不惧危险、冲锋向前，靠实干和担当向党和人民交出一份份满意的答卷。

浙医二院的担当，是优质医疗扩容增效中的奉献和作为。驰而不息的援非工作、细水长流的援疆工作、因地制宜的援贵工作、辐射全省的基层医疗卫生体系强化工作……浙二人几十年步履不停、夙夜匪懈，破解优质医疗资源分布不均衡的难题，为全球医疗卫生事业的发展贡献力量。

初心如磐，使命如炬。百多年来，浙二人都在用实际行动践行着自己的价值观——感同身受，责无旁贷。未来，浙医二院更将牢牢守住公立医院公益属性不动摇，坚持便民利民、惠民亲民，不断筑牢民族昌盛、国家富强的人民健康基石，奋力谱写公立医院高质量发展新篇章。

中国麻风病防治的一段佳话

麻风是由麻风杆菌引起的一种慢性传染病，在历史上被视为一种不治之症，梅滕更在杭州设立了广济麻风病院，收容治疗麻风病患者，为中国明清以来麻风隔离救治传统注入了西方元素，引领近代中国麻风救治的潮流，在近代中国麻风救治历史上具有独特的地位，产生了重要影响。

麻风病院的创立

1887 年，在万国麻风救济会的资助下，梅滕更在医疗过程中将几个麻风病患者收入广济医院，在毗邻大方伯广济产科医院的一间空教室内，正式开办了男麻风病院，设有麻风门诊和住院病房，由此开启了杭州广济麻风病院的历史。

据《麻疯季刊》介绍："清光绪初年，英国医士梅公滕更，携其夫人来华，侨居于浙省杭州，行医传道。鉴于杭垣患麻风者众多，且难治而易传染也。遂本基督博爱之旨，创立一专收麻风病患者之医院于大方伯之广济产科局旧址。"

1891 年，梅滕更组织在"广济医院的空地上建了一座专门的用来收治男性麻风病人的房子。"

1892 年时又建成一座，"后来转变为男性麻风病房和女性麻风病房。"

1896 年，梅滕更购买了宝石山麓附近的土地共六亩五分二厘（约 4 333 平方米），新的麻风病院建于保俶塔与来凤亭之间。"光绪二十二年移建于新址西湖之宝石山麓。其地比城中宽阔，设备亦较为完善，时有病人三十余人"。

1914 年，梅滕更在松木场建立麻风病院。"旋又因民国成立，辟（同"辟"）治西湖，来游者日益众多。为预防传染计，再迁为佳。及民国三年，而松木场徐家湾山上之新院已成……时建男女麻疯院各一所，男院房屋宇宽大，楼高三层，阖病室十余间。女院洋式平屋三间。越数年，将原有女麻疯病院之平房屋，改建一规模宏大之洋式楼房，内有病房十余间，厨房，浴室，客厅……"

当时麻风病院通常有一位住院医生负责治疗工作，护士和护工包扎伤口，照顾他们的生活，除了那些能够负担自己费用的患者外，其他患者可以获得免费的衣服、被单、床铺、食物。

1916 年，梅滕更注意到菲律宾古岭麻风村使用大枫子油，成功治愈两人。随后，在广济麻风病院中开始使用大枫子油进行治疗，并取得了一定的效果。至梅滕更返回英国时，麻风病院有 60 多名住院患者，其中 60% 有一定劳动能力，有的患者治疗时长甚至达到数十年，有许多患者通过大枫子油治疗完全治愈。梅滕更采用的这种疗法使广济麻风病院在治疗麻风病方面"走在了国内麻风病院的前列"。

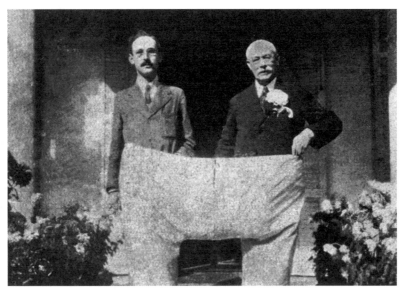

梅滕更与苏达立的"创意"合影，显示着他们之间亲密的友谊

苏达立与麻风病救治事业

英国人医学博士苏达立医师原先是一名英国海军军医。1921 年，他受教会派遣至广济医院和广济麻风病院从事 X 线摄片及麻风病的治疗工作，随后担任广济医院院长和广

济麻风病院院长。

苏达立接管麻风病院时条件较差，当时的麻风病院在市区的广济医院设有麻风病门诊，同时在松木场许家湾小石山设有麻风病区（1915 年将 1903 年在里西湖宝石山设立的麻风病院迁移至此），病区的房屋由于维护较少，已经十分破烂，医院整体环境也不够理想。至 1924 年，才收治麻风病患者 60 名。加之 1927 年时国民政府从英国人手里收回广济麻风病院公立经营了 16 个月，其间经费困难，患者死亡率较高，部分患者自动出院回家，防治工作更是遭遇严重挫折。

面对此种情况，苏达立积极与英国国际麻风救济会联系，1928 年又从国民政府手里接管了广济医院松木场分院——麻风病院。收回麻风病院后，为改善麻风病区环境，苏达立医生积极争取英国国际麻风救济会的援助，于 1930 年在病区新建了砖木结构的男女病房、礼拜堂（圣约翰堂）、诊疗室等，环境较前大为改观，广济麻风病院一跃成为当时国内硬件设备最好的麻风病院之一。

麻风病治疗不是苏达立医师的强项，作为麻风病院的院长，虽然他也参与治疗麻风病患者，但他重点通过吸引麻风防治专业人才来院工作或访问的方法，来提高医院麻风病治疗水平。1924 年，他聘请了赫尔德医生来院负责麻风病的治疗工作，主要使用口服大枫子油及肌内注射大枫子油乙酯两种方法，据观察有近 40% 的患者治疗有效；后来曾经有海根葛（Lee S. Huigenga）医生来杭州时提出了许多有关麻风病治疗方面的建议，促进了麻风病治疗水平的提高。1947 年，更是请到了世界著名麻风专家、第四届、十三届中华医学会副会长马雅各（James Laidlw Maxwell）医生来广济医院麻风病院担任医务主任，其使用砜类药治疗麻风病的成熟经验使广济麻风病院的麻风治疗水平与国际麻风治疗水平接轨，并由此吸引了大批邻近省市及军队麻风病患者前来就诊。苏达立注重总结麻风工作经验，曾于 1933 年在《中华医学杂志（英文版）》第十九卷第七期发表了《杭州的麻风问题》的论文，介绍了杭州的麻风病防治历史、流行病学及大枫子油治疗麻风的效果，在当时是研究浙江省麻风防治情况不可多得的第一手宝贵材料。

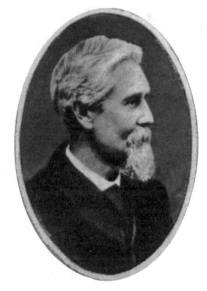

麻风病专家马雅各

护理工作也在苏达立负责期间得到加强并取得成效。麻风病院的历任英国护士长，如毛礼斯（S. Morris）、巴格罗等均训练轻症麻风病患者从事麻风护理及清洁工作，缓解了护理压力，使众多的患者受益很大。

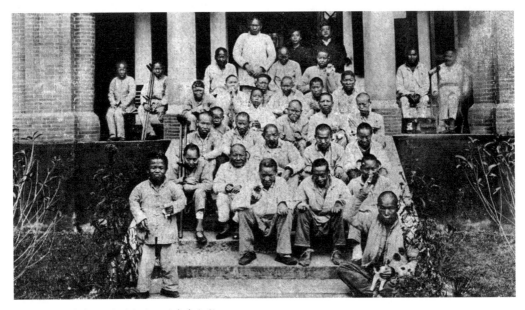

20世纪初，广济医院松木场分院的患者合影

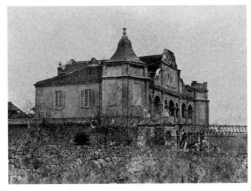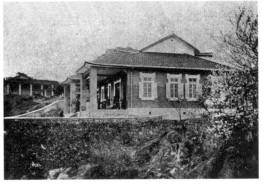

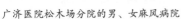
广济医院松木场分院的男、女麻风病院

当时麻风病院的生活条件也一定程度上得到改善，苏达立通过各种途径积极争取英国国际麻风救济会对麻风病患者的定期生活补助，并与杭州市市长等交涉获得了一定的粮食等物资援助，还争取到了让病区麻风病患者在麻风病院周围自由活动的权利。医院

安排了轻症患者从事园艺、烧饭、看管大门、洗衣等工作，改善集体生活。同时，还挑选了两名担任过小学教师的患者来指导患者学习文化。

1941年太平洋战争爆发，日本侵略者将苏达立等人送往战俘集中营，广济麻风病院无人过问。那时患者四散逃难，只剩下十八名肢体残疾患者无家可归，在医院附近挖野菜度日，生活苦不堪言。

1945年抗日战争胜利后，广济麻风病院仍然由英国人接管，苏达立医生仍然兼任麻风病院院长，并恢复了与英国国际麻风救济会的联系，麻风病院逐渐恢复原状。苏达立居住在广济医院内，广济医院有许多日常事务需要他处理，但无论工作多忙，他都坚持每周一次到麻风病院处理行政管理事宜并亲自治疗患者。通过几年的努力，杭州广济麻风病院的声誉又逐渐传遍全国。

1948年，鉴于麻风病治疗住院的患者日渐增多，苏达立与医务部主任马雅各一起筹划麻风病院扩张事宜。1949年，在武康上柏的鸿渐岭创办了国内最早的"麻风村"形式的农场。其农场经营与麻风治疗相结合的经验与成效，引起了国内外许多同行的重视。上柏麻风农场的建立为日后广济麻风病院迁移到武康奠定了基础。

1950年，由于抗美援朝爱国热潮的掀起，麻风病院医务人员及患者开展了拒绝外国接济、要求政府接管的运动。1951年，苏达立等外籍医生回国。此后不久，广济麻风病院也于1952年4月正式被人民政府接收，当时的一百八十七名麻风病患者随后在新任院长姚雨冰带领下迁移至武康县上柏乡报恩寺，广济麻风病院又进入了人民政府领导下的新的发展时期。

广济麻风病院的建立，增强了中国近代麻风救济事业的力量，在当时的中国社会起到了很好的示范和倡导作用。它是近代中国麻风救济事业的重要倡导者与实践者，为杭州乃至华东地区麻风病患者提供了一个栖身之所。梅滕更在当时开展大枫子油注射疗法的引进，以及马雅各在砜类药物治疗麻风病方面的推广，走在国内麻风病院的前列，这也一定程度促进了国内对于西方医学的接受和学习，是当时"西学东渐"运动的一个缩影。广济麻风病院以西方科学治疗为主，在国内麻风救治历史上具有重要地位。

辛亥战记

　　1911 年，正值广济医院蓬勃发展之际。这一年，医院与医校划分为两部分已有五年，运作日趋成熟。这一年，医院开始装备发电机、自来水塔，装置电灯、自来水管，同时装备 X 线机等设备。无论是人才储备还是硬件设备，广济在国内都堪称是顶级医院的代表了。

　　也是这一年，平静被打破了。10 月 10 日，辛亥革命以武昌起义为开端，拉开了推翻帝制、建立共和政体的序幕。革命军起义之时，广济的热血青年们纷纷响应，奔赴战地，在革命军前线各部队的医疗岗位上发光发热。

　　1911 年 11 月 5 日（辛亥年农历九月十五日）早晨，广济同学投入革命运动。当时全体学生分为两队，一队专门负责救护，一队则留院承担治疗任务。从上午六时起，一直到晚上十二时，这段时间内共治疗军民伤者数十人。那天，天朗气清，全城闭市，街道上除了军警和救护队以外几乎看不到一个人。当时在场的同学虞心炎形容："为有生以来所未见之景象。"

　　这晚以后，大局初定。同学们都迫不及待地想要奔赴前线救死扶伤，于是大家商议第二天早晨一起，乘车离杭前往上海。前思后想，恐怕校长不许，干脆连夜整装，私自出走，天还没亮就走到了车站。当时车站军警密布，月台上还架设有机关枪——同学们是在机关枪的"夹道欢送"中乘车去上海的。

　　到达南京会馆时，李品梧同学就已经在那里了——他制服笔挺，胸佩红十字章，忙忙碌碌地筹备着出发南京的各种事务。当时，驻扎在南京会馆的红十字会第二团医护救护人员共有四十多人，其中广济同学占了大半。

　　1911 年 11 月 14 日（辛亥年农历九月二十四日），火车奉令开赴镇江，车站站长还为此挂了一辆专车。途经苏州、无锡、常州等处，都有白旗悬挂。到达镇江时刚好下

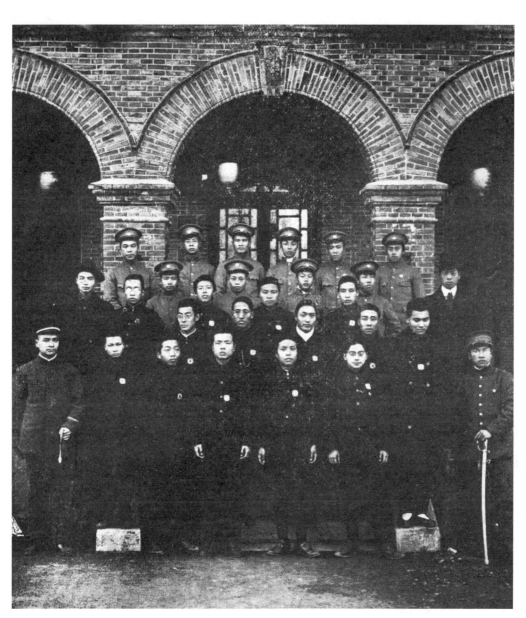

广济医校第六、七两期毕业生参加辛亥革命

雨，暮色沉寂，道路湿滑，同学们冒雨下站，到江边超岸寺投宿。主持方丈煮了好几大锅稀饭，又拿出镇江盐萝卜招待大家。

1911 年 11 月 21 日（辛亥年农历十月初一），听说战事将起，于是开往下蜀。11 月 24 日（初四）到了龙潭，住在一家药铺里。革命军进占马群，医疗团的救护工作也从这一天正式开始。

11 月 26 日（初六），战事愈烈，死伤愈多，伤员数量迅速增加，在马群的医疗团发现前方的医院很快就容不下伤员了。陈凤翎等人被派遣率同担架夫将重伤者送到岔路口，转车送到镇江、常州等地收容。

11 月 27 日（初七），联军开始攻打天保城，到 12 月 1 日（十一日），天保城攻陷，清军张勋部队四散崩溃。医疗团的前驱部队早上上山，回来时遇到一支西方人组织的救援队，两队互相交流救护情形。这支外国救援队的队员们大力称赞广济同学的勇敢。

12 月 1 日（十一日）下午，清军出议请降条件，与革命联军约定 12 月 2 日（十二日）下午由太平门入南京城。广济同学所在医疗团因为运送伤员、整理内务等种种原因没能同行，依旧留在马群。阮其煜空闲时间被进城队伍邀请，当晚住在临时都督府，他住的室外还标贴着一张纸条：临时都督府医官。看到这个头衔，他欢欣鼓舞。这时候医疗团队的同学却焦急万分地到处找他。第二天，阮其煜听说全团进城了才归队，大家都大骂他是"乱窜不已的老鼠"（阮其煜身小活泼，绰号"老鼠"）。接下来的几十天，广济同学都留在南京城里救治伤兵。

医疗团不辞辛劳、救护伤兵的同时，对伤民也给予热心救治。《民立报》所载江宁王顺昌的感谢信就是一个实例，信中说："鄙人有子家庭，年十八岁，在雨花台附近嬉戏，误触炸弹，右手碎如蘆粉，左足损去其半，头部及身体被伤三处，血肉狼藉，气息奄奄，见之者均以为虽遇华佗在世，莫可救药矣。鄙人于无可设法之时，姑抬赴中国红十字会第二团临时医院，当蒙大医士吕守白、杨子羽、瞿缦云、赵汉江、阮其煜、倪伦元、陈凤翔、张之佩、董国贤、崔贤增、虞心炎、董鼎松悉心疗治，刀药并施，已日就痊，可起死生而肉白骨，其吕、杨、瞿、阮、陈、赵、张、董、崔、虞、董诸大医士之谓乎？小儿受此再造之恩，无可以报，用特登报以扬神医而志不忘。"

辛亥之战，广济同学参加革命、服务前线可记叙的事迹还有很多，其精彩纷呈、慷慨热忱，不一而足。作为广济人，他们像一颗颗齿轮般深深嵌入了中国历史的转动之中，在中华文明的前进中扮演了不可磨灭的重要角色。

抗战烽火中的庇护所

1928年10月，苏达立担任广济医院院长，一直到1951年回国。苏达立担任院长期间，正是中国社会动荡时期。他一方面，致力于广济医院的稳定与发展；另一方面，发扬人道、博爱、奉献的精神参与人道救援的工作。

解救被拘伤兵

七七事变后，抗日战争在华北战场全面打响。是时，中国空军主力北调支持华北战场，广济医院陆续接收了多名空战受伤的战士：

著名的抗日勇士，中国第一个击落日本飞机的飞行员高志航在1937年8月15日负伤入住广济医院，医生为其取出了左臂内的子弹。杭州各界人士得知消息后，纷纷到广济医院看望。

击落敌机多架的石邦藩在广济医院截去了右臂得以生还，被人们称为"断臂飞将军"。

2105号机刘署藩，发动机起火，碰到大树，机损，即刻送广济医院抢救，因流血过多殉职。

以霍克3击落十三架各式日

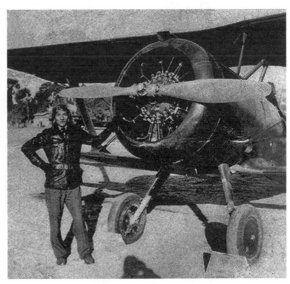

抗日勇士高志航

机的刘粹刚，二十四岁，受伤后送入广济医院治疗。

……………

11月，广济医院设立广济医院第二分院（即伤兵医院），负责医治从上海前线和杭州笕桥空战送下来的伤员，田浩征出任分院总干事之职。

当时，伤兵们把田浩征当作了唯一依靠，晚上他去查房，很多伤兵抱着他的腿说："田干事，你别走，我晚上可能不行了……"由于长期忙于医院事务而无力照顾家庭，田浩征的一个孩子不幸夭折。如今，田浩征的家中，后人还珍藏着一幅感谢田浩征在抗战时期救助二百余名伤员的锦旗。

对广济医院来说1938年最不幸的事件是"伤兵遭羁押"，日本宪兵蓄谋已久，于7月30日悍然闯进广济医院拘押了103名中国伤兵。日军团团围住医院，四周架设了机枪，尽管院长苏达立和全体员工奋力辩争，僵持六小时，事情始终无法转圜。苏达立他们商定由高斯德前往上海向英国总领事汇报并通过媒体将日军的无耻行径公诸于世。

在外交和舆论压力下，日军当局同意高斯德和苏达立可以定期探视羁押在陆军监狱的伤兵们。监狱的条件不言而喻，十分恶劣，拥挤而潮湿，每次苏医生都是在刺刀下给伤员看病的，看病的诊室据说过去是行刑室。他们也给这些"犯人们"带去食物、信件等。经过不断交涉，日军同意释放其中44人，连同医院剩下的一些残疾伤兵给予平民身份，

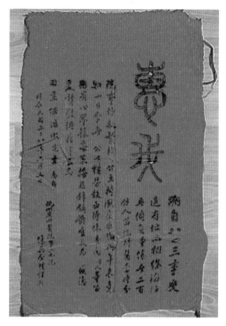

抗战时期广济医院第二分院全体伤兵向田浩征致谢的锦旗

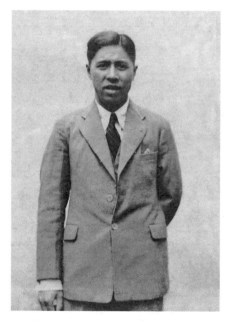

曾任广济临时重伤医院总干事的田浩征

另外 59 人被转移到上海关押。最后一批伤兵是 1939 年的春天顺利出院的，医院为此举行了盛大欢送会。

获得自由的伤兵大都秘密去了非沦陷区，有的成为中国军队里的教官，而有的则进入各自擅长或喜爱的行业工作，因为之前苏达立和田浩征就为他们办了一些职业技能培训，希望他们将来能够做一些力所能及的工作。

上前线寻找、安置难民

1937 年 12 月 24 日上午 8 时，杭州沦陷！广济医院是当时杭州城里规模较大的难民避难所之一，其余几个分别是蕙兰中学、仁爱医院、弘道女中、基督教青年会、玛瑙寺等。由于地处杭州市中心，广济医院成为当时杭州城里几个避难所的联络中心，但苏达立并不是坐等难民上门，而是去到前线寻找、安置难民。

1938 年 2 月 17 日夜，乔司镇的战争打响了。苏达立马上组织人员，前往"扫荡区"救援。第一次前去救援，苏达立他们没能进入镇里，只在镇外收容了 33 个难民。第二天他们终于进到镇上，大火还在炽热燃烧，第一眼看到还活着的只有 3 名妇女（其中一位是盲人）和一条惊慌的狗。拐过一个街角一抬眼，猛然撞见了日军用沙包垒起的工事上黑洞洞的枪口和亮闪闪的刺刀。尽管苏达立等人内心极度害怕，但他们还是竭力泰然自若地将自己的红十字会证件递过去。日军带他们到指挥部检查了证件才予放行，当天他们找到了 22 个难民，并安置到了蕙兰中学。

苏达立等人的英勇救难无疑是"黑夜里的光芒"。为减轻苏达立院长的压力，医院的高德斯医生主动挑起了管理医院内务的担子，他敞开大门收容难民，医院容纳不下了，他就亲自带队前往邻近的蕙兰中学，请葛烈腾校长帮忙。对孩子们他更是牵挂于心，每次外出回来时他的大衣兜里都会鼓鼓囊囊的，塞满瓶装牛奶、糖果等，分发给难童们，他还因此愉快地称自己为"送奶工"。

《从教会医院到集中营》

在浙医二院的档案馆里，静静地躺着一本书，这是苏达立的自传——《从教会医院到集中营》，后由吴华民先生翻译成《苏道使忆华》，轻轻翻开书页，从文字中我们能感受到抗日战争期间广济医院的峥嵘岁月：

1937 年 10 月底开始，杭州城里政府及平民都在惶恐中度日。每天都有成千上万市民离开城市，携带着尽量多的、他们可以带得走的财物。到了 11 月 20 日，拥有 80 万人口的杭州城，只剩下 10 万人左右。另有约 10 万人暂时逃离市区，隐匿在郊区各村镇，暗中观望动静。

有一天早晨，教会青年会总干事朱孔阳来到我这里。他说："如果我们能够救杭州免受巷战，将是一件好事。"我说："那当然，但怎样才能办到？"朱总干事提议，由我发起，邀请仁爱医院、邮务司、亚洲煤油公司主事，还有商会会长等人，一起到我家开会，商量具体事宜。

会上我们讨论局势。讨论颇费周章，因为大家语言不同，除了华语，还要加上英语及法语。最后会议决定：向中国守军司令部，并经由英国、法国及美国驻上海总领事向日方发出请求书，恳请体念伤兵、难民，并顾及天然美景和传统文物，希望能避免在杭州市区内作战。

请求书获中日双方军事当局同意。

…………

1 月 15 日，一个沉闷的上午。杭州市政府卫生处张处长突然来到医院，他说，现

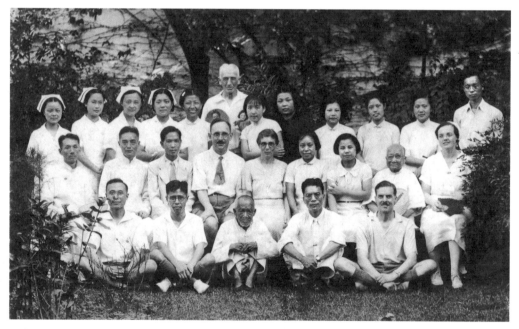

抗战时期，苏达立（第二排左四）、田浩征（前排左二）与广济医护人员合影

在有一万名伤兵住在市内及市郊，其中九千人可以撤退到后方，但一千名重伤兵不能移动，请求我们医院接收这一千名重伤官兵，以避免他们在杭州沦陷后遭受日军杀害。我正为难这么多人无法安置得下，张处长又补充说：附近公立学校校舍（即树范中学）可拨交使用作为重伤分院，并下拨一切必需费用。

我立刻与寇蒂斯一同去杭州市政府拜访周象贤市长，商谈此事。

周市长当场打开保险箱，取出已准备好的支票 5 万元交给我，作为筹设重伤兵分院之用。当时我院财政非常拮据，5 万元可支持分院半年的经费。几乎同时，我又收到伦敦市长的中国救济基金。我们慎重选择了无法撤退的重伤官兵共计 660 人，在 11 月 22 日寒冷的凄风苦雨中，将他们转移到重伤分院。

重伤分院最初由我夫人管理，临时聘请了数位医师及其他工作人员。在杭州沦陷前，分院里大多数人都撤退离开了，还好湖州有一所美国人办的小医院，此时孟院长率职员携带一些医疗器械撤退到了杭州，于是孟院长接手重伤分院，杭州一基督徒律师田浩征担任业务部工作。

重伤分院就绪后，青年会朱总干事又来找我，想召集各界慈善人士及慈善机构，共同合作，在战时为杭州民众服务。

…………

又一次会议在我家举行，参会人员共计 26 人。我夫人招待茶点。会议决定成立"红十字会"。

"红十字会"会员包括中、英、美、法各国人士，我被选为秘书长。我们的首要任务就是设立难民营，以便于战争迫近时民众能获得逃难庇护。商会同意供给所有难民营三天的粮食。

"红十字会"按情势危急随时开放难民营收容难民。

此后，"红十字会"历 9 年之久仍在活动，战时及战后举行会议 200 多次。

…………

1938 年，又发生不幸事件。有一天日军宪兵侵入医院并架设机关枪，共捕走 100 多位痊愈期伤兵。我愤而抗议，结果只是延迟拘捕数小时而已。被捕伤兵被关进监狱，室内甚为拥挤，卫生状况极差，蚊蝇繁生。我与英国驻上海领事馆联络，英国国家广播公司加以报道，日军获知此事，暴行变本加厉。最后日军当局为缓和各方谴责，允许我和寇蒂斯携带少量粮包探监，后来又允许我每周探监诊疗。

在执行枪决处所，设立了最奇异的诊所，有日军士兵持刺刀对准我的背，监视诊

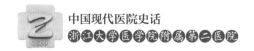

疗过程。

…………

大战也带给广济医院厄运。8月30日，日本军事当局通知我，日军军医院将于次日即9月1日开始占用医院，所有住院患者必须在24小时内撤出。日军不但劫持医院基金，还指令不必支付商号欠款账目。这项命令会使医院信誉受损，我只能设法变卖一些物件以还清各商号欠款。

医院职员准予24小时内带走私人行李。日兵在我的寓所巡查，任意占取喜好之物。最令人愤怒的是，他们企图将医院护士编入日军军中护士团，非但不准她们离院，还要侵入她们宿舍。我特往求见日军宪兵当局，告明护士年龄太轻不能决定前途，应该允许她们回家征求家长意见。幸好日军采纳了该意见，准许她们迅速返家征求意见。结果当然没有一人回来。

广济医院被迫解散……

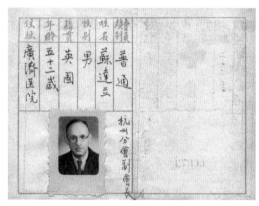
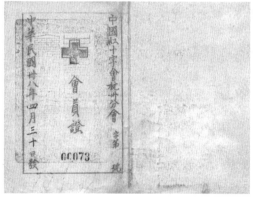

苏达立曾任中国红十字会杭州分会副会长

在人类征战的历史中，从来没有这么多人对这么少人，亏欠这么深的恩情。而对于杭州的那段特殊的历史，这句话也同样适用。如果以杭州当年被救几万难民计算，他们每人两三个孩子，有多少后人？后人们又有多少人知道他们的生命因为这些人而得到了延续。这是真正的救命之恩！

所以请牢记这段历史，不忘这份恩情，珍惜当下的生活，这也是对他们最好的告慰。

抗美援朝医疗队的壮举

1950 年，朝鲜战争爆发。美国侵略军悍然越过三八线，并把战火烧到中国边境，毛泽东同志发出"抗美援朝，保家卫国"的号召。10 月 25 日，彭德怀同志率领百万志愿军浩浩荡荡地跨过鸭绿江，一场历时两年零九个月的战争自此拉开序幕。举国上下投入这场战争中。

不久，全国的各省市开始组织医疗队赴朝鲜支援。当时的广济医院已由军代表接管，也积极地投入"抗美援朝，保家卫国"的行动中去。

1951 年 6 月，医疗队由朱焱院长率领骨科江让主任、耳鼻咽喉科医生黄辉萼、护士楼小诤和王莉、化验师孙常省，还有一部分实习医生和护校学生，携带医疗抢救设备，这次的任务是奔赴浙江南浔救治回国的志愿军伤病员。

出发前，医院还组织了队员拍照。每位队员都拍了一寸的半身照。大家统一戴八角帽，穿列宁装，着解放鞋，胸章和臂徽上写着医疗队的名字和队员的名字。有家室的队员还要叫上所有能请到场的家属，一起拍集体照。照相馆把照片洗好，送给每一位队员留作纪念。这场战争到这时候已经开始进入了第二阶段，前方战局异常艰难，前途未卜。出发之前，每位队员都写了决心书，拍照，其实也有"以防万一"的意思。所幸的是，最后队员们都安全返回了。

医疗队全称是"中国红十字会杭州分会抗美援朝志愿医疗手术大队"，共有三个分队，广济医院为第三分队，来到浙江南浔。

回顾历史，抗美援朝是一场异常艰苦的战争，志愿军伤者无数。士兵们在战场上受伤后，在战地医院经过简单处理，再送往各地的野战医院做进一步处理和治疗，此时如伤兵病情好转痊愈，即可直接出院；如仍需继续治疗，则根据安排送往地方医院。当时，驻扎在南浔的是志愿军第三野战医院。

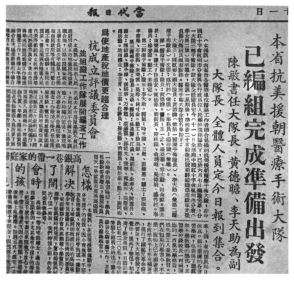

1951年《当代日报》关于浙江省抗美援朝医疗队的报道

由于伤兵源源不断地送到南浔，野战医院医护人员严重不足，就需要地方组织医疗队编入部队医院作为支援。以广济医院为主的医疗队到达南浔，接收并治疗了一千余名伤兵。

那年的夏天和秋天异常忙碌，往往是前一批伤兵刚刚处理好，后一批又马不停蹄地送到了。医疗队员每一天都在紧张忙碌中度过，早上起来第一件事情就是立马往工作岗位上跑。朱焱院长是医疗队的队长，为挽救更多的伤病员，他常常是连着一整天在手术台上忙碌。手术室都是临时改建的，没有无影灯，就找来手电筒充当；没有输液架，就用纱布条绑起来，总之是想尽办法地抢救志愿军战士。

在抢救的过程中，很多伤员需要输血。那时由于条件有限，几乎没有库存血，当伤员需要输血时，就只能找到血型相配的人员，做过交叉配血之后，当场采血当场输注。战时血源更加紧张，伤员所用的血基本上来自医院人员的自愿捐献。医护人员每个人都知道自己的血型，大家都主动报名参加献血，医疗队二十多个人里面有一半多人曾在野战医院献过血。送到南浔的伤病员虽然都是经过简单的处理，但是很多人还是血肉模糊，惨不忍睹。有一些烧伤的战士痛得非常厉害，那时候也没有什么止痛药，就只能忍着。大冬天里，还有人为了减轻疼痛，把烧伤的手、脚放在冰水里，看着都觉得很揪心。

由于部队在前线打仗时居无定所，食无定时，刷牙洗澡等卫生问题更无暇顾及，也有部分志愿军战士得了寄生虫病或传染病，比如血吸虫病、钩端螺旋体病、回归热等等。南方夏天湿热，蚊子繁殖正盛，还有不少的人得了疟疾，一忽儿冷一忽儿热。医疗队的检验医生几乎是夜以继日地化验，找蚴虫、疟原虫、钩端螺旋体，帮助医师下诊断，尽早地给伤病员们进行对症治疗。20世纪50年代，科学技术远没有现在发达，所有的检验工作就靠一双眼去发现细菌或原虫，一双手去抄写数据和结果。检验医生孙常省每天早上五六点钟起来，除了一日三餐，不是在给伤病员们采集标本，就是在显微镜旁边忙碌，常常一忙就忙到晚上九十点（晚上十点钟是规定的熄灯时间）。

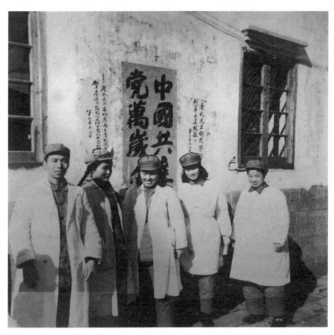

医疗队部分队员合影

1951 年 7 月 10 日，战争双方开始朝鲜停战谈判。从此，战争出现长达两年多的边打边谈的局面。因此，至 1951 年秋，由朝鲜前线转送过来的伤病员数量较前几个月已经慢慢减少，医院的工作开始进入一个渐趋平稳的阶段。很多急性伤病员经过处理，或好转，或转入地方医院。这时留院的伤病员中患有慢性病占了很大的比例。可以说，医疗队的工作重心也渐渐转向慢性病患者的管理上来。一年后，医疗队才回到了医院。按当时的政策，医疗队员是可以参军的。到南浔的时候，几乎所有的人都提交过参军志愿书，任务结束时，有五六位队员留在了部队。

1952 年 9 月，浙江省卫生厅又组织了第三批抗美援朝医疗队。这次是由华东地区混合编队的，这时的广济医院已由政府接收，更名为浙江医学院附属第二医院，医院外科医生汤邦杰及护士鲍仪贞等人参加。这支华东地区医疗队最初有二十四名队员，主要任务是赴朝接替第一批医疗队。过江后，他们发现医疗任务很重，原先组织的二十四名队员根本分配不过来，又向浙江省卫生厅要求增派医务人员，朱建中就是那时候去的。

　　这一次，医疗队要进入朝鲜了。汤邦杰、鲍仪贞以及其他医院的两名队员，四人编成一组北上。鲍仪贞护士回忆起来，去朝鲜的路程就堪称惊心动魄，当汽车开到鸭绿江桥上时，敌人的轰炸机突然来炸桥了，地面的高射炮声、飞机的俯冲声、机关枪声、警报汽笛声、炸弹落在江中的水花声，充满了整个大地。

　　这时汽车加速往前冲。战争年代条件艰苦，医疗队乘坐在装满了军用物资的大卡车上，四人就在高高的物资堆上坐着，摇摇晃晃地前进。第一次经历这样的场面，大家都非常紧张，两手紧紧抓住绳子坐在上面不动。勇敢机智的志愿军司机最终成功地开车冲过了鸭绿江大桥。

　　到朝鲜碧潼的总部报到后，医疗队才得知此行任务竟是为外国战俘服务！一路上满脑子想的都是如何为志愿军服务的队员们一时反应不过来。医疗队长看出了大家心里的矛盾和顾虑，把其中缘由说明：尽管抗美援朝战争打得非常艰苦，但是志愿军始终奉行的是宽待战俘的政策，不光是为他们服务，还要尽全力地做好医疗服务，实行"革命的人道主义"。

　　这是命令，谁都要执行。经过队长苦口婆心的一番开导，大家也终于安下心来。服从命令听指挥，去了朝鲜的平安北道（俘房军官二大队的所在地）。

　　既要执行好俘房政策攻其心，又要做好人道主义的医疗服务，这是一件非常不容易的事。外国俘房共有好几个团，为便于管理，就把所有的军官都集中在二大队，有些战俘思想比较顽固。

　　二大队的卫生所由一位所长、两名医师、四名护士（其中两个是朝鲜护士）、一名司药、两名卫生员、一名事务长、一名伙食员共十二人组成，除门诊室外另设两间病房。朝鲜的生活非常艰苦，医疗队按照部队的作息时间，早上五点出操，晚间点名，虽然不是战场的最前沿，但也过着提心吊胆的生活。除了思想的挑战，医疗队遇到的另一个比较棘手的挑战是气候。朝鲜的冬天异常寒冷，气温最低可达-40℃。这样的天气里，天微微亮，医疗队就要出操了，一圈圈跑下来，眼睛越来越睁不开了。口罩里呼出来的热气，把眼睫毛和眉毛冻成白白的霜了。二大队驻地附近是孝丰水库，也是敌人的轰炸目标，但由于人多防空洞少，就得再挖防空洞。要在这坚如钢铁的冻土里挖掘出防空洞，谈何容易！常常是一镐下去，非但没有入地半分，反被弹跳得好高，虎口震得又麻又痛。为了完成挖洞的任务，医疗队每个人的双手都磨出了血泡。

　　这样的天气里，医疗事务当然还是要照常进行的。一天，一名朝鲜老乡来报告说：某山顶发现"细菌弹"。所长派鲍仪贞和另一名同志去处理。部队发给鲍仪贞护士的军棉鞋大了两号，但由于缺号没法调换，她就拖着双笨重的大棉鞋，在-40℃的气温下爬山过雪地，跟着同事艰难跋涉，到达地方时已累得气喘吁吁。等处理完"细菌弹"回到所里已是掌灯时分，寒冷的冬天，汗水湿透了他们的衣服，鲍仪贞的脚上还多了不少水泡。尽管面对重重困难，医生们还是尽心尽力把"革命的人道主义"贯彻到底。

军官俘虏中美国人、英国人居多，由于平日喜食甜食，患牙病的比较多，医疗总队向北京协和医院专程请来了牙科医师为他们治疗。一连数日治疗，这些俘虏都对医师们竖起了大拇指说"Very good"。

二大队的卫生所收容了一名逃跑未遂被朝鲜人民军和志愿军俘虏的军官。他因为拒捕被我方打伤了小腿，送来时发高烧神志不清，还说胡话，伤口有炎症。伤口发炎好办，有汤邦杰医师开药治疗，没问题。可是在护理上，难题却来了，他发高烧，神志糊涂，护士只能一匙一匙地喂以流质——想尽办法找西红柿挤汁，用菜汤，用罐头的炼乳……总之动了不少脑筋，花了不少时间。十天后，他总算伤愈，可以回俘虏营了。平时面部毫无表情的他，在临走时终于面露笑容地向医生们说了声"Thank you"。

三年来，这些俘虏军官都不同程度地改变了敌对态度，寄回去的家信都说志愿军如何优待他们，并向家中报平安。1953年朝鲜战争终结时，我方俘虏的外国士官都千方百计地把东西带过去作纪念，足见他们对中国的好感。

中华人民共和国成立初期，我们国家遇到了很多困难，可大家上下一心，齐心协力地面对每一个挑战，所以我们抗美援朝也胜利了，经济也发展了，国家越来越好了。

第六章·担当，播撒仁爱价值

血吸虫病的防治

血吸虫病是一种寄生虫类传染病，在中国有着久远的流行史。中华人民共和国成立后，中国共产党领导、人民政府同血吸虫病的斗争一直没有停止过。

1953年9月，最高人民法院院长的浙江籍爱国民主人士沈钧儒致函毛泽东同志，反映了太湖地区血吸虫病流行严重的情况。毛泽东同志高度重视，在复函时指出："血吸虫病危害甚大，必须着重防治。"血吸虫病在浙江的嘉兴、嘉善、衢县、开化、常山等县肆虐，引起了省里极大的重视。

1956年夏天，孙常省作为浙医二院化验室的骨干力量，在接到浙江省卫生厅的通知后，他与几名寄生虫病学的研究员组成血防大队马不停蹄地赶到嘉兴。值得一提的是，研究员有的来自杭州热带病研究所，而该研究所的创立者洪式闾，曾任广济医院的院长。

当队员们抵达嘉兴，孙常省望着眼前的村落，依旧没有缓过神来——200多人的村庄里，在病魔长期的摧残下，病的病，逃得逃……全村只剩下数十名老弱妇孺，身体消瘦羸弱，骨瘦如柴，腹胀如鼓……

眼前的景象深深刺痛了他们的心，孙常省愈加感到肩上责任之重。时间容不得队员们多思考，寻找地点作为研究血吸虫病的实验室，是当务之急。然而要做寄生虫病的研究，水是必不可少的条件。所幸，在当地人的指引下，血防大队找到了当地的造纸厂，造纸厂建立在河边，正是研究血吸虫病绝佳的驻所。

嘉兴，位于浙江省东北部，南倚钱塘江，北望太湖，大运河纵贯境内，水网密布。队员们经过一段时间的考察，发现当地人民的卫生意识普遍薄弱，生活方式依旧停留在上游刷马桶，下游淘米、洗菜的阶段。血吸虫的毛蚴随着排泄物进入水道，寄生于水生生物中演变为尾蚴，当人们在接触水时，尾蚴便可进入人体体内，从而感染血吸虫病。

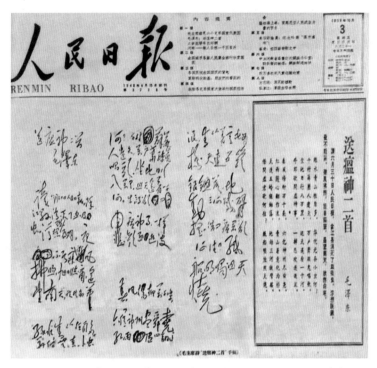

1958年10月3日《人民日报》头版发表毛泽东同志为消灭血吸虫病有感而作的《送瘟神二首》

　　回想起那段岁月，孙常省依旧感慨不已。中华人民共和国成立初期，百废待兴。没有自行车，没有水泥路，所有的标本都是靠医护人员自己护送，他们提着篮子，跨过沟壑，穿越田间地头，一遍又一遍地往返于采集标本的地点和简陋的研究室中。当时都是泥地，坑坑洼洼，高低不平，队员们往往是走了一天，脚底就磨出水泡，踩在田坎上，水泡破裂，每走一步都是钻心地疼！队员们不知道自己走了多久，走到后来，脚底已失去了知觉……

　　血防大队的研究员们白天采集标本观察尾蚴，深入村里人家宣教血吸虫病防治基本知识，晚上在简陋的实验室中借助昏暗的灯光观察血吸虫病的毛蚴，半年多的时间里，筛查了一万多名村民，筛查的结果让原本阳光爱笑的小伙子们一时都笑不出来，一万多名村民都遭受血吸虫病的感染。

　　感染血吸虫病的妇女将影响其生育，儿童得病则可严重影响生长发育，形成侏儒病，最后演变为队员们最初看到的景象——"大肚子病"。

　　血防大队的任务并不仅仅在于筛查村民，如何防治，如何阻止血吸虫病的传播，亦是重中之重的工作！除了挨家挨户宣教村民要接触干净的水，要喝煮沸的水之外，队员们将目光瞄准在血吸虫尾蚴藏身的水生生物身上，鱼、虾、水草、蚊子、钉螺……凡是跟水沾边的每一样生物，都是队员们的重点研究对象。

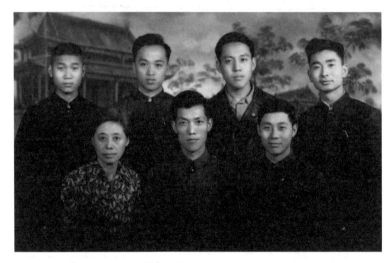

1956 年，孙常省（后排右一）参加浙江省血防基点化验工作

孙常省所在的血防大队只是当时整个中国血防工作的一个缩影，血吸虫病席卷大半个中国，尤以水网发达的江南地区为甚。感染血吸虫病，导致人民健康受损，良田荒废，江南百姓的健康时刻牵动着国家的心。

功夫不负有心人，研究发现，钉螺是血吸虫毛蚴成长为尾蚴的藏身之处。全国人民在党和毛泽东同志的号召下，开展了轰轰烈烈的爱国卫生运动……

1958 年，毛泽东同志在杭州视察卫生工作时，听闻江西血吸虫病工作汇报，见到浙江的血防工作也大有进展，心系苍生的主席激动不已，彻夜难眠，感慨和热忱化作了这两首七律《送瘟神》，全诗如下：

（其一）绿水青山枉自多，华佗无奈小虫何。千村薜荔人遗矢，万户萧疏鬼唱歌。坐地日行八万里，巡天遥看一千河。牛郎欲问瘟神事，一样悲欢逐逝波。

（其二）春风杨柳万千条，六亿神州尽舜尧。红雨随心翻作浪，青山着意化为桥。天连五岭银锄落，地动三河铁臂摇。借问瘟君欲何往，纸船明烛照天烧。

面对"非典"与迎面而来的使命

2003 年 3 月 29 日，当诺贝尔和平奖获得者、"非典"的发现者——意大利医生卡洛·乌尔巴尼因为感染此病去世时，也向全世界预示着疫情的来临。彼时，在广袤的中国大地上，一场没有硝烟的战争正在展开，虽然听不到炮火轰鸣声，但时时刻刻都有人冲锋，也有人倒下，更有人前赴后继。

百年以来，浙医二院都将救死扶伤、悬壶济世作为立院的初心，当历史的浪潮迎面拍来时，全院的医务工作者们自然不会退缩，默默承担属于自己的使命。

在"非典"暴发的最开始，浙医二院就召开了抗击"非典"的动员和工作布置大会，正因为这场战役的扑朔迷离、充满着不确定性，所以每一个微小的失误都会造成难以估量的损失和破坏。而作为医务人员，更加明白对待"非典"疫情的危险性与艰巨性，所以，审慎地对待敌人显得万分关键。无论是从思想认识、医疗设施、总体指挥、还是专家配备以及后勤保障上，浙医二院都将细节处理得非常到位，为全方位打赢这一场战争，做足了万分准备。

有人说，"非典"让医务人员的社会价值和形象得到了升华，在这样一次战役中，浙医二院有无数医务工作者们在抗击"非典"的同时，也在勇敢面对和承担着自己的使命与担当。

呼吸内科，理所当然被推到了防治"非典"的前沿地带。出于医务人员的敏锐嗅觉，早在这一年的 2 月份，呼吸内科的专家组就已经关注了广州地区的疫情，也认真研究过相关的病例，并且组织全科医护人员学习相关知识。疫情真正波及时，呼吸内科的医务工作者们每天都要同确诊病例或者疑似病例打交道，在每天为患者测量体温、吸痰、抽血、输液、气管插管、清除排泄物的过程中，也是在同病毒"零距离"接触，时时刻刻有着被传染的风险。作为呼吸内科的专家组成员，沈华浩、刘进、王选锭等人几乎没有睡过一个安稳觉，一直都坚守在最前线，作为上下班的临界——昼夜开始变得模糊，只有对工作的使命才会决定他们的去留。对于每一个前来就诊的疑似确诊患者，他们都要亲自过问和诊治，没有一个人选择退缩。甚至，科室内的老党员刘富光教授不顾年老体衰，仍然要亲自参与院内外感染者和疑似病例的会诊。

在急诊科和放射科，你看不到任何一个人缺席，尽管每天都面临着被病毒侵袭的危险，但全体工作人员没有人会在此时选择休假，也没有一个工作人员选择离开自己的工作岗位。2003 年 4 月 16 日，浙医二院成立了"非典"患者的隔离病房，开始收治可疑"非典"患者，需要护士进驻。在隔离病房工作，意味着感染病毒的可能性较之以往更大了几分，但浙医二院的许多护理工作人员主动请缨，自愿去往最需要自己，同时也是风险最大的地方，她们当然知道危险，但她们也知道义不容辞。在隔离病区，每个护士都要穿着三层防护衣、戴好几层口罩和手套，每天不厌其烦地测体温、输液、动脉抽血，除此之外，还要为患者擦身换衣、进行心理精神的护理，在浓浓的消毒液气味包裹中，令人窒息的厚重防护服里，她们也感觉到辛苦，却从来不叫苦。

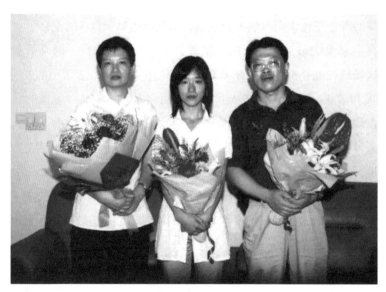

欢迎抗击"非典"凯旋的医护人员代表

浙医二院重症监护室崔巍医生，也坦然接受了自己的职责与担当——去杭州市第六人民医院抢救"非典"患者。他的妻子项海燕，同为浙医二院的职工，因此她明白这份工作的艰难与危险，也更能理解医务工作者的使命与担当，所以在小家与大家之间，她接受并尊重了崔巍医生的决定。在到达杭州市第六人民医院后，崔巍医生主动要求进入隔离区，接受很多危险而重要的工作，比如给患者做气管插管，过程中面临极高的感染风险。他第一个念头并不是自己，而是患者的安危，作为一名共产党员，也作为一名医生，他知道，这个时候，他没有任何退路。

在最艰难的时候，没有人不会不想要家人的陪伴，也没有人不想选择亲密之人的依靠，但既然作为医务人员，在此时此刻，也只能将这种脆弱默默埋藏在心底，转而以更加有韧劲的姿态，在扑面而来的战役中，兢兢业业地做好本职工作。既是因为抗疫之路已经初见曙光，更是因为大家前赴后继地努力、夜以继日地拼搏，才让人们得以熬过漫漫长夜，度过内心最脆弱艰难的时分。

时过境迁，一切风波都会有既定的那天，一切朦胧不清也终会拨云见日。当全国上下乃至世界人民打赢了抗击"非典"这场战役后，患者、媒体、公众和政府都将鲜花与赞扬送给了医务工作者们，而后回归自己的平凡生活，人们不能忘记这一场无声的战争，更不应该忘记在这场战役中牺牲的医务工作者们。在真实世界中，没有幻想中的救世主，但当灾害来临时，医务人员就会以血肉之躯，构建、打造我们的心理屏障，然后挺身而出，成为全社会的"超级英雄"，把人们的安危扛在肩上。在抗击"非典"的过程中，浙医二院循着历史的回声，顺着自己绵延百年的使命感，既是向远方出发，也是向初心回归。

延续，将生命拯救到底

全力以赴，同舟共济

2008 年 5 月 12 日，四川汶川大地震发生，苦难的背后，是温情的传递。"一方有难，八方支援"。地震发生当日，浙江省卫生厅迅速组织了医疗救援队。5 月 14 日上午，浙医二院赴川医疗二队随浙江省医疗总队从杭州出发到达成都，并立即按四川省抗震救灾指挥部的要求，马不停蹄地直奔平武县支援，但在路况屡屡受阻的情况下，只好于 15 日下午返回江油市中医院，展开医疗救援工作。

16 日中午，由于青川方向入平武的道路已通，医疗队便随浙江省派出的 50 辆救护车，绕道青川奔向平武。医疗队日夜兼程，历经 15 小时，穿越 368 多千米，于 17 日上午抵达平武县城，被分配支援平武县人民医院，稍作安顿后，全队人员立即在平武县城内展开抗震救灾工作。

时至 28 日，医疗队共收治外伤患者 70 例，重症患者 35 例，查房患者 869 例，手术 8 例，患者咨询 502 例，宣教 1 050 例，随救护车出诊数达 18 次。

医疗队在救治期间发现，一些失去双亲，受到惊吓的小朋友对突如其来的灾难表现得很淡漠，不懂如何表达自己内心的感受。医务人员通过与他们亲密的接触，亲切的交谈，鼓励他们与同伴交流感受，提供宣泄内心苦闷的方法。

在闻悉平武县中学的全体师生地震后因学校建筑倒塌，被安置在广场临时帐篷内，每天一日三餐得不到保障，需要当地居民资助时，医疗队临时党支部在全队内发动捐助，共筹集 2 000 元，联系当地一家饭店以保证全校师生的饭菜供应，并另外掏钱购买生活必需品。医疗队在学校多次开展医疗咨询，免费发药；进行了一系列灾后防疫常识、卫生常识的普及；指导大家做好环境卫生、个人卫生，积极预防各种传染病，在挫折中生存；普及地震应急、自救互救方面的知识，帮助中学生们在地震面前更好地保护自己，正确开展自救互救。

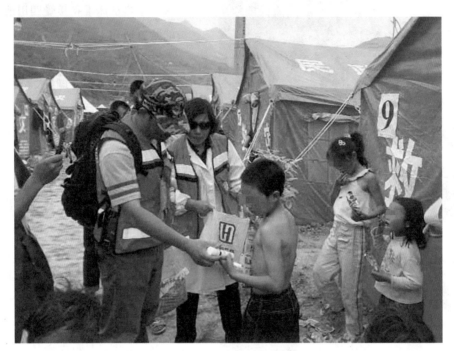

浙医二院医疗团队为灾区人民送去温暖

在四川抗震救灾的 15 天，是惊心动魄、历经考验的 15 天，是全力以赴、同舟共济的 15 天。在灾难面前，浙医二院医疗队与灾区人民同呼吸、共命运、心连心，发扬自强不息、无私奉献、团结协作的精神风尚，全心全意为灾区人民作贡献，无愧是一支医德高尚、业务精湛，不畏艰险，勇于奉献的优秀团队。

拯救生命，温情呵护

前线四川，上演的是浙医二院医疗队远赴灾区抗震救灾的感人故事。后方杭州，演绎的则是浙医二院不遗余力拯救灾区人民生命、呵护灾区人民健康的动人故事。

5 月 20 日晚上 10 时，医院接到浙江省卫生厅通知，汶川大地震中受伤的千余名四川同胞将分流到杭州接受治疗，接纳任务为 100 名。时任院长的张苏展随即召开了院领导和相关科室负责人紧急会议，讨论决定各临床科室立即严格控制病区加床，并迅速制

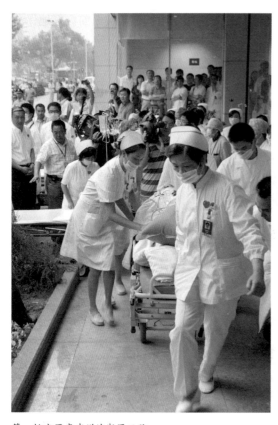

第一批灾区患者送达浙医二院

订病房调整和接收灾区伤员医疗预案。随后，院内网上挂出《关于要求各科室不再加床准备接受四川地震伤员的紧急通知》。

上午10时，医院向全体住院的病友发出公开信，呼吁大家共同携手，为支援灾区做贡献。公开信通报了医院将调整部分病房，恳请他们配合医院，在必要时转往其他病区，并表示医院将采取有效措施，确保他们的医疗护理不受影响。医院腾出100张床位，同时组成了强大的医疗团队时刻待命，一旦灾区伤员转送医院，将会被集中安排在骨科等两个病区进行治疗。

下午5时，护理部陆续收到5份决心书。分别是骨科三病区、妇科病房、干部三病区、急诊抢救室、手术室，都表达了"时刻准备着，随时听从医院召唤""发扬吃苦、无私奉献精神"的决心。

5月26日傍晚6时，浙医二院大厅所有的通道进行管控，专用电梯运送灾区伤员。12辆平车一字排开，随车配备医护人员和工人各一名，固定站位，排列整齐。

"来了来了"，随着人群的异动，眨眼之间，一辆载着伤员的120急救车呼啸而至，送来了第一位伤员，所有人的目光都迅速聚集。车门打开，担架上是一位右腿牵引的老人，医护人员冲上前，一边小心翼翼地将其抬下，转移到平车上，一边简要地做了伤情的评估。第二辆，第三辆……随着120急救车不断到来，伤员被不断抬出，又被陆续送进病房……人间温情不断上演着。

5月29日傍晚，一封动人的感谢信递到了浙二人手中：

浙江的父老乡亲，你们好！你们的每一个爱心，我们四川的灾区人民都感受到了。

在此，我代我们四川灾区人民感谢你们！虽然我们的房屋倒塌，亲人离别。但是，我们有了你们的爱心支持，我们四川灾区人民会坚强活下去，会把自己的家园建设得更加美好！

笔：四川人

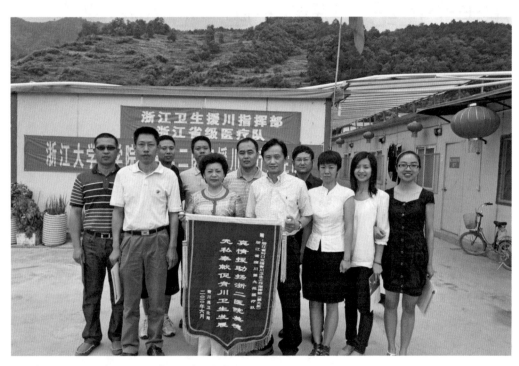

2020 年 6 月 20 日，浙医二院援青川医疗队合影

1976 年唐山地震医疗队、2008 年汶川地震医疗队……队员们在地震现场无私救人，他们全力以赴奋不顾身地投入到抗震救灾的行动之中。在任何时代都有一群英雄组成的群体，他们的举动令我们感动，他们张开充满无私大爱的双臂，拥抱每一位伤者，用心化水，抚平受伤患者心灵的创伤。

用半个世纪，铸造一座"心的桥梁"

浙医二院在1968年开始派出花锦福等第一批医护人员医疗援助马里，而后每年都会派出医疗队援助非洲国家。截至2024年6月，浙医二院共派出数十余批次医疗队，共计75人次。楼福庆、江观玉等浙医二院医务工作者用顽强的意志、为国争光的责任感和精湛的技术，克服了医疗设备简陋、生活物资匮乏等困难，为非洲人民提供了优质的医疗服务。同时，他们也播撒着勇敢的种子，激励着一批批浙医二院的医疗队员不畏艰险、砥砺前行。近几年，来自加纳、尼日利亚、索马里、吉布提、毛里求斯、布隆迪、苏丹、肯尼亚、坦桑尼亚的众多医生和医学生还不远万里，来到浙医二院进修学习。浙医二院用半个世纪的时光，铸造了一座连接中非人民的"心的桥梁"！

医学没有国界

非洲，马里，撒哈拉大沙漠南缘的马尔格拉，是一个美丽的小县城，靠近尼日尔河。

姜节凯永远忘不了那个地方。1970年，姜节凯作为第二批中国援助马里医疗队队员来到这里，度过了两年特别的时光。

在旱季40℃以上的高温天气下，中国医疗队每天坚持工作。气候相当干燥，医疗队员往手臂上一捋，就能刮下一层"盐花"来。他们就是在这样的条件下，接待了大批前来求诊的患者，完成数百台手术。

经济发展的滞后和自然环境的恶劣，使各类传染病在当地民众中肆虐。让医疗队最为头疼的是疟疾，马里的蚊子很多，体内携带疟原虫，所以这里成了疟疾的高发区，当地人称疟疾为"巴驴"。中国医疗队没来之前，很多马里人因为"巴驴"断送了性命。

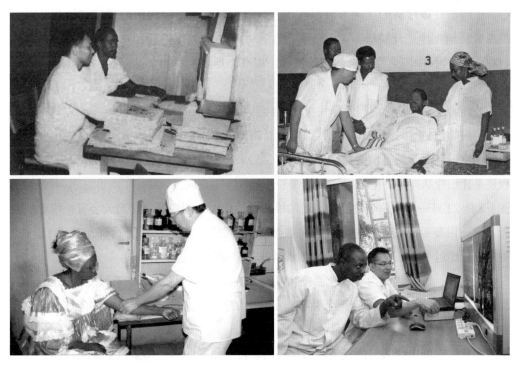

1968 年，浙医二院派出的援非医疗队员名单

浙医二院各个时期的援非医疗队

那个时候，有个黑人护士——杰罗（化名）每天跟在医疗队员身边。小伙子是本地人，从当地的卫生学校毕业就当了护士，院长安排他当助手，医疗队员耐心教导，杰罗也非常好学，几年后，中国医疗队推荐他到中国留学，成了一名真正的眼科医生，还学会了一口流利的中国话。

这是姜节凯第一次真切地感受到：医学的力量，没有国界。

50多年过去了，这份力量一直连亘在中非之间。这些年来，浙江医疗队依然在一批批地派往马尔格拉。

抗击埃博拉

2014年2月开始，西非暴发了大规模埃博拉病毒疫情。截至2015年1月19日，几内亚、利比里亚和塞拉利昂共发现21 373例确诊和疑似埃博拉病例，死亡8 468人。

2015年1月27日，在疫情最严重的时刻，中国政府派往塞拉利昂的第三批医疗队从北京出发，浙医二院感染性疾病科副主任徐峰教授就是此次医疗队队员之一。

徐峰所在医疗队的这次"援塞抗埃"有三大任务：指导和帮助塞拉利昂开展埃博拉患者救治工作；开展培训，与前两批专家一起培训医疗护理和社区防控骨干等人员4 000人；传授中国急性传染病防控经验，提高当地埃博拉出血热防控的整体技术水平和能力。

总而言之，就是帮助当地尽快重建公共卫生体系。

疾病的威胁时时存在。一次，徐峰在对当地6家基层医疗卫生机构人员进行专项培训时，发现一名学员是埃博拉密切接触者，后来经过隔离，才排除了感染嫌疑，整个过程还是让医疗队捏了一把汗。

2月22日一早，徐峰就赶到当地的埃博拉治疗中心探视患者。当天会有一位重症患者入院，需要专家们集中讨论病情，掌握第一手资料。进入病房，徐峰穿戴了11件防护用品，经过了36道程序，才得以与埃博拉患者接触。

经分析，医疗队认为有效控制疫情的瓶颈在于当地医务人员缺乏且专业技能不足，当地医疗水平较低。很多人宁可迷信吃偏方等治疗方法，由于缺乏科学的防护，当地人在疫情中死伤惨重。

对此，中国医疗队前往疫情最为严重的塞拉利昂西区，启动重点培训项目，对当地医务人员进行埃博拉疫情监测、病例调查、密切追踪和常见传染病疾病诊治等全面培

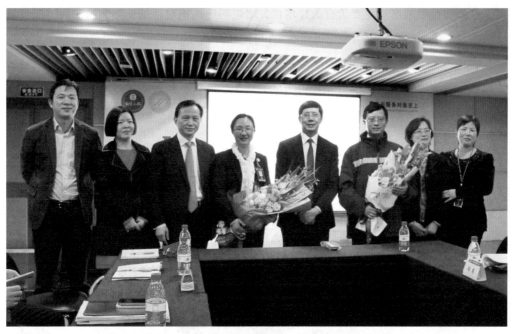

浙医二院感染性疾病科徐峰（右三）主任医师、医院感染管理科陆群主任（右五）援非凯旋留影

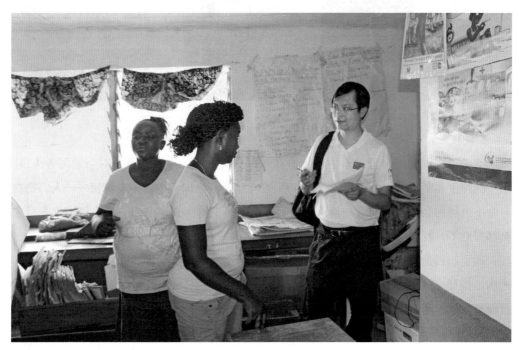

徐峰（右一）在现场调查

第六章·担当，播撒仁爱价值

训。在该项目中，徐峰主要负责医疗培训，增强当地医护对常见传染病的监测、报告与诊治能力，摸索适合塞国当地情况、长期可持续的传染病防治策略与措施。

建立"埃博拉防控示范区"也是医疗队的一项重要任务。医疗队在示范区社区基层严格执行各项公共卫生干预措施，全面落实"早检测、早报告、早诊断、早隔离、早治疗"的中国传染病防控经验。

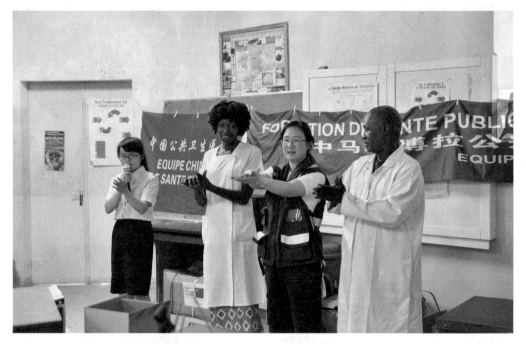

陆群（右二）在给非洲医务人员培训

浙医二院医院感染管理科主任陆群在马里支援，她的主要任务是对当地医务人员、医学院师生和军医进行系统培训。在40℃的气温下，培训实在称不上愉快——人们挤在一个不透风的会议室，陆群一遍遍地进行模拟演练、讲解知识要点，一堂课下来全身衣裤都湿透了，就连鞋子里都装满了汗水。

截至归国前，中国医疗队非常出色地完成了任务：累计培训社区和医务人员1 300人次，指导完成69例埃博拉预警病例、14例确诊病例、607名密切接触者的调查处置及隔离管理，他们建立的"埃博拉防控示范区"更是创下50天无新增病例的纪录。

如果说抗击埃博拉是一场没有硝烟的战争，那么浙医二院的医务人员就是这场战争中的冲锋者。为了国家的召唤，为了中非友谊，为了非洲人民的需要，毫无畏惧地奋勇前进！

驰而不息的援非工作

浙医二院从医院的优势学科中选派最优秀的医生，支援非洲医疗事业。因表现突出而获马里国家骑士勋章的援助医生不少，有老院长楼福庆教授、骨科医师李世棋和连续两次赴马里援助的放射科医生魏建功。魏建功曾在马里的偏远地区马尔格拉医院工作过两年，后又作为第25批援马里医疗队副队长，奔赴马里援助。

值得一提的是，第22批援非医疗队成员、医院神经外科主任医师的刘凤强，因工作成绩突出，被授予马里国家雄鹰勋章。他参与了中国援非事业中首个国家级综合性医院的建设，为马里创建了完整的神经外科的建制。筹建期间，采购与自制相结合，使该科配齐了现代神经外科必备的全部器械和设备；同时，积极开展业务培训，言传身教，使该科成为医院内最先实现独立发展的专科，实现了"授人以渔"的初衷。

此外，刘凤强因地制宜，开展了马里医疗史上首例显微神经外科手术。在马里战乱期间，刘凤强参与士兵救治工作，为一名非盟士兵成功取出了从眉间射入颅内的子弹，轰动马里。该国卫生部高度评价这项事迹，并特意向中国大使馆表达感谢，刘凤强还得到了中央电视台的特别采访。

2019年，浙医二院往马里派驻了两位女医生——眼科医生翁燕和病理科医生冯晶晶，次年3月，从马里疫情暴发的那刻起，她们就毅然披上白色战袍，奋战在抗疫的第一线。

持续上扬的疫情曲线、超40℃的高温热浪、马里居民防护意识的淡薄、医院感染防控的缺失、北部时而传来的战乱消息……在如此危险、艰苦的境况下，浙医二院的两位

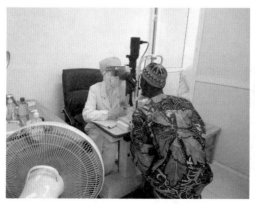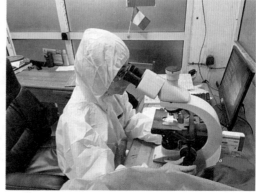

翁燕（左）冯晶晶（右）在马里工作场景

援非女医生或坚守门诊岗位，持续为马里眼疾患者送上光明；或轮值发热门诊，为有发热症状的患者做好新型冠状病毒筛查和诊断，当好阻击疫情的"守门人"。

所有疑似或确诊新型冠状病毒感染的在马华人，都由中国援非医疗队进行诊断排查，后收入医疗队所在的马里医院进行治疗，尽全力保障疫情下华人的健康。

2020年5月16日，马里医院隔离病房传来喜讯——由医疗队先后收治的5位华人患者全部治愈。中国驻马里大使朱立英得知后，第一时间向医疗队表示感谢，称赞"医疗队是中流砥柱，让广大华侨坚定了共同战胜疫情的信心"。

相信未来，这座桥梁会变得更宽、更广、更坚固，也会有更多浙二人奔赴在这条康庄大道上！

援疆二十年：细水长流心功夫，组团帮扶一家亲

多年来，为将优质医疗资源最大可能地辐射基层，从根本上解决广大群众"看病难"问题，浙医二院致力于将技术共享平台延伸到基层医疗机构，和西藏、新疆、贵州等地区的全国 200 多家医院建立起长期稳定的支援与协作关系，还与西藏自治区那曲市、新疆维吾尔自治区阿克苏地区等近 150 家医院共同搭建远程会诊平台，服务当地百姓。在这幅医疗援助的历史画卷上，援疆是其中浓墨重彩的一笔。

浙医二院的援疆之路起于廿年之前。1998 年，在党中央的号召和浙江省委、省政府，浙江大学的部署下，医院选拔派出了第一位医疗援疆干部。自此，跨越 3 800 多千米的援助之情，绵延在天山两岸。浙医二院的援疆干部们怀抱着家国梦想，像大漠胡杨一样扎根新疆，像天山冰雪一样融入新疆。

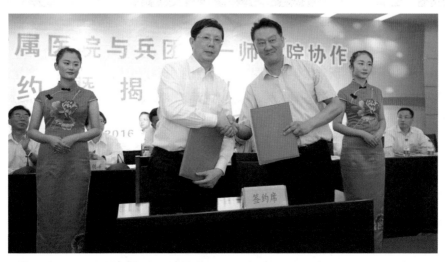

2016 年 8 月，浙医二院与新疆生产建设兵团第一师医院签订合作协议

组团式援疆

多年来，浙医二院前后共派驻 19 名干部援疆，覆盖病理科、心血管内科、肿瘤内科、呼吸内科、脑重症医学科、眼科、骨科、神经外科、急诊医学科等 11 个学科，均为新疆地区医院迫切需要发展的学科，分批次支援和田、阿克苏等地区，包括和田地区人民医院、阿克苏地区第一人民医院、阿克苏地区第二人民医院、新疆生产建设兵团第一师医院、新疆维吾尔自治区职业病医院等多家医院。

在支援当地医院期间，浙医二院医务人员担任骨干职务，对当地医院的临床服务、科室建设乃至医院管理都发挥了重要作用，并为当地培养了大批医疗人才。通过多年来的接续支持和倾力帮扶，当地受援医院的医疗技术和管理水平得到整体提升，当地患者在"家门口"就能够享受到先进的医疗服务。

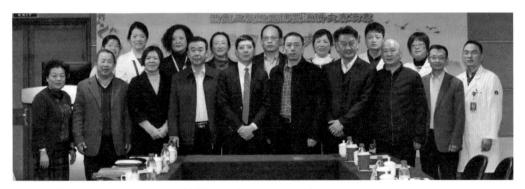

2018 年 1 月 19 日，新疆生产建设兵团第一师阿拉尔市代表团莅临浙医二院访问与交流

2016 年 8 月 9 日，浙江大学校长吴朝晖带领援疆医疗团队，来到新疆生产建设兵团第一师阿拉尔市，欢聚在第一师医院，隆重举行了"浙江大学附属医院与兵团第一师医院协作签约暨揭牌仪式"，开启了"组团式援疆"新篇章，开创了我国大学援疆工作的新模式、新局面。

2017 年 8 月，浙江省委书记、省人大常委会主任车俊到新疆生产建设兵团第一师医院考察调研，他通过急诊床边急救远程实时会诊系统与浙医二院进行实时联通，充分肯定了医院创建的全国首个 eICU 托管模式和医院援疆工作所取得的成效。

时任浙医二院院长王建安表示，医疗援疆的意义，就在于依托浙江省优质医疗资源，不断提高新疆整体医疗水平，让东部与西部能够共享医疗发展成果。"作为一家百年名院，我们将继续担当新使命，一如既往地积极响应党中央、浙江省委、省政府以及浙江大学的号召，不遗余力地派驻医疗和管理专家，输血与造血并重，打好'资源下沉与进修派驻相结合、现场帮带与远程帮扶相结合、长期派驻与短期指导相结合'的组合拳，实实在在提高新疆地区老百姓的健康服务获得感。"

刻下医者信仰

作为浙江援疆最早的医院之一，多年来，在天山南北、大漠边陲，一批批浙医二院援疆医生救死扶伤，刻下医者信仰，留下无尽的爱与感动。

医院对新疆的医疗支援建设已从原先的零星选派、单兵作战、"输血式"援疆，转变为如今的组团选派、集体作战、"造血"与"输血"并重，在当地首创了各类托管模式。

"白水之城"阿克苏，多浪河穿城而过。这里作为浙医二院援疆的主战场，援疆医生们，用精湛的医术、先进的管理，为南疆百姓带来优质的医疗服务。

"组团式"援疆专家，把学科建起来、把技术留下来、把团队组起来。帮扶新疆生产建设兵团第一师医院成立了"高级灾难医学救援中国培训中心南疆分中心"，将急诊救治模式无缝辐射到南疆甚至整个新疆地区，提升了新疆地区创伤性救治能力，急诊科抢救成功率由原来的 80% 上升到 96%；神经外科建立了具有完成脑血管病介入治疗要求的导管室，并完成了阿克苏地区首例颅内动脉瘤介入栓塞治疗，完成了脑膜瘤栓塞术等多项高难度手术；骨科完成了阿克苏地区首例腰椎间盘突出症椎间孔镜手术治疗，开创了科室治疗腰椎间盘突出的微创新时代。

撒下"希望之种"

2019 年 8 月，千里之外，天山南麓的新疆阿克苏，被裹挟在夏日的骄阳里。

新疆生产建设兵团第一师医院内，高二女孩库丽（化名）内心充满着感激与温暖。脊柱侧弯近 50 度的她，做了一场"大手术"后终于挺直了腰杆，得以在最好的年华绽放最美的自己。

为库丽带来新生的是在南疆地区实施的首例脊柱侧弯手术。主刀医生徐正宽，来自浙医二院。

2018 年 8 月底，徐正宽的孩子出生当天，也是他启程奔赴阿克苏的日子，相思之苦难以言说。可作为省援疆指挥部直属第五党支部书记、副领队的他，时刻牢记自己的使命，一到兵团第一师医院便开始推动学科、管理变革。徐正宽说，单位的信任、家人的支持，就是他工作的动力。

看到当地骨科"先天不足"的状况，徐正宽先从专业定位上"变"，他参照浙医二院骨科的模式，将当地骨科分为脊柱亚专科、运动医学亚专科及关节置换亚专科；通过管理之"变"，推动新疆生产建设兵团第一师医院成立骨科质量控制中心，骨科救治水平迅速提升。

这是一支"沉得下来"的医疗团队。在兵团第一师医院，徐正宽的两位同事，上一批浙医二院援疆医生张裕方、陈贤谊在结束了一年半的援疆任务后，选择继续留下，推动新疆生产建设兵团第一师医院及阿克苏地区急危重症学科、神经外科水平再创新高。

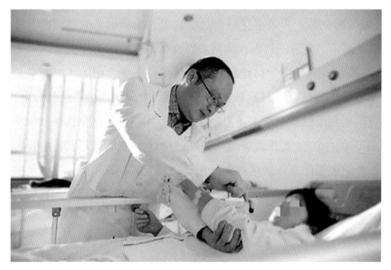

徐正宽给患者做检查

这是一支"步履不停"的医疗团队。他们不仅重点支持相关科室建设，还分别在阿克苏地区牵头成立骨科专科联盟、急诊重症专科联盟、神经介入专科联盟。他们将脚步踏上南疆的每一寸土地。在塔里木大学、新疆医科大学第一附属医院、拜城县人民医院、巴音郭楞蒙古自治州人民医院（以下简称"巴州人民医院"）、阿瓦提人民医院、新和县人民医院等地都能看到浙医二院援疆团队繁忙的身影。

前不久，新疆生产建设兵团第一师医院与阿拉尔市医院合并一体化管理，张裕方又被派往阿拉尔市医院，负责医院急救中心的改建工作，"能参与到兵团医疗向南发展的战略中来，我觉得分外光荣！"

两年多的援疆工作，也让陈贤谊的介入手术闻名全疆，有不少医院邀请他去演示指导。手巧、低调、沉稳的他说，"只要能为当地医疗带来提升，苦点累点不算啥"。

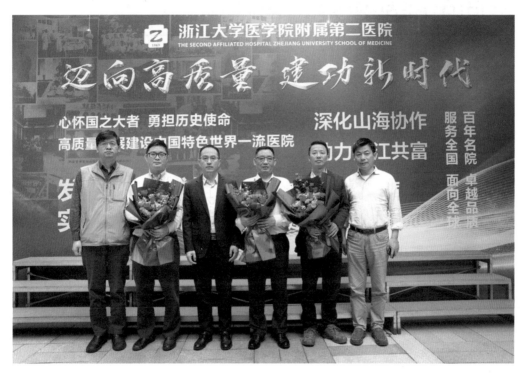

2023 年 5 月 10 日，浙医二院新一批援疆医疗队员奔赴新疆

"只要有召唤，我们必义不容辞。只要有需要，我们必竭尽所能。"这是浙医二院医疗团队用行动诠释的无悔诺言，他们克服着气候和饮食的不适，忍受着思乡之苦，用自己的青春和热情，在天山南麓撒下希望的种子。

洒向苗疆都是爱，育得苗岭花盛开

G1373 次列车及其沿途的风景，对浙医二院支援贵州省台江县人民医院的专家们而言，总是意味着出发、再出发。

台江位于贵州省东南部、黔东南苗族侗族自治州中部，素有"天下苗族第一县"之称。2016 年起，浙医二院先后派出 60 批次，百余名涵盖近 20 个专科的专家团队，让一座常年亏损、缺医少药的县医院，逐渐有了"黔东南具有一定影响力的示范性县级综合医院"的模样。

"东西部医疗水平的落差如何弥补？浙医二院甘做探路先锋，把问题土壤翻一遍，播下新的种子，再慢慢培育成大树，乃至森林。"浙医二院党委书记王建安说。

让医院活下去

车子盘山而行，一山过一山。

2016 年，受中央组织部和台江县委、县政府之邀，在浙江大学的大力支持下，相隔 1 500 千米的浙医二院与台江县人民医院缔结为对口帮扶关系。同年 5 月，台江县人民医院挂牌成为"浙江大学医学院附属第二医院台江分院"（以下简称"台江分院"）。

浙医二院帮扶专家们一抵达，就对台江分院的基础情况进行了 1 个多月的调研，结果让大家的心情有些沉重：医院设施老旧，账目较为混乱，年门诊量和住院患者的数量很难维持医院的运行，很多医疗用房被占为他用……

"做逃兵，我不甘心，这也不是我们浙二人的风格。既然来了，就要实实在在做点事情。"挑起千斤重担的台江分院院长汪四花说。

深耕医疗质量精细化管理的浙医二院，决定从整肃风气开始改变医院的现状。浙医二院将"6S"管理模式"嵌入"了台江分院,通过一系列制度建设,推进医院的规范化管理。

严格值班考勤、划定误餐标准、执行备案报销制度、规范药材耗材招标……截至2020年11月,台江分院制定和修订了制度流程300余项,内容遍及医疗、行政、后勤等方方面面,并通过培训、考核、督查等机制保障制度落地。

紧接着是规划医院的生存和发展路径。"一年有起色,两年有一定成效,三年有一定影响,四年实现'辐射周边地区',五年建成省内区域性具有一定影响力和示范性的二级甲等医院……"根据制定的"五年计划",浙医二院帮扶团队和当地县医院的全体员工,从流程改进、技术提升、环境整治、内涵建设等方面依次铺展开来。

"大家都支持改革,慢慢形成了对制度的敬畏,养成了有制度要落实的习惯。"台江分院副院长杨贤说。

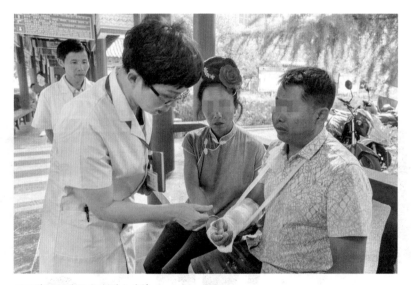

汪四花仔细询问当地群众病情

当地给予了浙医二院足够的信任与支持,台江县委、县政府出资,对医院门诊楼、医技楼、老住院楼、传染病区等进行了升级改造,要求"根据浙江经验,大刀阔斧地改"。浙江大学、浙医二院先后共支持3 600万元,帮助台江分院购置先进设备,先后搭建了18个学科平台,打造了"5+2"重点专科。

五年援苗,浙医二院很多医护人员都成了家人眼中"最熟悉的陌生人"。

　　幸好这一切的付出都没有白费。"医院的改变可谓天翻地覆！之前去州里开会，我们医院总被点名批评，现在州里、省里的医院都要来我们这里考察学习。"杨贤说。

　　蜕变后的台江分院，荣获国家卫生健康委对口帮扶工作专项督导检查全国第一、"对口支援双方医院为整体全国第一"的佳绩，汪四花本人获得全国脱贫攻坚贡献奖、"中国好医生、中国好护士"等荣誉。赵乐际、陈希两任中央组织部部长先后视察给予肯定，国家卫生健康委、原国务院扶贫办等部门给予表扬，中央电视台《新闻联播》进行了时长2分38秒的聚焦报道。

让医护有尊严

　　浙医二院管理层始终认为，对"救死扶伤"的人，只要有患者就会前赴后继的人，对保障老百姓生命健康安全的人，一定要更加重视，重视才能换来尊重，尊重才能催生持续的内生动力。

　　然而，2016年前后的台江县人民医院，很难留住优秀的医疗人才。有执照的医生不够多，导致门诊患者很多时候要到住院病房里去找医生。

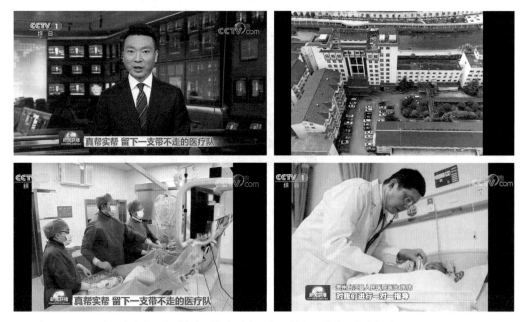

2019年10月28日晚，中央电视台《新闻联播》对台江分院帮扶工作进行聚焦报道

浙医二院接管后，通过优化医院的费用开支，加上当地政府和后方总院的支撑，解决了医护人员工资发放的问题。医院还明确了绩效考核向临床一线医务人员倾斜的规定。同时，规范医师的职业道德，定下了两条红线：对迟到早退等行为零容忍，对证实后的患者投诉从重处罚。

但解决了这些问题，还远远不够。人才培养，始终是浙医二院帮扶工作的重中之重。通过坚持"请进来"和"送出去"的经典模式，一支政治上信得过、业务上有长进的医护队伍逐渐成长起来。

截至 2023 年底，台江分院有百余名中层干部（科主任、护士长）、业务骨干得以到浙医二院总院来进修学习。而浙医二院先后派出近 60 批次 106 人次的帮扶专家，涵盖近 20 个专科，扎根当地开展组团式帮扶。平均每个月有 8~12 名专家常驻台江分院，其中医疗专家均为博士。

一个县级医院，每个月同时拥有这么多博士在临床第一线坐诊，这在黔东南是前所未有的。

台江分院现在本科学历、副高级以上职称、中级职称的医护人数均比 6 年前翻了一番，医院自己的医师也能独立开展 81 项医疗新技术和新项目。浙医二院的扎实帮扶，

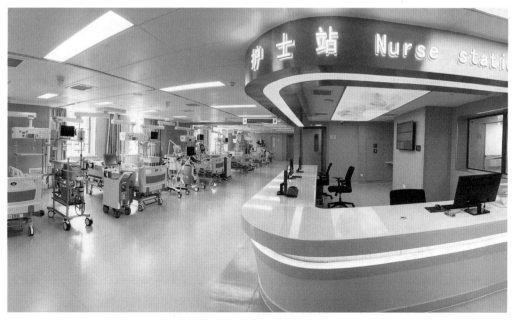

浙江大学、浙医二院资助建成的台江分院 ICU

点燃了苗疆医护工作者们心中的执业热情。

"勇于拼搏，精益求精，团队协作，浙医二院精神对我们的影响很大。"杨贤说。

让患者有希望

一组实实在在的数据，见证了浙医二院帮扶下台江分院的"蝶变"：2015—2020年，医院门诊人次增长了117.9%，住院增长31.5%，手术增长254.4%，外县来院就诊门诊人次增长606.1%，外县来住院人次增长333.1%，转诊率下降至5.3%。

如今，整洁敞亮的医院内，一体化内镜检查中心、核磁共振室、高清腹腔镜系统、全自动生化仪等高精尖设备应有尽有，医护人员一路"小跑"来回在病房间，患者家属在自助一体机上即可完成打印拍片、手机支付等各类诊疗程序。

那些曾经的无奈和遗憾，化成了人们接续奋斗的力量。

"2017年5月，一位42岁的高龄产妇出现了心搏骤停，被送来医院。当时医院还没有一位专业的ICU医生，等我赶到的时候已经错过了最佳抢救时机……"浙医二院危重症医学科副主任医师汪叶松说："这件事情对我的触动真的很大，我们去帮扶，一定要尽可能带动更多当地的医生，让他们有应急救治的意识和能力，让他们遇到的每个患者都能得到妥善救治。"

"立足台江县，辐射黔东南"。从2016年10月开始，每周一次送医下乡，成为台江分院的传统。浙医二院的帮扶专家们总会带一些膏药、止痛药、感冒药等常见药，免费发放下去，渐渐地改变了当地老百姓对医院的态度。在地里干活的乡亲们一看到专家们，就会聚在其周围，告诉他们哪个村子里有需要医治的患者。

下乡义诊，经历了以浙医二院的帮扶团队为主，到医院所有党员参与其中，再到每个科室与不同的村寨和乡镇卫生院长期结对的过程。

"我记得那是2019年的母亲节，我们去给一个10岁的小女孩看病。驱车开了4个多小时，翻山越岭过了5个县，到她家的时候，看到她躲在一个烤火箱里，目光呆滞，手脚萎缩，是癫痫综合征。当时真的特别心痛，我们一定要把优质医疗资源辐射到更多的地方去。"浙医二院心血管内科主治医师李静回忆道。

得益于国家脱贫攻坚的一系列举措，两年多来，这位小女孩一直在乡镇卫生院接受治疗，免费的药物也会定期寄送到家，她的癫痫症状得到了控制和改善。

"黔东南，是红军长征到过的地方，也是浙大西迁时路过的地方，我们有责任去协助和帮扶。有些故事能讲 50 年、100 年，才是真正的深入人心。"王建安说。

2020 年 3 月，贵州省人民政府发出公告，正式批准台江县退出国家级贫困县序列。"台江现象"声名远播，成为浙江大学、浙江省乃至中国精准扶贫和东西部扶贫协作成果对外展示的一扇重要窗口。"台江现象"更是传唱全国，成为中国精准扶贫、东西部扶贫协作的典范之作。

2021 年初，浙医二院与台江分院的新一轮协作计划正式启动，推动台江分院迈向高质量发展的重任，交接到了浙医二院急诊医学专家钟会明的手中。

"目前，我们已陆续开展了新的重点工作。启动创伤中心认证验收，启动呼吸与危重症学科规范化建设，启动现代化一流黔东南示范性重症监护室建设，启动国家卒中中心建设，启动乡村医师培训项目……"钟会明表示，未来 5 年将拓展协作领域，丰富协作内涵，健全协作机制，以激发内生动力为导向，推动台江分院建设为高水平的区域性医疗中心、地县级一流现代化医院。

"曾城填华屋，季冬树木苍。"

山坳里的台江县，清水江穿流而过。站在山顶远眺，浙医二院台江分院的白色建筑群，犹如努力延展枝叶的大树，庇佑这方水土。

"心与术"的下沉，"质与量"的提升

为破解医疗卫生资源分布不均衡的现状，2013 年 9 月，浙江省启动"双下沉、两提升"工程。以"人才下沉、资源下沉"为手段，引导优质医疗卫生资源流向基层，支持基层医疗卫生机构"服务能力提升、服务效率提升"，以强化基层医疗卫生体系建设，成为浙江省综合医改的特色和亮点。

2016 年 12 月，国务院医改领导小组将浙江的"双下沉、两提升"工作，作为深化医药卫生体制改革的典型案例，向全国进行推广。

浙医二院自正式启动浙江省首个"双下沉、两提升"服务项目以来，先后与衢州市第二人民医院、建德市第一人民医院、杭州市余杭区第一人民医院、兰溪市人民医院、龙泉市人民医院、遂昌县人民医院等医院缔结了"双下沉"分院关系，浙江省内外与浙医二院有协作关系的基层医院，已有近 200 家。

浙医二院每年派出大量的医疗和管理专家，他们活跃在基层医疗最实处，足迹遍布浙江的山山水水，形成签约早、覆盖面广、派出专家多、合作内涵丰富的"优质医疗资源下沉"总体服务格局。

专家下沉+科室联合，提升诊疗能力

浙医二院帮扶专家们全心全意服务基层，基本能让各分院做到"周周有名医，天天有专家"，群众在"家门口"就可以享受到省、市乃至国家级知名专家优质的诊疗服务。2016—2020 年，浙医二院累计向"双下沉"分院及对外支援医院下沉常驻专家 900 余人、周末专家 1 300 余人次，参与手术近 4 000 台次，教学查房 800 余次，真正将患者留在当地，极大地提升了基层老百姓的就医获得感、满足感、幸福感。

"没想到，在区级医院就治好了我多年来的鼾症。"被夜间打鼾折磨数年的嘉兴人陈先生兴奋地说。多年来，每当入睡他就呼噜震天响，严重时一晚睡眠呼吸暂停100多次，其间陈先生也去过多家大医院，都没能解决这一"顽疾"。在浙医二院余杭分院"余杭区睡眠中心"成立不久，陈先生抱着试试看的心态前来就诊，余杭分院耳鼻喉科执行主任袁晖为他进行了精细诊治，困扰陈先生许久的鼾症得以治愈。

耳鼻喉科是余杭分院首批尝试"科联体"模式的科室之一。这种科室深度融合的方法，突破了以往特聘专家定期坐诊或手术的单一职责，由浙医二院科室主任、副主任分别担任分院的主任和执行主任，实现科室运营、技术提升、业务管理、科研帮扶等全面同质化管理。

浙医二院还在龙泉分院成立了浙西地区规模最大的肿瘤治疗中心，精挑细选，将手术量排名全院前三的肿瘤名医邱培林下沉至龙泉分院。2015—2020年，邱主任创建了拥有48张床位的肿瘤治疗中心，床位利用率达到120%。五年来，中心接诊7 826人次，收治患者5 848人次，完成各类手术1 000余台。

2020年春节前，82岁高龄的龙泉人林阿婆被查出罹患直肠癌，急需手术。因老人年迈体弱，当地医生对手术没有足够把握，而到杭州的大医院治疗又怕老人经不起折腾。"手术还是不手术"的抉择可愁坏了林阿婆一家人。最终，下沉到龙泉市人民医院的邱培林让林阿婆燃起了希望。这位来到"家门口"的经验丰富的专家成功为林阿婆实施了手术，如今老人已安然出院。

省属县用+人才培养，强化诊疗队伍

为推进"双下沉、两提升"长效机制建设，促进医疗卫生人才精准下沉，有效破解基层医院高层次人才紧缺的问题，浙医二院还创新推行了"省属县用"机制。

所谓"省属县用"，是指浙医二院根据分院的学科需求，按浙医二院的标准招录相应学科人员，每年持续下派学科高级专业技术职称专家至分院工作，对分院学科建设进行精准帮扶，提升分院综合服务能力。通俗地说，就是"编制在浙医二院、工作在基层"。

浙医二院就在遂昌分院建设了浙西规模最大的消化外科中心、消化内镜诊疗中心和关节病诊治中心，派驻执行主任进行同质化管理，学科内分配高年资主治及以上职称人员到基层医院服务半年以上。

　　"人才，始终是医院发展最大的瓶颈，'省属县用'的人才培养机制，可以缓解县域人才紧缺难题。"2018年，浙医二院下派普外科副主任医师朱锦辉到遂昌分院，他一边挂职县人民医院担任副院长，开展行政管理工作，一边帮助普外科利用自己的专业特长开展业务帮扶，在朱锦辉的"传、帮、带"下，该科室腔镜手术率从原来的20%增加到80%，医院成为国家"星火计划"消化系统肿瘤MDT项目试点医院。

　　此外，医院还积极推动"导师制"人才培养机制运行，实行人才培养"一对一"，适宜技术包学会，真正地为基层医院培养一批属于自己的优秀的专家资源。除接受分院学员来总院培训学习外，浙医二院还长期、持续下派各学科高年资专家，加强对重点学科的长期、深入指导，努力推进重点学科建设。

　　在遂昌分院，为提升三大诊疗中心团队的区域影响力和辐射力，浙医二院专家们通过讲课、手术示范指导、门诊等方式，围绕三大学科手把手地教授团队成员各项新技术，积极发挥"传帮带"作用。

　　急诊医学科主任医师蒋国平，在下沉龙泉分院的五年时间里，积极探索急重症救治的省-市-县同质化诊疗，重点加强急重症全科医学业务技术培训，深入乡镇卫生院培训46次，组织人员培训近千次，培训人数共7万多人次。

　　在蒋国平大力推行全员培训、考核过关等举措后，龙泉分院及医共体单位急重症专科医生已能熟练规范地掌握心肺复苏、心脏除颤、气管插管、深静脉穿刺等诊疗技术，大大提高了急重症救治能力，对县市级医院胸痛中心、创伤中心、卒中中心的规范运作、同质化救治作出了极大贡献，给当地留下了一支"带不走"的医疗队伍。

学科建设+管理植入，推动全面发展

　　2013年7月28日，兰溪市人民医院正式挂牌成浙医二院兰溪分院，浙医二院从技术、服务及管理等方面对兰溪市人民医院进行全方位指导和提升。

　　与兰溪市人民医院合作至今，浙医二院下派各职能部门主管点对点对口辅导32次，并无偿接受兰溪分院中层、业务骨干到总院进修学习；开创了急诊-重症-全科医学一体化管理的新模式，成为浙西首家"中国创伤救治联盟创伤中心建设示范基地"；共成立5个专家工作站、一个中心，分别为重症医学科、心血管学科、神经外科学科、眼科、肿瘤学科专家工作站及乳腺疾病诊治中心，大大促进兰溪分院学科建设、科技创新、人才培养和医院管理等能力的提升。

浙医二院与建德分院确立合作关系之后，在学科提升的同时，植入患者至上的"广济文化"、导入管理认证，将其打造成首家通过国际医院评审标准的"双下沉"医院，是全国县级医院管理的典范，在全国范围内开创了"分院在总院的帮扶下通过国际医院评审标准"的先河。

此外，在浙医二院的支持下，建德分院成功通过中国基层胸痛中心认证，成为首批中国基层胸痛中心论证单位（6家）之一；各学科各部门通力合作，被中国卒中中心联盟（CSCA）授予"中国卒中中心"单位，后又通过 HIMSS 评审。在浙医二院的指导下，建德分院还通过了国家电子病历评审，并被原国家卫生计生委医院管理研究所授予"电子病历系统功能应用分级评价五级医院"称号。

在浙医二院下沉的各个分院，浙医二院管理团队还组织了"品质之旅"医院管理系列培训，已有数千名基层管理者和医护人员参加。

2016 年 3 月，浙医二院资深护理专家毛雅琴来到遂昌县人民医院，担任医院副院长一职。作为有着多年护理经验的专家，毛雅琴带着"5S"管理经验，大刀阔斧地改革。经过准备、试行、总结推广和 5 个多月的运行，医院内部的整体环境焕然一新，诊疗流程明显顺畅，医院形象大幅提升，医护人员的意识也得到了提升。

来自浙医二院的资深管理专家王沈华也用自己的先进管理技术不断推动遂昌分院的精细化管理水平提升：成立质管办，完善医院医疗质量组织框架，整理规范医院制度管理办法，规范开展病历质控和核心制度检查工作，强化质量指标考核与奖罚；进一步强化应急能力培训和各类应急演练，创建"安全中国百县工程"区域性严重创伤救治中心；逐步推进了 Wi-Fi 等的实施与应用，改善患者就医环境及患者就医流程……在王沈华的指导下，遂昌分院的医疗质量管理、信息化建设和教学科研等工作有了明显改善。

省地县乡一体化，深入打造医联体

医联体指区域医疗联合体，通常由一个区域内的三级医院与二级医院、社区医院、乡村医院组成一个医疗联合体。如今，医联体被视为分级诊疗、提高基层医疗机构能力的重要途径。

除加强与各家分院的合作外，浙医二院还尝试构建与基层联系更加紧密的医联体，继续强化省内医疗卫生机构的纵向紧密合作，推动"双下沉"走向深入，真正将人、财、物"沉"到基层，更加方便当地百姓就近就医用。

早在 2011 年，浙医二院就率先在衢州分院探索出了"衢州模式"，成为全国基层医院合作的旗帜和标杆。依托浙江大学，浙医二院在衢州积极开展跨区域医联体试点相关布局，建设了"浙医二院-衢州市人民医院-开化县人民医院"医联体、"浙医二院-衢州市第二人民医院"医联体，探索人、财、物统筹管理和运作的医联体建设方式。当时浙医二院实行人才派驻"1：2：1"模式，即医院派出 1 人至地市级医院，1 人至县区级医院，地市级医院按照比例派驻 2 人至县区级医院，以此全面带动地、县、乡医院的共同发展。

截至 2024 年 6 月，医院陆续向衢州分院派驻常驻专家 500 名，临时及周末专家近6 000 人次，建设了以心血管内科团队工作室为代表的名医名科工作室 18 个，成立了以"浙医二院衢州眼科中心、保健中心、病理诊断中心"等为代表的 5 个中心。以浙医二院为桥接点，成功构建大陆首家"国际知名院校-浙医二院-衢州分院-乡镇卫生院"国际远程四级医疗网络服务平台，年均远程会诊量 300 余例。

2017 年 8 月，长兴县政府与浙医二院共建高水平医联体，浙医二院长兴分院改挂牌为浙医二院长兴院区。次年年初，浙江省卫生计生委批准成立"浙医二院医疗集团"，浙江省首个集团化、跨城市、跨省县行政区域的紧密型医联体正式诞生。长兴县人民医院后增挂"浙江大学医学院附属第二医院医疗集团"，对外统一使用一张发票，实现总院和院区财务贯通。

在兰溪分院，浙医二院以医疗互联网+为抓手，积极推进总院与分院医疗数据的互联互通，通过信息网络系统打造医联-医共体内省级医院、县级医院、乡镇卫生院的三级医疗协作互联网平台，从而使总院的优质医疗资源为兰溪县域内的民众服务，提高兰溪市整体医疗卫生水平。

此外，浙医二院还在丽水地区探索"省市县乡"四级医疗融合体建设，王建安教授受聘担任"健康龙泉"总顾问，定期为龙泉医疗"诊脉"，为龙泉老百姓排忧解难。

2016—2020 年底，浙江省卫生健康委、浙江省财政厅组织的"双下沉、两提升"评估中，浙医二院以"全面托管医院最多，帮扶医院最偏远，优秀医院数最大，获得补助资金最多"，总成绩位居全省第一，帮扶成效最为显著。

牵动人心的"生命集结号"

2014 年 7 月 5 日傍晚，医院的广播里传出了一串暗语："急诊 1 楼，'333'！"

"急诊 1 楼，'333'！"响彻医院每一个角落。

这是表示 3 位以上的群体复合伤员被送入了急诊抢救室的呼叫声。

这个代码好比医院的"生命集结号"，目的就是提醒在院区的相关科室医务人员，急诊 1 楼需要紧急支援。闻讯，负责气道通畅的麻醉科、耳鼻喉科医生；负责生命支持的重症监护、心血管科医生……除了正在为患者做治疗的医护人员，都会立刻从四面八方奔向急诊抢救室。

原来，杭州城里发生了一起震惊全国的群体烧伤事故。当天下午 5 时 03 分，一辆公交车内突然起火，车上 80 多名乘客其中 30 多人受了伤。受伤群众短时间内被陆续送往杭州市内各大医院，而最重的患者被选择送往浙医二院……

事件发生 20 分钟后，第一位伤者被送到急诊室，之后陆续有 10 多位重症烧伤患者被送到这里，急诊室瞬间成了"战场"。

"333"响起时，王建安、陈正英为首的院领导迅速组织成立了以烧伤科、重症医学科、心血管内科、耳鼻咽喉科、呼吸内科、感染性疾病科、普外科、麻醉手术部、心理卫生科等科室医务人员为主的应急抢救团队。

正在召开学术会议的耳鼻喉科医生们听到"333"后火速赶到现场，几台气管切开术同时进行，现场忙而不乱、组织紧张有序，15 分钟内完成 8 例气管切开术，整个气切过程流畅顺利，为抢救赢得了最重要的一个筹码。如果光打电话通知，15 分钟肯定急救不了这么多人。"333"呼叫发挥了重要作用，为大批重症烧伤患者的成功救治赢得了宝贵的时间。

情况很严峻：19 名患者中，1 人为 95% 深度烧伤，1 人为 92% 深度烧伤，深度烧伤面积超过 60% 的 7 人，有 16 人需要气管切开。对于重度烧伤患者，国际公认，身体烧伤面积在 60% 以上的患者抢救成功率只有约 50%，当烧伤面积达 90% 以上其救活率仅 5%，甚至更低。即使烧伤面积不大、但气道损伤的患者也很危重，几位合并有基础心血管疾病的伤者，曾多次病危，心跳呼吸骤停，濒临死亡。

这一次，不仅是对烧伤科的考验，也是对整个医院的考验。

当天晚上，第一时间获得消息的医生、护士也从家里赶来，其中还有退休多年的 80 岁老专家赶到急救现场，主动请缨。

医院的医护人员抱着"只要有 1% 的希望，就一定尽 100% 的努力"的信念，动员全院的人力、物力来竭尽全力奋战。

重症烧伤患者救治必须过"三关"：早期的休克关，后续的感染关，包括植皮及功能康复在内的修复关，并需随时关注合并出现的心血管等重大系统疾病或全身多器官功能衰竭，以及心理健康问题。整个救治过程可谓险象环生、关卡重重、命悬一线。

烧伤患者住进医院后，科室每天早上都会组织相关专科进行会诊，医院每天下午 4 点钟都会组织"大会诊"，医院领导、各科室的主任和部门骨干参加，一个一个患者具体分析讨论。特别是对于第二天需要进行手术的危重患者，需要麻醉科逐一进行分析，对手术方式及风险进行评估。

每个患者都有一个专门的汇报电子文档，上面是他最近的病情介绍，还有各项指标的变化。根据患者的最新情况，各个专家从自己的专业角度提出建议，制订下一步的治疗方案——要不要用药，用哪种药物，为什么用这种药，药量控制在什么范围……这时候团体的优势就得到了充分体现，考虑不够全面的地方被及时指出来。这样的大讨论每天进行，持续了 3 个多月。患者的情况每时每刻都在发生变化，病情急转直下的情况经常发生，特别是后半夜，发现任何问题都要随时召集会诊，有很多次，在凌晨一两点钟把相关专家请来会诊……

南京的杨大伯，病情非常危重，他年纪比较大，而且装过支架，刚送到医院时就出现过心脏骤停。7 月 10 日，他突然出现感染性休克，白细胞数降到 800/微升（正常值是 4 000~10 000/微升），体温上升到 39℃，血标本呈阳性，呼吸急促。大家一直抢救到晚上 12 点，但杨大伯的情况还是不容乐观。

抢救结束后，脑重症医学科的胡颖红主任搬了把凳子，坐在病床边守护着杨大伯。监护仪就在她的正对面，后边是尿袋（重症烧伤患者要时刻关注尿量），右前方是呼吸机，她就来回盯着这两个屏幕，观察杨大伯的情况。

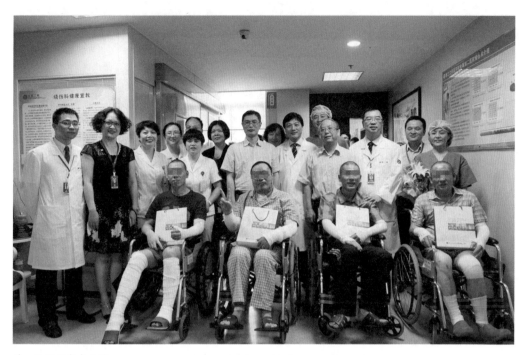

第一批烧伤患者出院

　　她就这样守了一晚上，因为担心杨大伯病情出现突发状况，整个晚上胡颖红根据血压情况调节药物的用量，0.1、0.1剂量地调，帮助杨大伯维持正常的血压水平。这个过程就像走钢丝，维持着很微妙的平衡，要有很丰富的经验才能调试成功。第二天杨大伯的情况就稳定了。

　　护士们也做着一些细节但重要的工作。比如说，烧伤患者，整个人都暴露在空气中，体液容易流失，所以要监测好他们的尿量，尿量多少代表了生命体征的稳定性，太多太少都不行。护士会拿着导尿管，每小时观察尿量有多少，并根据尿色、性状并结合患者的生命体征，评估其状况。有些患者情况不好，护士每隔半小时就要观察一次。被送进医院的次日，有一名伤员因为烧伤没有尿，专家团队就一直守在他身边，直到次日凌晨3点，尿量达标了，专家团队才去休息。

　　19位重症伤员在浙医二院救治期间，医院制定了"一人一团队""人盯人"的照护原则，就连护工擦拭病床的消毒湿巾，都要求一床一张，避免细菌交叉感染。

　　抢救期间，医院组织大的讨论超过七八十场，小的讨论超100场次；医院累计完成手术近100次（最多1人达11次），显微镜下气管冲洗和治疗100余次（最多1人近25

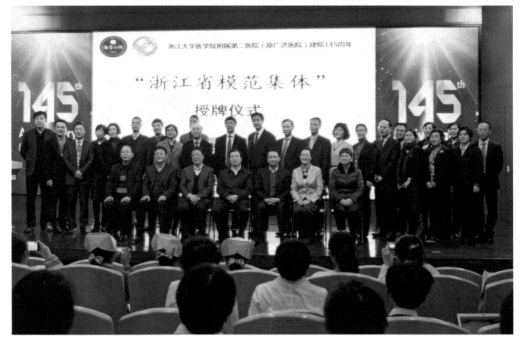

2014 年 12 月，浙江省人民政府授予浙医二院"浙江省模范集体"荣誉称号

次，频繁、充分、细致地冲洗，才能让气道内黑痂和坏死物完全排出）；先后有 25 个学科、2 000 多人直接或者间接参与到抢救工作里面，累计加班 3 737 人次。

经过近 6 个月的救治，19 位重症烧伤患者已有 13 位符合烧伤专科出院标准康复出院，其余 6 位患者也都病情稳定、意识清楚，处于康复阶段，创造了"群体重度烧伤患者超 5 个月零死亡"的医学奇迹。

正是因为及时、正确、有效的处置，救治过程才得以安全度过。这样一次大规模的"333"急救，医院各团队紧密配合，有条不紊，背后却是多少次的培训、演练所换来的员工习惯的改变——能够实现快速准确的医疗救治，既得益于医院成熟的抢救机制和全体医护人员的艰辛付出，更得益于医院平日里一再强调的"流程和细节管理"。

因为全体参与救治的医护人员表现出色，浙江省人民政府授予浙医二院"浙江省模范集体"的荣誉称号。

峰会保障："一呼就应"是怎么做到的

2016 年 9 月 4—5 日，G20 杭州峰会在中国杭州举行。

浙医二院骄傲地被选为四个唯一：峰会主会场唯一医疗保障单位；唯一两个院区都被指派保障任务的单位；唯一全程参与所有环节的保障单位；唯一美国首选定点医院，以及国际首脑安保人员驻点的单位。

峰会保障，是一场不容有失的政治任务，高标准，严要求。从接到任务开始，浙医二院绷上了弦，这是让世界感知浙江医疗的千载难逢的机遇，是展示医院魅力和风貌的重要窗口。

早在 2015 年，浙医二院开始就围绕着峰会保障做功课，在第一时间成立峰会保障领导小组，由一把手亲自担任组长，每位院领导分头督导保障每一个任务，同时设立了对外联络、宣传资料、医疗流程、后勤设备保障、培训礼仪等五个小组，制定严格的工作倒计时表。精益求精地完善应急呼叫流程、处置流程，目标很明确——从内部管理做到"零障碍"，实现"一呼就应"。

峰会的来宾来自全球各地，这意味着如果要更好地完成保障任务，医院的国际化程度越完善越好。浙医二院以导入国际医院管理标准为抓手，全面推行全球化的理念和措施；与全球多家保险公司签约，逐步实现费用直接结算。同时，医院不断加大力度，开展对全院员工的语言培训以及礼仪培训，营造了良好的国际交流氛围与能力。

组建高效有序的快速响应机制是实现"一呼就应"的核心。浙医二院针对峰会的任务特点深入研究，逐个击破。围绕"最高级别的国际首脑应急保障"任务特点，先后从国内外最优秀的医院取经，无论从流程制定、资料准备、人员组织以及安全保障都不断地进行改进和完善。结合峰会保障任务"任务急、要求高、涉及面广"等特点，医院创新性地提出了以"症候群"为导向的救治流程。急救方面，率先建成了国际最先进的一站式急诊复苏单元；国际最先进的床边移动 CT 及术中磁共振；升级加固双院区共建的双停机坪，开启紧急救援的"飞的"时代。这也是一场凝聚人心、步调一致的攻坚战役。如果不是亲身参与过的人，简直无法体会功课可以预备得这么细致。

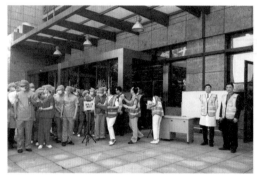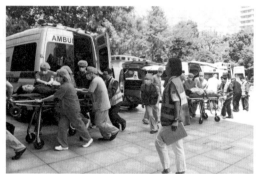

症候群应急保障模式演练现场

从 2016 年初开始，医院积极开展各类应急突发事件培训与演练，并落实到每一位员工；各部门在演练中发现问题，补齐短板，确保以最佳状态完成各项工作任务。安全保障是永恒的主旋律，为此，医院开展了安全网格化管理，以楼宇为单位，以楼层为抓手，以房间为落脚点，充分调动临床实际使用部门与行政管理部门纵深配合，对人员、物品、空间、信息都进行细致的巡查和管理，将责任落实到人，确保不留死角、万无一失：坚持严查严控"重点人员、重要部位、重要物品、重点苗头"，实行楼层长/科主任负责制，签订空间使用安全责任书；发现问题、即时整改，最大限度地消除隐患。

终于，经过一年的精心筹备演练，考验"真功夫"的时刻终于来临了。

G20 杭州峰会保障期间（2016 年 8 月 28 日—9 月 8 日），全院 400 多名核心专家，24 小时全天候待命；5 000 多名员工，随时增援：主会场、分会场及宾馆驻点保障团队 60 人，包括医疗专家 38 名，护理专家 22 名；其间，浙医二院先后接待了 8 个国家共 12 次的实地走访，向所有来宾展示了浙江医疗的风范。反馈回来的声音，一片叫好。

浙医二院不辱使命、不负重托，为在家门口承办的 G20 杭州峰会打造了一张熠熠生辉的"医疗金名片"！

世纪战"疫"中的浙医二院答卷

这是第二次世界大战结束以来最严重的全球公共卫生突发事件；这也是百年来全球发生的最严重的传染病大流行。这场突如其来的疫情，跨越冬与春，经历死与生，不但是对全世界、对中国，也是对百年浙医二院的严峻考验。

"面对这场波澜壮阔的抗疫斗争，我们一定要响应以习近平同志为核心的党中央号召，牢牢守住患者生命健康防线！这也是我们百年浙医二院'患者与服务对象至上'的价值观！"在浙医二院全院动员大会上，党委书记王建安掷地有声、斩钉截铁地说："我们一定要战胜困难、不辱使命！"

他坚信浙医二院会创造奇迹！

百年浙二，百年传承、百年担当！三年抗疫，在鲜艳的党旗带领下，浙医二院这支优异的队伍，创造了奇迹，又交出了一份出色的答卷！

一份出色的答卷

大疫突袭，汹涌而来！

这是与时间赛跑，与病毒对抗，同懈怠较量。疫情防控，来不得半点敷衍塞责，唯有人人用心、个个尽责、咬紧牙关挺住，摒弃松懈，才能将疫情防控屏障筑得更牢固、更坚实。

按照国家卫生健康委要求，三级医院要保证综合 ICU 和可转换 ICU 床位数达到医院床位总数的 8%。为了保障处于前端的急诊科能畅通地收治患者，为了能让急诊患者争取最大的救治空间，短短两个星期内，浙医二院就倾全院之力，"全院一张床"，将全院重症病床扩充到了 620 张，可转换达到 15%，成为全国收治新型冠状病毒感染危重症患者最多的医院之一。

再研究、再部署、再动员！

——这里有令人叹服的管理！

调集最优秀的医生，开动最先进的设备，安排最急需的资源，最大程度提高检测率、治愈率，最大程度降低感染率、死亡率。这五个"最"，一直贯穿了浙医二院抗击疫情救治的始终。

在杭州疫情最严峻的时候，浙医二院两院区的急诊，日均接诊人数超 2 500 人次，日均接诊的危重症患者超 350 人次，其中需气管插管收住 ICU 抢救的近 100 人次。但即使在就诊量最高峰的时候，医院急诊科也从未出现过救护车、担架患者积压在急诊大厅里的情景。

——这里有令人惊叹的负重！

浙医二院牵头，全国 30 家紧密型协作医院，共同成立危急重症专科联盟，全力做好城乡一体化疫情重症救治工作。

浙二互联网医院上线"冬春季传染病咨询绿色通道"，一周内，整个互联网医院的咨询量增长 50%，在线续方申请量激增 700% 以上。接诊发热患者 2 万余人次，居全省首位。

疫情期间，医院共有 1 400 余位三年以上经验的中级及以上医师、护师为患者提供在线服务。借力互联网平台，开展网上预约、咨询及药事服务，累计 689 位专家参与，提供免费图文咨询近 7 万条、药事服务近万次，涉及海内外 15 个国家和地区。他们做到了能与全球顶尖医疗机构的全覆盖。

——这里有令人感叹的奇迹！

受国务院联防联控机制医疗组委派，浙医二院有三名重症医学专家再赴武汉，日夜守候、精准施策，成功协同完成湖北省首例新型冠状病毒感染肺炎病例双肺移植手术，这也是目前全球术前使用 ECMO 时间最长的器官移植受者。为帮助部分处境困难的海外人员回国，医院又有两名专家受中央、省有关部门号召和医院指派，跟随英国曼彻斯特到杭州航班全程，成功执行医疗保障任务。

2020 年，在湖北，院长王伟林带领 171 人援鄂重症医疗队，整建制接管华中科技大学同济医学院附属协和医院肿瘤中心重症监护室，这也是浙江省对外整建制接管重症监护室的唯一团队，先后收治了 69 位新型冠状病毒感染肺炎重症及危重症患者。他们创造奇迹，将死亡率降到了最低，圆满完成了危重患者最集中、感染风险最大的援助任

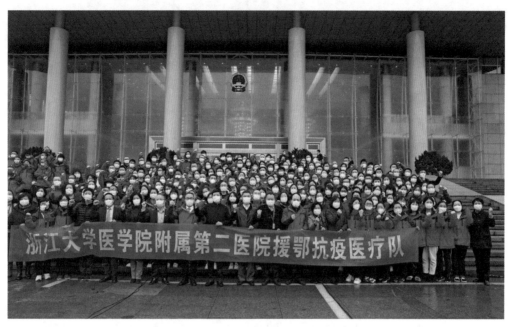

2020 年 2 月，浙江省第四批援鄂医疗队（浙医二院援鄂抗疫医疗队）出征

务，让所有重症患者转危为安，其中不乏百岁老人。

百年浙二，再添传奇！

2020 年 2 月，98 岁的天文领域泰斗韩天芑先生及其 87 岁的夫人，因新型冠状病毒感染肺炎病情加重，从普通病房转入正是由浙医二院整建制接管的监护室。

刚转入 ICU 时，韩天芑老夫妇氧饱和度徘徊在 90%，并出现严重食欲减退、营养不良、低钠血症、低蛋白血症、贫血等并发症。

情况危急，刻不容缓！前后方在夜幕下紧急开展远程视频 MDT，决定给予"一人一策"的个性化治疗，包括营养支持、早期康复、精细护理等。高度专业化、精细化、个性化治疗，充分展现出浙医二院独有的人文关怀，也终于使韩天芑夫妇转危为安。

2020 年 4 月 19 日，在中央电视台《新闻联播》节目中，面对记者的采访，韩天芑老人说道："没有他们冒着生命危险救治，就没有我的命！"

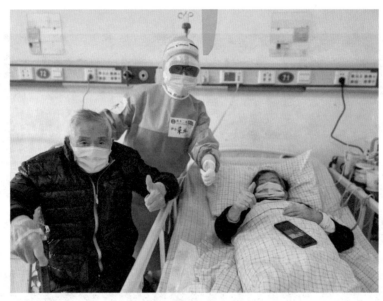

韩天芑夫妇为浙医二院点赞

这样的赞美、感叹，也在异国他乡响起！

2020 年 6 月 18 日，爱尔兰受众最广的媒体《太阳报》报道了一则好消息：在呼吸机整整支持了 79 天后，一位 70 多岁名叫玛丽的老奶奶康复了！

在爱尔兰，这位老人是呼吸机支持时间最久的新型冠状病毒感染肺炎患者。当地专家评价：在这场抗疫中，她的康复具有重要的标志性意义。

而这位爱尔兰老奶奶的康复，完全是得益于中国智慧。其主治医生之一的爱尔兰彭斯克医院欧康奈尔教授，面对媒体的采访表示：玛丽的顺利康复，多亏了浙医二院关于

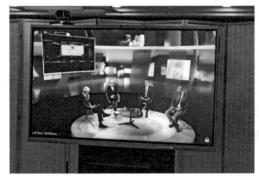
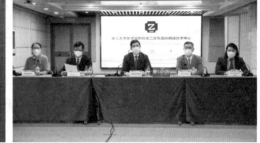

浙医二院与爱尔兰国家电视台连线，分享抗疫经验

重症监护患者的治疗经验。

这可不是礼节性的赞美！疫情无国界，人类共命运。当疫情在中国逐渐消退，而在国外加速蔓延之时，浙医二院积极参与抗疫国际合作，彰显出中国百年名院的担当。

浙医二院受邀或主动与英国、爱尔兰、美国、德国等30个国家、300余家机构进行远程连线，毫无保留地与他们分享浙二经验、浙江方案、中国做法，并随时连线答疑解惑。

"浙医二院了不起！中国的医生了不起！"这是抗疫三年里，许多国外同行、政要发出的由衷的感叹。

在这期间，浙医二院应邀直接连线以色列、埃塞俄比亚、阿根廷、苏丹、墨西哥5个国家的卫生部长。

浙医二院还通过联动国家级媒体、构建资源共享平台、录制电视节目、新媒体平台直播等方式，把"战疫"的体会、经验、绝招，毫无保留、也是无偿地奉献出来，进一步与世人开放共享，与全球、同行百姓共享。

在当时自己的物资也极其紧张的情况下，浙医二院还主动面向海外捐赠各类防护用品近万件，包括N95口罩、医用外科口罩以及防护服等。

为了更好地让全球分享"浙二经验"，2020年4月，浙医二院紧急组织团队，与时间赛跑，与死神赛跑，夜以继日地回顾、梳理、研究、总结，编写出《新冠疫情暴发下的医院应对策略》，图文并茂地面向全球，提供了28种语言版本，免费让世人共享，惠及100多个国家，累计阅读、下载数万次……

"浙医二院太令人敬佩、感动了！"这是国内外许多人发自内心的感受。

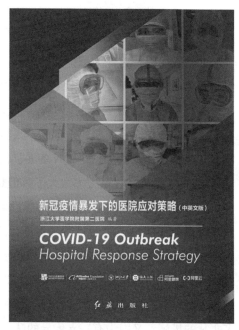

《新冠疫情暴发下的医院应对策略》28种语言全球发布

一支优异的队伍

战疫！战疫！战疫！

在严峻的战疫面前，浙医二院为什么能够交出一份非凡的答卷？百年医院，百年传承、百年担当！因为这家百年医院，有一支优异的队伍。

"守土有责、守土担责、守土尽责！"疫情，就是战情、时间就是生命！坚决贯彻落实以习近平同志为核心的党中央指示精神，在战疫打响的第一时间，医院就迅速地作出了应对措施，快速、高效、精准、创造性地成立了医疗专家组、流行病学调查与隔离管理组、院感控制组、员工及家庭关爱组、医疗设备与供应链管理组、人力资源调配组、捐赠组、督查工作组、宣传报道组、信息发布组。这十个功能组以目标为导向，打破院内部门条块分割，实现防疫系统高效、协同、闭环与安全运转。

面对实时变化的形势，医院打通所有科室医护力量，"全员一盘棋"。调配2 000余名医生纳入统筹池，在原有的十个大功能组的基础上，又具体成立了呼吸危重症治疗、营养支持、康复治疗、用药指导、影像支持等5个指导小组，组织开展包括感染患者诊疗方案、重症救治、药物介绍、影像诊断、营养诊治、中医治疗等内容的救治培训。培训医务人员达5 000多人次。

回忆起当时：首先为了空间，要把原来的普通病房改建为ICU，无论是路线、房间结构、供电供气等都要重新规划；再是主要的呼吸机、监护仪、微量泵、高流量氧疗、氧气供应等设施，最紧俏的时候，氧气需求量已经超过医院通常的三倍；第三就是人员，重症床位扩充后需要的重症医护人员不足，所以必须抓早、抓紧、抓快地把医院里有ICU工作经历的医生护士统计备案，快速进行培训……这些情况，王良静副院长感慨万千地说："挑战实在是太多太大了！但是，我们都闯过来了！"

战车快启动、战团迅速就位！通过条块联动、高效精准的督查，医院改进体系"全流程管理"，重点关注医疗流程和标准化感控措施落实；全院分解为241个督导检查单元院领导带队进行全院"地毯式"网格化清查，实行"零报告"日报制；全院范围内实行"楼长制"，明确各区域个人防护和消毒要求，督查工作组、科室督导员院科联动共管。

百年医院，历史文化积淀深厚。优秀的管理团队在非常时期、危急时刻，制定出许多非凡的措施，又因为有一支优异的队伍而得以准确实施。

——坚持"大区域、大空间"防控原则，整合资源，统筹调配，优化流程。一直动态监控着医院的门急诊患者量、住院患者量和危重症患者量，进一步推动分时预约和网上诊疗，大幅减少患者在院时间，尽可能稀释人群密度、减少患者在院时间，为取得阶段性胜利奠定坚实基础。

——充分应用大数据、5G等技术，实行精准预警、精准诊疗。扩大发热门诊区

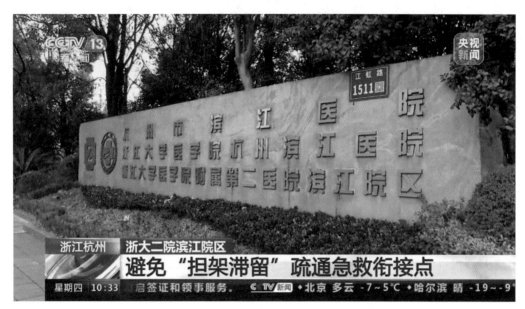

2023 年 1 月 5 日，《新闻直播间》报道：浙医二院避免"担架滞留"疏通急救衔接点

域，腾出 5 个楼层 123 个留观病房，医院还创新打造患者急救链，有效打通"急诊与ICU""急诊与病房"运行链，加速院内患者分流和消化。

　　——重建发热门诊流程，做到挂号、问诊、检查、取药、转运一站式服务，有效减少交叉感染；利用护理人力资源预警系统，实时联动、快速调整，将快速调整，将有限的人力资源用于保障最重要的护理工作，一切都有条不紊。

　　——率先开设全天候呼吸综合门诊，所有患者均可在此就诊。门诊每日不限号源，统筹安排高年资医生出诊。全院被调遣的医生均接受呼吸道疾病基础病理生理学、疾病

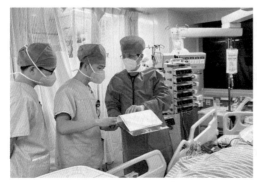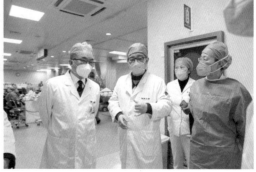

党委书记王建安（左图右一）、院长王伟林（右图右四）查看重症患者状况

诊断学、药理学、治疗学等相关知识培训及门诊带教，充分保证医疗质量。

——扩容重症病区，搭建危重症过渡病房，新建 ICU 病房由原重症医学科室"对口托管"。托管科室全权负责病区建设与管理。各院区创新开设专门病区，促进危重症患者的院内高效流转，缓解全院 ICU 收治压力。

——建立发热门诊一线员工"蓄水池"。人性化管理支援人员，率先提出"4 小时轮班制"。但"夫妻不同班"，也让抗疫一线员工充分休息、保存体力。

——加强开源节流，统筹防护物资，充分调动各方资源，扩大物资来源，分级、分类、分区统筹调配，优先保障高风险区域高风险岗位，确保防护到位的前提下尽可能节约资源。

随着重症病区扩增，人手空前紧张，后来已不能保证每个新开病区都配备有重症医生、呼吸内科医生。面对一个病区开起来，医护人员边救治，患者也边快速提升。

怎么办？

"等新的重症病区开起来时，我们就从先开的病区里抽调一些有重症经验的医护人员到新病区里，以老带新。"张茂副院长半是感慨、半是自豪地形容道："我们相当于'排长做连长、连长做营长'，在这种氛围下，虽然工作中的挑战和压力巨大，但不仅凝聚起了人心，也让年轻的医护们在战斗中迅速成长起来。"

麻醉手术部负责的重症一、二病区，都是临时搭建起来的危重症过渡病房。两个院区扩容出来的 200 张床位，全部收满了重症患者。而重症医护团队成员都是从心血管内科、呼吸内科、神经内外科等各科室抽调过来的骨干，还包括呼吸治疗师、营养师及康复师……

麻醉手术部负责人严敏感叹不已地说："为了生命的最后一道防线，我们的团队众志成城，与死神竞速，才帮助千万患者渡过了难关。"作为负责人，她深深感谢团队里的每一个人。

一面鲜艳的党旗

浙医二院之所以能够在这一场新的没有硝烟的"疫"战中，能交出一份出色的答卷，更因为有一面鲜艳的党旗带领着这支优异的队伍！

疫殇来袭、危难之际，面对以习近平同志为核心的党中央发出了"疫情就是命令，防控就是责任"的明确指示，作为浙江省疫情防控和医疗服务重要一线战场，浙医二院

我把最小的娃送上了战场

我把最小的娃送上了战场
党旗在胸中飘扬
我为人先的誓言在回响
我把最小的娃送上了战场
报名的那刻，你的坚定，我的忧虑
确认名单的那刻，你的果断，我的迟疑
我把最小的娃送上了战场
娇小的身躯，庞大的行李箱
负重前行的身影，如此壮美
我把最小的娃送上了战场
稚嫩的肩膀需要学会担当
风雨的世界需要去搏去翱翔
武汉需要天使
而你就是那个天使
我把最小的娃送上了战场
送别你的那刻，你扑上来拥抱
我佯装冷静，内心汹涌
两次"阿长，我走了"
我泪如雨下，却无声
隔着口罩，恣意流淌
送上温热的早餐，尽管你已吃饱
给你安顿好行李，尽管你已放置妥帖
我不叙说离别的嘱咐
用目光关怀，用挥手鼓舞
我知道，穿上战袍，你就是战士
没有年龄，只有战斗
我知道，踏入禁地，你就是勇士
没有经历，但有底气
我把最小的娃送上了战场
用年轻的身躯，担负起这个时代的重任
我把最小的娃送上了战场
逆风飞行，披荆斩棘
孩子，等你归来！

吕敏芳
2020年2月14日

看着年轻护士跟随医疗队出发奔赴武汉时，在后方遥望的护士长吕敏芳百感交集，写下此诗党委始终牢记"生命重于泰山",第一时间号召广大党员干部要迅速行动起来,带头冲锋在前、竭力忘我奋战。

新时代背景下,广大共产党员理应站在最前列,冲在最前沿,以守土有责、守土担责、守土尽责的担当深刻诠释党的初心使命,让党旗高高飘扬在各项工作的第一线,以行动印证在党旗下许下的誓言——医院党委的号召,至今音犹在耳。

战斗打响后,医院的组织体系高效运转。各科室党组织成立了党小组负责同志挂帅,医院周密制定方案、在全院范围紧急调配力量、层层传导压力,形成了层层防控的机制,迅速行动起来,投入战斗。

作为党委书记,王建安与院长王伟林和医院领导班子成员一起,首先开启了"白+黑""5+2"模式,全天候待命、坚守,随时带头冲上第一线;只要医疗救治工作有需要,随时召开线上、线下的会议紧急研议、及时应对、快速决策。党委班子、医院领导成员划定分管区域,各自带队、轮流值班;各党支部、临床、医技、行政科室干部职工拧成一股绳、铆足一股劲,奋战在患者所需的各个岗位。

65 年党龄、90 岁高龄的郑树校长,感念自己不能上前线,便学着使用手机连线、指导参与"战疫";在最艰难的时期,医院两院区的行政一、二党总支的党员志愿者们,每天早 7 点至晚 10 点都驻守在急诊中心,协助维持秩序、分流患者。

党旗在引领,党旗在飘扬。在医院党委的强有力的领导下,在医院领导、老党员们的身先士卒、率先垂范下,浙二医院全院 47 个在职党支部、2 000 余名员工党员闻令而动,第一时间请战。

"护士长,给我排班吧!休息了几天,身体已经好很多了,不能耽误科室工作!"

"我还没有被感染,哪位同事吃不消,我可以顶上!"

"我报名!""让我去!""我先上、跟我上!"……

各个科室的工作群里,这样的"请战书"信息一条接一条,诠释出的是高高的职业精神,更展现了共产党员在关键时刻应有的赤胆忠心和政治本色。

80 后、90 后青年党员纷纷支援发热门诊。穿上防护服,虽然很笨重,但是他们却说:"我很幸运!"面对更显繁忙的急诊科,年轻的护士们说:"这里充满正能量,我很喜欢。"她们纷纷送上入党申请书,申请在火线接受考验。

不知有多少个浙二人,面对医院党委的号召,他们毫不犹豫地退掉了好不容易抢到的回乡高铁票,掉头奔赴岗位、奔赴异乡、奔赴战场。他们说:"身在抗疫一线,我心安宁。"

　　不知有多少本可过年回家的工人、保安，也纷纷向所在的党支部请战，主动要求留下来。他们坚定地说："我们要和医院一起战斗。"

　　聚集在鲜艳的党旗下，守初心、担使命、冲锋在前、忘我拼搏。抗疫三年来，从武汉到新疆、辽宁、河北、云南、江苏、黑龙江，再到上海、海南、贵州、西藏……浙医二院的白衣战士积极响应国家号召，不惧风雨、不畏艰险、勇担重担，毅然奔赴祖国各地疫情最严重、人民最需要的地方。

　　白衣执甲，逆行出征。这是令人感慨万千、自豪不已的时刻！当浙医二院驰援全省、全国乃至世界的抗疫勇士平安归来时，面对这一个个"不问归期、不惧凶险、不论生死"的勇士，面对这一张张曾朝夕相处，熟悉的面孔，王建安噙着眼泪坦言："多少次，每当飞机降落或大巴抵达的那一刻，远远看到医院这些熟悉的面孔时，踏实之余，我真心疼他们！但是我心中更为浙医二院充满自豪！"

　　艰难困苦，玉汝于成。在最严峻的挑战面前，喷薄而出的抗疫精神让世人再次阅读百年浙二，也让今天的浙二人再次发现自己。

　　沧海横流显砥柱，万山磅礴看主峰。浙医二院，这家百年医院，与国家、与民族，经受住了一场艰苦卓绝的历史大考，赢得了许多崇高的荣誉。

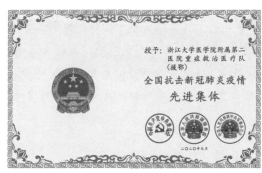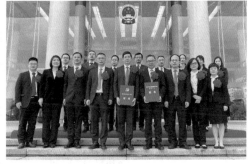

浙医二院荣获党和政府的表彰

　　在全国抗击新冠肺炎疫情表彰大会上，由于在疫情中所作的突出贡献，浙医二院荣获"全国抗击新冠肺炎疫情先进集体""全国抗击新冠肺炎疫情先进个人""全国优秀共产党员"等三项国家荣誉表彰，并荣获全国卫生健康系统新冠肺炎疫情防控工作先进集体、全国卫生健康系统新冠肺炎疫情防控工作先进个人等荣誉。

第六章·担当，播撒仁爱价值

为生命开道：最危重伤员救治追踪

　　2020 年 6 月 13 日，沈海高速温岭段"6·13"液化石油气运输槽罐车重大爆炸事故发生后，浙医二院于当天第一时间组织 6 名烧创伤、呼吸重症救治专家团队奔赴温岭救治一线。同时，在浙江省委、省政府，浙江省卫生健康委的统一部署下，先后有25 名患者通过"陆地+空中"转送至浙医二院，其中：包括病情最为危重的 22 名患者；最大年龄者 94 岁，70 岁以上者共 9 人，平均年龄 65 岁；严重烧伤患者 18 名，烧伤面积最高达 98%，烧伤面积 90% 以上者达 10 名；使用机械通气者 19 名，其中气管切开者 15 名。来院患者呈现病情极其危重、烧伤面积大、年龄大等特点，救治难度极大。106 天以来，王建安书记、王伟林院长带领救护团队日夜奋战在救治一线，全院上下不惜一切努力，全情全力打赢这场伤员救治的硬仗、大仗：实行"多对一、人盯人"，精准诊治、事不过分，累计召开上百次讨论会，其中 1/3 为凌晨召开的紧急病情讨论和紧急手术讨论，严格落实"一人一团队、一人一方案"，精细化照护、精准化治疗，创造了全国同行公认的救治奇迹。

与时间赛跑，陆空协作转运一刻不歇

　　2020 年 6 月 16 日凌晨，呼啸而过的鸣笛，打破了深夜的宁静。闪烁着蓝色警灯的两辆救护车，驶入浙医二院滨江院区，急诊大门外数十位医务人员早已就位等候。至此，爆炸事故中需要转运救治的 22 名最危重伤员全部平安抵杭。

　　为生命开道，尽力救治每一个人。对医务人员而言，战胜疫情需如此，灾难救援亦是如此。他们与时间赛跑、与死神作战、与生命为伴，只要有 1% 的希望，就尽 100% 的努力！

紧急任务、紧急出发、紧急起飞！

爆炸事故发生后，"紧急"成为浙医二院烧伤科主任韩春茂工作状态的真实写照。

13日当晚，作为第一批62名参与救治的医疗专家，抵达温岭后的韩春茂几乎一夜未眠。他和同事们逐一查看了20多位危重伤员的情况。年龄普遍高，烧伤面积大，还有爆震冲击导致的各种复合伤……纵使经历过无数生死营救"大场面"，韩春茂依然忧心忡忡。

生命重于泰山。浙江省政府决定，立即分批转运温岭的危重伤员，到作为国家创伤区域医疗中心建设单位的浙医二院进行救治。温岭、杭州两地相隔300多千米，危重伤员伤情极不稳定，转运途中诸多风险，医疗专家组、转运保障组根据每位患者的情况，马上制订出个性化的转运方案。

另一边，接收伤员的准备工作已开始高效进行。"在患者还未到达前，我们的创伤急救团队就进行了两次模拟演练，临床医学工程部紧急采购悬浮床、翻身床、烧伤治疗机等救治设备。"浙医二院党委书记王建安说。

6月14日13时10分，首批运送伤员的6辆救护车、1辆急救保障车从温岭出发，台州交警、高速交警、杭州交警安排警车全程接力护送。3个小时后，6位危重伤员安全抵达浙医二院，立即进入综合ICU和急诊ICU接受救治。

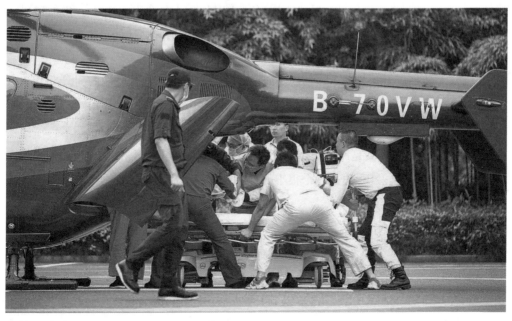

患者通过直升机转运至浙医二院

第六章·担当，播撒仁爱价值

"部分伤员情况稳定的窗口期非常短暂，我们就启动直升机转运方案。"浙医二院院长王伟林说。

6月14日16时15分，第一架转运危重伤员的直升机从温岭起飞。飞行途中，飞行医生团队随时监测伤员生命体征，全力保障伤员的空中转运安全。

与死神作战，和最危重伤员共闯难关

年龄大、烧伤面积大、复合损伤多，是此次爆炸事故重伤员救治的三大挑战。

转运至浙医二院的22名病情最为危重的患者，平均年龄68岁，其中最大的94岁，深度烧伤90%以上面积的占绝大部分。与此同时，基本上每位患者都伴有颅脑损伤、多脏器爆震伤等复合损伤，救治难度不言而喻。

"每位患者的救治都是一个系统性工程，每个方面、每个环节，都必须做到精准、科学、到位，以帮助他渡过休克关、感染关、修复关和康复期。"韩春茂说。

对严重烧伤患者而言，每一关都危机重重。首先是休克关，烧伤患者的休克期一般为48小时，情况严重的将延长至72小时。

浙医二院综合ICU主任黄曼说，15日凌晨就有场惊心动魄的战斗。一位70多岁的烧伤面积95%的患者，突发两次呼吸心搏骤停，ICU医护人员全力心肺复苏和插管抢救，从死神手中抢回了伤员性命，后又出现脑缺血、尿崩症等情况，让处于休克期的她伤情雪上加霜。

"这一次的挑战史无前例，我们必须咬紧牙关，丝毫不能松懈。"黄曼说，"总体情况暂时稳定，但没有脱离生命危险，患者全部需要气管切开、呼吸机治疗。"

第二个难关，是如何度过感染期。

医护专家介绍，感染是严重烧伤患者的主要死亡原因之一，烧伤造成大面积皮肤破损，创面很容易感染。"哪怕是一个很小的创面，万一不慎感染，都会危及生命，救治便满盘皆输。"韩春茂说。

再就是修复关。大面积烧伤的患者需进行自体皮肤移植来修补创面，用不到10%的未受损皮肤去覆盖90%以上的烧伤面积，难度如同在走钢丝。

烧伤面积大加上伤员年龄大，进一步提高了救治难度。韩春茂说，曾经看到国外一篇文章有一个简单的测算方法，60岁以上老年人烧伤的死亡率，是烧伤面积加上他的年龄。"病情瞬息万变，伤者随时可能有生命危险。"他说。

6月16日0时30分许，浙医二院急诊医学科主任张茂随着最后转运危重患者的急救车，从温岭回到了浙医二院。还没来得及喘口气，他又率领团队投入紧张的医疗工作中。"部分创伤患者因热力、冲击波、机械暴力等多种因素，导致颅脑、颌面部、胸部、腹部、四肢和脊柱损伤，以及广泛的软组织挫裂伤……我们团队必须全力以赴。"张茂说。

"迎难而上，没有什么二话。只要有1%的希望，我们就尽100%的努力。"王建安说。医院已根据伤员病情评估情况，一对一成立救治小组，实行"一人一方案""一患一团队"，每个小组由一名烧伤科医生、一名监护室医生、一名创伤医师组成，外加3名护理人员。医院成立烧伤救治领导小组、医疗救治专家组、转运组、院感组及后勤保障组等工作小组，集中调集全院相关学科核心专家及优质医疗资源，全力保障救治工作。

与精细为伴，打赢每一场"硬仗"

伴随着监护设备的滴答声、呼吸机的起伏声，ICU里的每一分、每一秒都牵动人心。

"目前危重伤员大多在艰难地度过休克期。"不久前刚从抗击新型冠状病毒感染援鄂医疗队回到本职岗位上的黄曼说，"这场仗的艰难程度不亚于在武汉'战疫'，这是一场需要按'月'计算来打的'持久仗'，更艰难的仗还在前方。"

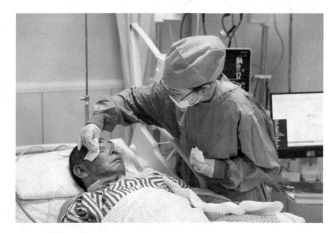

ICU的护士为伤患擦去眼角的泪

为了在这场"持久仗"中拥有不断"克敌"的"武器"，从伤员入院的那一刻起，黄曼就带领团队做准备，确保精细化照护、精准化治疗。

伤员床头的尿液pH记录卡，是黄曼团队的"武器"之一。

当前阶段，医护人员要为患者进行液体复苏，精准计算和控制液体的种类、数量和速度，观察患者的尿量和全身情况。

"看起来是最简单、最笨拙的办法，其实非常有效，两小时一次对患者尿液 pH 测定，能评估他的身体状态。"黄曼说，其他学科医生想要了解患者的实时情况，从玻璃窗外就能看到床头的这张卡片，做出大致评估判断。

细节决定成败。"烧伤面积高达 90% 以上的患者，身体表面能用于动静脉置管的皮肤少之又少。"麻醉手术部主任严敏说，为了置管这个看似极其普通的操作，麻醉手术部专门成立五人小组，定期更换针头、导管，珍惜每一毫米可用的皮肤，尽可能不让患者受感染之苦。

烧伤患者皮肤屏障缺失，比较怕冷，医护人员把室内空调开到最适宜患者的 28~30℃，同时开启暖风机和悬浮床的加热功能。医生们进去给患者换药，需要 4 个人连续工作两小时，出病房时常常大汗淋漓。

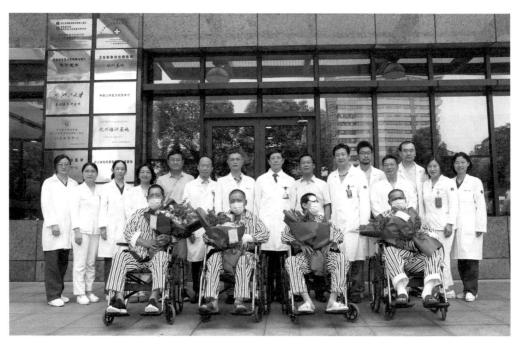

2020 年 7 月 29 日，首批四名患者危重出院

生命至上，救死扶伤。有需要我就上，轻易不下火线……好医生，总是会把这些崇高的品质当作职责所在。不论年龄、性别、贫富，为挽救每一个生命倾尽全力，这是救治事故伤员的核心逻辑，也将会让社会看到生命的力量和奇迹。

跨越"山海"的仁者联盟

山虽高，辟路可行，海虽远，行舟可渡。所爱隔山海，山海皆可平。2021 年 3 月，浙江省委、省政府正式启动医疗卫生"山海"提升工程，决心将优质医疗理念和服务带到山与海的深处。

浙医二院在前期"双下沉、两提升"的基础上，继续勇挑时代使命，在省卫生健康委的统一部署下，与浙江省衢州市第二人民医院（位于衢江区）、开化县人民医院、龙泉市人民医院、庆元县人民医院、遂昌县人民医院、松阳县人民医院、岱山县第一人民医院签署协议，建立了浙江省内规模最大的"山海"联盟。

数智共融　携手演绎"山海情"

带上护理箱、揣好出诊单、反复检查网络信号，浙医二院岱山分院护理部副主任刘侬与三位同事来到了岱山县高亭镇一条不起眼的小弄堂。与此同时，几百里之外的杭州市上城区解放路，浙医二院护理部主任兰美娟和几位护理专家正在会议室里调试设备。

79 岁的厉阿根（化名）与同龄的老伴儿在高亭镇生活了大半辈子。如果不是老伴 7 年前的那一次脑梗，他俩恐怕不会离开这里半步。单去舟山本岛就得 2 小时左右，只能乘坐一天 4 班的轮渡，稍有风雾船只就无法航行。

一楼的小房间里，放着一张可调节体位的病床。厚实的毯子紧紧掖住，勾勒出一个干瘦蜷曲的身材。从 2015 年老伴儿罹患脑梗以来，厉大伯便成了护理员，擦身子、换尿片等细碎活，一天要定时安排 3 次。压疮和失禁性皮炎时有发生，平时都是求助社区医生上门护理。"现在手指点点就能搞定了。"厉大伯指了指床头柜上摆放的智能手机

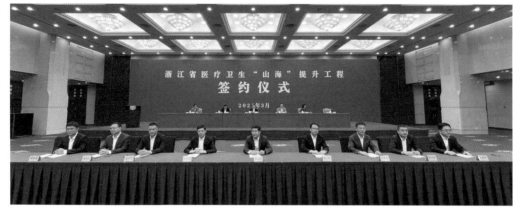

2021年3月29日，浙江省启动实施医疗卫生"山海"提升工程，浙江省卫生健康委、浙医二院与龙泉市、庆元县、遂昌县、松阳县、衢江区、开化县、岱山县7地人民政府共同签订合作框架协议

说。因老伴儿的皮炎一直未愈合，社区护士帮他在浙医二院"互联网+护理"小程序上预约了专家上门护理。

借助浙医二院"互联网+护理"四级（省级医院、县级医院、社区和家庭）联动平台，兰美娟和护理专家们准时出现在刘依的手机屏幕上。"来，我们看看情况。"线上护理会诊开始了。

"先用湿纸巾轻轻擦拭，不要用抗真菌、抗感染的药物。"屏幕上，兰美娟像师傅带徒弟一样，一步步指导屏幕对面的社区护士完成护理步骤，清创、选敷料、裁剪、包扎……

说到重点处，刘依还拿出笔记本逐句记录，比如使用透明贴敷料可以更好地保护压疮患者的皮肤，卧床老人这样的皮肤问题时有发生，以后就有处理经验了。

经过这几年的探索，四级联动服务模式的轮廓逐渐清晰起来。浙医二院从2022年3月正式开展"互联网+护理"服务到现在，已远程协作指导了"山海"协作医院伤口造口护理、PICC/输液港维护、母婴护理等20余例。有些分院尝到了"甜头"，积极"下单"；还有许多省外医院听说了，主动加盟，现在全国已有102家医院、180多位护士加入浙医二院四级联动平台，最多的时候一个月开展了四级联动会诊50多例。

浙医二院一直致力于打造同质化智慧型高质量协作医院集团，逐渐形成"浙医二院协作医院集团杭州共识"，致力于在卫生领域高水平展现浙江省数字化改革成果，致力于培养政治合格、业务过硬、作风优良的卫生人才队伍；凝练出了"浙医二院协作医院集团下阶段八项主要任务"，加强"双向转诊"平台建设，以最优化流程驱动基层县域就诊率的提升，畅通疑难病源上转通道。

浙医二院与"山海"分院间的一体化区域影像共享平台建设也取得实质性突破，通过建立云端数据库，双方之间实现实时共享阅片、实时出具浙医二院署名的报告、操作指导、质量控制、会议、MDT、远程进修等功能，具有操作画面质量好，能够实时互动，具备存储功能等优势。大大缓解了人力资源压力，减少了患者来回跑路的频次，实现了医疗卫生资源的优化配置。

专人专窗，服务"山海"百姓

庆元县位于浙江省最南端，距离杭州约 440 千米，当地百姓赴杭就医自驾需花 5 小时。2021 年 3 月，浙医二院庆元分院在庆元县人民医院挂牌成立，为山区百姓持续提供省级医院的优质医疗服务。

2022 年 5 月初，老吴因腹痛到庆元县人民医院急诊就诊，经"下沉"专家叶立刚初步诊断为"壶腹部肿瘤术后肝转移"，需去浙医二院进行射频消融治疗。按照往常流程，老吴要去杭州等床位，办理住院手续，住院后进行一系列相应检查，再进行手术。不过这一次，流程变简单了。老吴通过浙医二院服务专窗的绿色通道预约住院，就地完成院前检查等准备工作，检验检查数据会同步至浙医二院，专家线上完成阅片，患者到杭州后可直接住院安排手术，不仅大大缩短等候时间，还能节省住院费用。当天，老吴便将肝脏超声造影、肝脏增强 CT 等院前检查项目在庆元县人民医院逐一检查完毕，次日下午到杭州后即办理住院手续，接受治疗。

七家"山海"分院均成立了浙医二院服务专窗，依托两个信息化集成平台，即省内规模最大，服务内容最齐全的远程会诊平台和浙江省级预约转诊服务平台畅通"双向转诊"机制，以最醒目的标识，最专业的知识，为基层患者提供最优质的服务：对那些需要到浙医二院进行特殊检查（冠状动脉造影、PET/CT 等），疑难病源需要上转下转的患者，提供一站式暖心服务。

心怀大爱者，不以山海为远。浙医二院呼吸免疫党总支书记、风湿免疫科主任吴华香是衢州衢江区桥王村走出来的医者，想到每次回老家总有很多老年患者不远百里奔波来找她，同时考虑到衢州分院的风湿免疫科需要共建帮扶，她主动参与"山海"工程，坚持每月一次到衢州分院坐诊，为了让老家的患者不用再跑到省城求医。"我的想法是，我一个人来回跑，再辛苦，总比一群人跑要好。"吴华香如是说。

"山海·飞鹰计划"，薪火手手相传

授人以鱼，不如授人以渔。为精进基层人才"智"选方案，加强浙医二院"山海"分院后备人才队伍储备，不断提升"山海"分院医务人员临床诊疗能力、教学能力、科研能力和公共卫生服务能力，打造一批理论功底扎实、实际操作能力过硬、具备一定科学素养的医学创新团队，浙医二院与浙江大学医学院合作举办青年骨干人才高级研修班，即"山海·飞鹰计划"。

"有导师的感觉真好"，来自遂昌分院的"飞鹰"学员齐林发出由衷的感叹。他是经过层层严格遴选的首期38名"飞鹰学员"之一。

这些幸运的、承载着重要责任的学员们经过网上"名医库"与浙江大学名医双向选择后建立了"一对一"导师制学习机制，浙医二院配备了浙江省特级专家王伟林、严敏等作为临床带教导师。授课内容包含临床科研设计、数字医疗等相关内容；6个月的临床实操内容涵盖了国内最先进的数字成果，包括"5G远程医疗""手术机器人操作技术""神经影像脑功能技术""分子影像技术"等。最先进的数字化技术驱动学员们"智"取"山海"，服务"山海"。

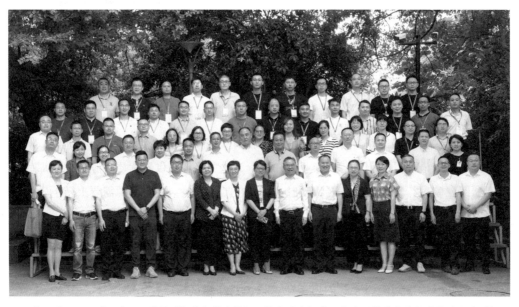

2022年6月30日，"山海·飞鹰计划"青年骨干高级研修班开班仪式，本次研修班旨在打破基层人才"招不到，留不住"的窘境，实现基层人才破"五唯"、唯能力的初衷

李晋是开化分院麻醉科的一名医生，他所在的开化县人民医院地处衢州西部、钱江源头，全院医疗人员以本科生为主，硕士研究生寥寥无几，学科能力不足，县域外就诊率高。幸运的李医生不但被选拔上了"山海·飞鹰计划"，其导师还是浙江省特级专家、麻醉手术部主任严敏。在严教授的鼓励和悉心指导下，李晋学习致用，报送的课题"超声引导下腹横肌联合前锯肌神经阻滞在基层医院胃癌术后镇痛的研究"获浙江省医药卫生科技计划立项（县域创新引导专项），李晋医生也以开化分院青年骨干的身份被医院重点培养，他将新理念新技术的种子带回开化县生根发芽，终有一日，那里也将绿意成荫，花开遍地。

"山海工程"数字生命链，搭建希望之桥

2021年6月，浙医二院为松阳分院一患者实施国内首例5G远程神经外科机器人辅助脑内血肿清除术的新闻引人瞩目。在浙医二院这端，仅仅依靠一条光纤、两台电脑、一组摄像头，就使得远隔千里之外的名院专家跨越空间阻隔，轻松"来到家门口"。医生依托浙医二院5G远程指挥中心，借助5G网络的高带宽、低延时等优势，远程控制位于松阳分院手术室里的"从操作手"，为患者实施手术。

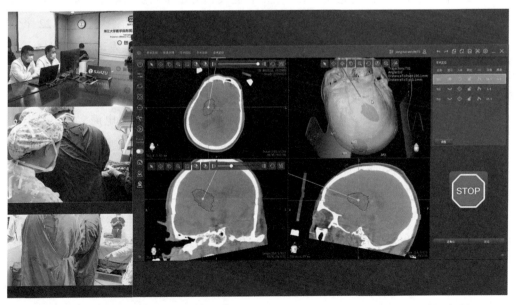

2021年6月17日，浙医二院神经外科团队为松阳分院患者成功实施中国国内首例5G远程神经外科机器人辅助脑内血肿清除术，标志着国内首个5G数字化神经外科空中手术室成功搭建

　　与此同时，浙医二院眼科中心十余年来参与爱心复明公益项目，将"山海"所有分院囊括在内。从最初简单的"眼科汽车医院"，发展到如今搭载了5G眼科显微镜、多学科会诊、VR和高清音视频互动等机能的"5G流动眼科医院"，通过数字技术更好地为困难百姓送去光明，也更高效地将优质经验复制推广到边远基层，加速了当地医生的成长。

　　浙医二院始终坚持用科技创新为就医困难和疑难病例诊断提供便捷途径，帮助实现对偏远地区患者的早期诊断与有效治疗，让优质医疗资源普惠更多群众。

在最困难的时候坚守"山海"

　　2022年是特殊的一年，新型冠状病毒感染疫情肆虐，浙医二院克服重重困难，以"数智"手段深入推进医疗卫生"山海"提升工程。在疫情最为严重的时候，在浙江省卫生健康委的统一部署及要求下，统筹兼顾"山海"工程专家下沉任务及支援兄弟省市抗击疫情任务。在自身医疗人员严重不足（医护人员出现大范围感染，大量人员抽调支援抗疫）的情况下，仍然坚持"山海"下沉人员不撤回本院工作；春节期间，下沉专家们以排班的形式坚守"山海"，为可能出现的疫情反复"兜底"。

　　2023年1月9日，医院党委在成功应对首轮疫情冲击基础上吹响了"集结号"，决定实施"浙医二院医生下沉乡村抗疫有我"春节返乡健康守护行动，号召全院22个党总支、139个党支部及8个派驻基层分院临时党组织积极行动起来，发动外派党员。

　　大年二十七的夜晚，结束了衢州分院的交流、会诊、查房后，浙医二院呼吸免疫党总支副书记、呼吸内科主任医师丁礼仁等人直接奔向吴华香主任老家——衢江区杜泽镇桥王村。夜幕已经降临，在此起彼伏的犬吠声中，几人开着手机电筒，疾步快走到重点关注农户家中，有2014年动过肝癌切除手术的73岁老人，身体状况一直不佳；有刚刚经历过病毒感染、腹中胎儿7个月大小的年轻孕妇；还有咳嗽两周了还没好的5岁孩子。第一次，他们直接坐在老乡的饭桌上问诊，第一次，他们借着厅堂白炽灯的光看片子……

　　"到分院不仅仅是要挂一块有形之'牌'，更重要的是把浙医二院为患者服务、为患者奋斗的精神之'牌'挂在分院，以一块块无形之'牌'来推动基层医院高质量发展。"正如王建安多次强调的，浙医二院不仅将诊疗经验和技术带给"山海"分院，还致力于深层次输入管理理念和文化。优质资源下沉不仅仅是专家的下沉、技术的下沉，更重要的是关爱文化、服务文化的传承。

"老家在等你"医疗返乡助力乡村振兴

凉亭下、祠堂内，搬来四方桌和长条凳，就是一个个诊间；没有导诊牌，拆下试剂盒包装，反向折叠起来写上"风湿免疫""呼吸内科""胸外科"，就成了家门口的"浙二名医馆"；乡亲们摇着蒲扇，狗儿脚下穿梭，移动 CT 车前，村支书和志愿者有序张罗着肺部检查；古色古香的祠堂内，村民排着队、伸出手，接受高尿酸血症筛查……

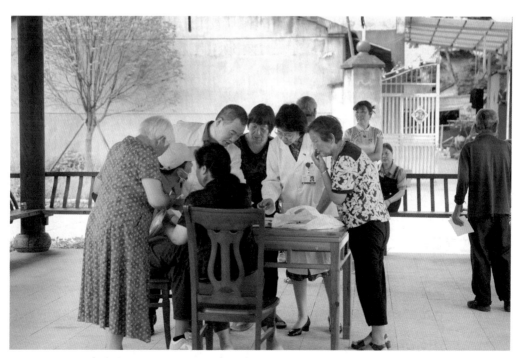

浙医二院专家在衢州市衢江区桥王村凉亭内为村民解答各类医疗和健康咨询

第六章·担当，播撒仁爱价值

2023 年是浙江省实施"千村示范、万村整治"工程启动 20 周年。20 年间，工程不断迭代升级，从"千村示范、万村整治"迈向"千村精品、万村美丽"，如今又进入"千村未来、万村共富"的新阶段。医疗共富是乡村共富的应有之义。2023 年 6 月底，中共浙江大学医学院附属第二医院委员会（简称浙医二院党委）将持续开展为期 3 年的"红心接力　广济义诊"活动，与助力浙江深化"千万工程"相结合，面向全院医护发出了"老家在等你"返乡义诊党建公益行的响亮号召。

截至 2024 年 6 月，医院各个党支部、各位学科骨干纷纷组队返乡义诊，足迹遍布省内 11 个地级市；308 名专家积极参与，其中副高级以上专家占比近 70%，服务老家百姓 7 800 余人次，还为 500 余名山区群众提供了免费的肺癌早筛服务。

用家乡话，服务家乡人民

衢州市衢江区杜泽镇桥王村是浙医二院风湿免疫科党支部书记、科主任吴华香的老家，2023 年春节前夕，城市抗疫逐渐平稳渡峰，乡村抗疫步入攻坚时刻。在医院党委"下沉乡村　抗疫有我"的号召下，吴华香、徐峰、丁礼仁 3 位衢州籍专家，主动奔赴衢江区两级医院指导救治；深入桥王村、下余村，夜访患病老人、孕妇等重点农户，将呼吸综合门诊直接"开"到村里。当时，村支书余建军就与吴华香许下约定，"等到疫情散去，带着医院的同事们来做客！"

半年后，吴华香和呼吸免疫党总支、放射核医学党支部的 11 名医疗专家践行老家之约，将"省级名医门诊"和肺癌、高尿酸血症免费筛查，送到了父老乡亲的家门口，将有限的优质医疗资源，送给最需要的人。这一次的老家义诊，重点面向 65 周岁以上的老年村民。"这辈人都很节约，平时有些小毛小病，也不会及时就医，大部分都没做过 CT 检查。"吴华香说。

除了为村民们看病，她还跑进跑出，给其他专家和老乡当翻译。

一位带着 65 岁的妈妈来义诊的村民说："杭州来的专家还能说'土话'，把病情分析得清清楚楚，感觉很亲切，老人家也听得懂、听得进，大大方便了我们。"

宁波慈溪市横河镇梅园村的 7 月，青山绿水、果树成荫，浙医二院胸外科党支部书记、科副主任范军强等一众专家，被父老乡亲们团团围住。"范主任，能不能帮我看个报告""丁主任，我这个肺结节要不要紧的"……

作为胸外科"手术明星"，范军强的日常总是排得满满当当，但他第一时间响应医院号召，组队返回老家义诊，"得益于'千万工程'，老家经济条件越来越好，生态环境越来越美，村民们对优质医疗的需求也越来越高。自己能发挥一技之长，帮助有需要的家乡百姓，心里还是很自豪的。"范军强感慨道。

持之以恒，提升百姓健康意识

2023 年 9 月 16 日清晨 7 时许，铿锵的锣鼓声划开闷热的暑气，台州市路桥区金清镇卷桥村的文化礼堂前热闹非凡，村民们自发组成锣鼓队，以最质朴的方式迎接浙医二院的乡贤专家们。浙医二院消化内科第一党支部书记、科副主任王彩花一走进礼堂，就被眼尖的村民认了出来。村民拉着她的手不肯松开："王主任，我天没亮就来排队了，杭州太远，我们去看病不方便，你们大专家们能来村里，我们真的很高兴、很激动。"4 个小时的义诊，来自十大学科的 13 名台州籍专家接诊村民 300 余人。礼堂内，人头攒动，村民们依次有序就诊；礼堂外，村民们或站或坐、静静等候，因为专家们承诺"今天来的人，都给看！"

"我去义诊最深的感触，就是山区老百姓们的健康观念还要提升，就我们消化内科来说，幽门螺杆菌感染、肠化生等都是可以通过规范治疗控制的，不用太过焦虑。提升老百姓的健康观念，提倡更健康的生活方式，还需要我们医护工作者不断地宣教与努力啊。"王彩花感叹道。

在返乡义诊活动的启发下，王彩花深刻体会到老年人对健康服务的迫切需求，自发开展了"老家在等你 敬老送健康"系列活动。"我认真学习了党的二十大报告，感受到我们国家对养老事业的高度重视。"在这种信念的指引下，她已组队服务了 10 余家养老院，并打算把这个活动持续进行下去。除了心血管内科、内分泌科、耳鼻咽喉科、眼科等老年人常见病、慢性病的相关科室，她还邀请了医院网络医学中心加盟，希望借助浙医二院先进的四级远程医疗网络，把"互联网+医疗"架设到养老机构，让优质医疗在养老院里也能"触手可及"。"在这个医养结合的新时代，我们作为百年名院的医生，也应该力所能及地承担起这份社会责任，为国家养老事业贡献一己之力。"王彩花说。

大力提升偏远地区百姓的健康观念，浙医二院团委书记王达也有同样的感触。今年 10 月，他刚组队回老家台州温岭市石塘镇义诊。"石塘是个渔港，当地渔民们没有慢性病管理的意识，我们碰到了血压收缩压达 200 多 mmHg、血糖达 20 多 mmol/L 的村民，每天还是大烟大酒。怎么控制血压血糖，怎么吃药，村民们心里没数，自身也不够重视，这就像定时炸弹，一旦发生脑梗死、心梗死，后果不堪设想。早防早治，就可以挽救一个家庭，防止因病致贫返贫。"义诊归来，他感慨不已。

输血造血，让优质医疗扎根基层

做一次义诊并不难，难的是持续地做，深入地做。2023 年 11 月 11 日，浙医二院党委副书记陈国忠组队，赴老家金华东阳义诊，"优质医疗要扎根基层、留在基层，这才是'老家在等你'活动的真正意义。希望借此活动，让我们的乡贤专家们与家乡建立起更深厚的帮扶情谊，持续地服务家乡、反哺家乡"。这一站的活动中，浙医二院副院长胡新央代表医院全国重点实验室党支部，与东阳市人民医院签订了党建联建、学科共建协议，旨在以浙医二院国家级的医疗资源和平台，加强区域内的辐射共享，全面提升基层医院的科研技术水平。

促进优质医疗资源扩容和区域均衡布局，提高基层防病治病和健康管理能力，这是党的二十大报告的明确要求。8 月 19 日恰逢中国医师节，浙医二院院长助理、党政办主任张冯江，肝胆胰外科副主任楼健颖带领 15 名诸暨籍专家，回到老家诸暨市枫桥镇，在诸暨市第二人民医院开展了一场医师节特别义诊。一大早，楼健颖就在当地医院主刀了一台胆囊手术，1 小时之后，又准时出现在义诊现场，开始了半天的忙碌。作为诸暨市首届十大乡贤，楼健颖积极垂范，在当地开设了名医工作室，定期返乡出门诊、做手术，作为强有力的医疗"后援"，只要当地有需要，他随叫随到。

有一年的春节，诸暨一名老人胰腺动脉瘤破裂，生命危在旦夕，正在丈人家拜年的楼健颖放下碗筷，飞奔到当地医院，急诊手术 4 小时，最终挽救了老人的生命。"地方医疗技术相对落后，很多高精尖、高难度的手术还没开展，医疗理念也要提升，比如微创手术、快速康复等。我们能做的，还有很多很多。"楼健颖由衷地感叹道。

"这些年，我们医院的帮扶协作网络越来越广，我们提倡患者不动专家动，让浙医二院的权威专家们去基层医疗机构看门诊、查房、做手术，手把手指导当地的医疗技术水平，再进一步地变输血为造血，让基层医疗真正地提起来、活起来。"另一位义诊领队张冯江表示。

杭州亚运会前夕，习近平总书记在浙江农村考察时说："共同富裕一个都不能少。"浙医二院拥有 155 年的历史，医学专家们来自五湖四海，其中浙江籍占了大多数。尽管日常工作繁忙，但一说到返乡义诊，学科大牛、医疗骨干们纷纷响应，抽出宝贵的休息

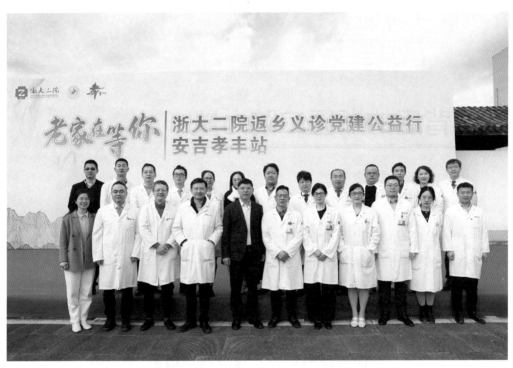

2023 年 12 月，在湖州市安吉县孝丰站义诊中，浙医二院的 15 个学科、25 位省县两级名医，组成 7 个义诊小组服务父老乡亲 3 000 余人次

时间，用一技之长助力"共同富裕"，用医学所成回馈美丽家乡。

　　谁言寸草心，报得三春晖。游医学子的乡情，在"老家在等你"的义诊活动中不断表达与升华。中国科学院院士、浙医二院党委书记王建安说："老家是我们的根与魂，为民服务是每一位浙二人的使命，我们一定会充分发挥这些党建公益活动的力量，为'乡村振兴''共同富裕'做出更多贡献。"

亚运背后的浙医二院力量

在杭州亚运会的赛场上，人们对"快"有了新的认知——泳池里不断刷新的纪录、田径场上的争分夺秒、赛艇运动员的全力冲刺……

而赛场之外，还有一种"快"，虽隐身幕后，却也分秒必争，其速度、灵活度，直接关系到赛事是否得以平稳运行，这就是亚运会的医疗保障工作。

保障任务艰巨　保障场馆最多

作为全国紧急医学救援领域的排头兵、先锋队，作为距离亚运会主场馆最近的国际化高水平医院，浙医二院是唯一入驻亚运会开幕式指挥中心的医疗单位，承担着贵宾保障、烧创伤、空中医疗应急救援定点医院医疗救治工作等重要任务，负责杭州第19届亚运会和第4届亚残运会9个赛事场馆的现场保障（包括杭州奥体中心体育场），6个亚运会、亚残运会官方驻点的酒店保障，22个场馆的定点医疗保障和4辆驻点救护车保障任务，是保障场馆最多的医疗单位。

在浙医二院党委书记王建安、院长王伟林的指挥统筹下，医院第一时间成立亚运会医疗保障领导小组与工作小组，从安全生产、医疗保障、物资保障、公共卫生防控、语言、医保、礼仪等方面全面提升专项工作。每位班子成员分条线督导每一项任务，一盘棋统筹亚运会医疗保障工作。

医院多次进行"水、陆、空"全方位保障的救援演练，启用全球首辆大型5G移动急救复苏单元，实现"上车即入院"；首创症候群应急保障模式，并作为宝贵经验被亚组委纳入亚（残）运会医疗保障手册并广泛推广；精心设计驻点场馆医务室，合理配置医疗设施设备，做到信息、物资及药械管理、诊疗流程与院内同质，实现"急诊诊室前

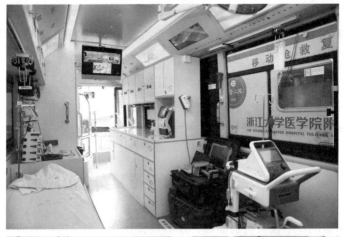

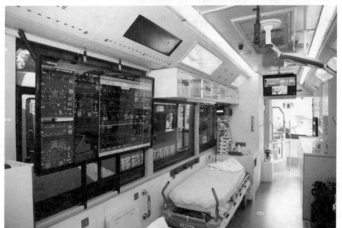

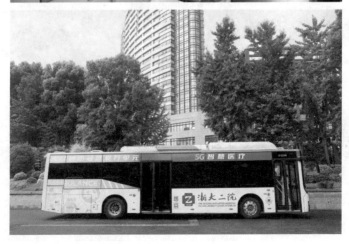

全球首辆大型 5G 移动急救复苏单元

移"，高效实现"一馆一策"；270 余个"一专多能"的医疗服务队驻场保障，六大重大医疗保障急症症候群专家组成员院内应急，全院 8 000 余名员工坚守岗位、随时补位，全力以赴为赛事和突发事件提供及时、专业、精准的医疗救治保障。

筹备与赛事期间，医院亚运工作组共召开各项会议 60 余次，做好保障方案流程制定和服务水平提升，做硬外派人员堡垒支撑，确保所有任务"快"且"实"，将医疗保障任务与主题教育、医院高质量发展以及迈向世界一流结合起来。

三道防线筑起"大莲花"安全屏障

"24 小时两班倒，不仅负责运动员，还要负责观众。两分钟必须到达现场，10 分钟就要上救护车，所有这些事情，因为有提前准备，所以赛事当中就平常了。"2023 年 10 月 4 日，著名新闻人白岩松在中央电视台新闻频道《新闻 1+1》中对"大莲花"亚运医疗保障给予了充分肯定。

"大莲花"奥体中心体育场约 8.23 万平方米，可容纳 10 万余人，是亚运会和亚残运

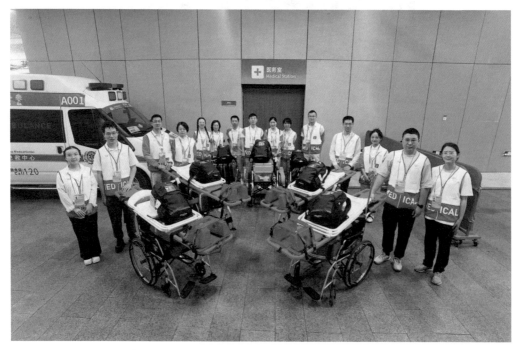

浙医二院医疗队入驻"大莲花"奥体中心医务室

会的开闭幕式，亚运会田径赛事的举办场地。与此同时，奥体中心体育场医疗队还要保障在闻涛路江边赛道举行的竞走、马拉松项目，任务繁重，容不得一丝马虎。

为了给场馆内的所有人员提供优质的医疗服务，医疗保障组合理布局，设置了三道防线。"首先，我们在场馆内上中下三层看台设置了 11 个医疗点、4 个出入通道各设 1 个医疗点、媒体报道区设置 1 个医疗点，这 16 个医疗点组成了第一道防线。"浙医二院骨科主治医师、奥体中心体育场医疗保障组组长朱苏南说，"若受制于现场条件，出现第一道防线无法处理的情况，医务室就会承担第二道防线的任务；如果患者出现急危重症，需要前往医院救治，急救车就成了现场的第三道防线。这三道防线筑起了"大莲花"的安全屏障。"

杭州亚运会为期 16 天，但医疗保障队的工作远不止 16 天。早在 2023 年 8 月 7 日，医疗人员就入驻了"大莲花"，开始了密集的彩排演练。朱苏南表示，之所以能高效、高质地完成亚运医疗保障任务，是因为前期进行了充分的准备，通过一遍又一遍的演练，发现问题，调整布局，优化应对方案。当意外降临，怎么才能快速到达伤员身边；走哪条路线可以最快达到医务室；哪个点位距离哪部电梯最近……在不断的演练中，医疗人员对所有的线路了如指掌，一旦发生了紧急情况，可以在 2 分钟内到场，10 分钟内将患者转移到医务室或救护车，10 分钟内从救护车转运到医院。

为近 4 000 人提供医疗服务

"从彩排到闭幕式，我们为包括运动员、观众、工作人员等在内的 4 000 多人提供了医疗服务，全力守护'大莲花'的安全。"浙医二院急诊医学科副主任医师、奥体中心体育场医务室医疗组长许永安说，"各种状况层出不穷，中暑、感冒、腹泻、外伤等是最常见的问题。"

开幕式过程中，一名日籍技术官员突发身体不适，观众医疗点医护人员现场评估后将他转送到医务室，诊断为上呼吸道感染，并给予相应药物治疗，观察半小时后症状缓解，返回看台；开幕式当夜凌晨，一位场馆工作人员突发剧烈头痛，医务室值班医护判断为脑血管意外，20 分钟内将患者送至浙医二院滨江院区，确诊为脑出血，经过紧急手术，患者转危为安；一名观众在前往看台途中摔倒，右髋及头部撞击地面后出现持续疼痛，经医务室医生体格检查后考虑右髋关节骨折可能，呼叫救护车将患者转运至定点医院救治；女子万米赛中，一名巴林运动员晕厥倒地、抽搐，比赛场地（FOP）医疗点

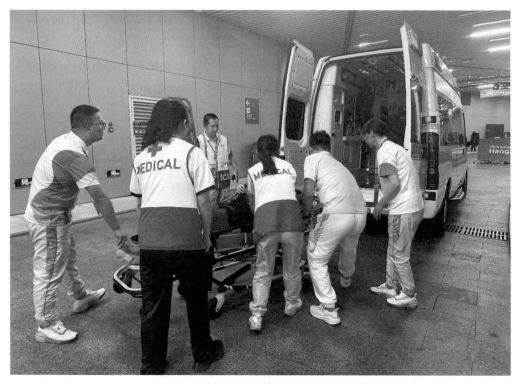

浙医二院医疗队紧急处理一名不慎摔倒骨折的观众，并通过呼叫救护车转运患者至定点医院救治

医护人员紧急出动，迅速转运患者至定点医院救治，诊断为热痉挛，经积极治疗，患者第二天即出院，并在 3 天后的女子 5 000 米比赛中取得了第七名；9 月 30 日，一名裁判被链球击中，造成右小腿骨折，FOP 医疗点医护人员迅速转运患者至定点医院救治；闭幕式时，一名工作人员从 1.6 米高的台子上摔下，掉进狭小空间里，4 名医护人员合力将他抬出，转送至医院治疗……在场馆内的每时每刻，医疗保障队成员都保持精神的高度集中，随时准备出动。

除了现场的医疗保障工作，医疗保障组还"兼职"观众服务工作，"常有观众过来问路、要水或者借轮椅，我们也会做好这些服务。"朱苏南说，"医疗人员是'杭州形象''浙二形象'的一部分，对待任何事都要全力以赴，展现最好的精神风貌。"

杭州亚运会结束后，医疗保障组又迎来杭州亚残运会开、闭幕式的医疗保障工作。亚残运会有其特殊性，对于需要特殊照护和引导的群体，医疗组也制定了相应的流程和方案，在开幕式前进行了多次演练，确保亚残运会开闭幕式的顺利进行。

杭州奥体中心体育场运行团队对浙医二院表示感谢："贵医院承担本次亚运会主会

场奥体中心体育场的医疗保障工作，保障时间长、保障对象多，仅田径赛期间每日保障对象超过 10 万人。在突发事件的紧急处置中，决策及时、处置得力、转运迅速，表现可圈可点，得到运动员、技术官员、工作人员等多方肯定，极大保障了赛事的安全平稳进行。"

2023 年 10 月 8 日晚，杭州第 19 届亚洲运动会圆满落下帷幕。主场馆"大莲花"医疗保障组的队员们收到了来自亚田联首席医疗官的点赞："你们有很好的纪律，也有很强的医疗团队。没有你们的合作和耐心，杭州亚运会就不可能提供高质量的医疗服务。"

全方位筑牢医疗"大后方"

赛事保障任务外，浙医二院是 22 个场馆的定点转诊医院，同时负责贵宾保障、烧创伤、空中医疗应急救援定点医院医疗救治工作，院内救治团队累计接诊来自 19 个国家和地区的 386 名患者，用优秀的服务和高质量的诊疗向世界展示了"浙二"水平。

为落实临床团队全天候值守，院内组建了由各临床科室主任领衔、超千人的救治专家队，制订详尽的医疗保障人员培训方案，涵盖临床专业技能、语言沟通能力、跨文化服务能力等，做到"核心成员培训全覆盖、核心项目员工全覆盖"，确保精心服务覆盖就医全过程，充分践行浙医二院"患者与服务对象至上"的核心价值观。

为打造亚运专区一站式服务，两院区抢救、平诊动线分明，分区明确，除急诊抢救室外，特设独立"涉赛专区""亚运专区"接诊涉亚人员，由亚运专班临床专家 24 小时全天候轮值，确保患者"到达即就诊"；每日急症症候群专家组及技能专班排班人员随时待命，患者可在区域内完成从预检、就诊、会诊、抽血、心电图、CT、B 超、磁共振、收费等一系列流程，工作人员全程导医，语言服务随时可及，实现了"一站式服务，患者不动、工作人员动"的模式，为涉亚人员提供最快速和高质量的服务。

2023 年 10 月 4 日上午，亚奥理事会医疗委员会和反兴奋剂委员会主席、亚奥理事会医疗与反兴奋剂委员会委员一行来到浙医二院滨江院区，探望住院的涉赛伤员、踏勘调研医院亚运保障工作。两位高度赞扬浙医二院医护人员及时、高效、专业的救护："这是我继 2019 年之后第二次来到这家医院，它悠久的医院文化、良好的就医环境、优质的医疗服务等各方面都给我留下了十分深刻的印象。再次来到这里，看到你们在亚运会医疗保障上的精彩表现，让我觉得很放心，同时对你们的辛勤努力表示感谢。"

同呼吸同感受同梦想，同爱同在同分享。杭州第 19 届亚运会以"中国新时代·杭州新亚运"为定位、"中国特色、亚洲风采、精彩纷呈"为目标,把全亚洲的运动赛事推到了世界舞台。运动员在赛场上挥洒汗水,工作人员在赛场下全力护航,上下一心,共同铸就了杭州亚运会的辉煌。

浙医二院以高度的政治责任感和历史使命感,举全院之力积极完成各项工作,每位医疗服务保障人员认真履职,圆满完成了医疗服务保障任务,向全世界展示了"浙二"担当、"浙二"风采和"浙二"力量。

附 录

医院历任书记名录 [①]

任期	医院名称	书记姓名	支部名称
1951—1952 年	广济医院	王常胜	中共广济医院支部委员会
1952—1953 年	浙江医学院附属第二医院	高炳桢	中共浙江医学院附属第二医院支部委员会
1953—1956 年	浙江医学院附属第二医院	王德友	中共浙江医学院附属第二医院支部委员会
1956—1960 年	浙江医学院附属第二医院	邓 云	中共浙江医学院附属第二医院支部委员会
1960—1968 年	浙江医科大学附属第二医院	邓 云	中共浙江医科大学附属第二医院支部委员会
1968—1976 年	浙江医科大学附属第二医院	缺 如	中共浙江医科大学附属第二医院总支委员会
1976—1982 年	浙江医科大学附属第二医院	尤新兰	中共浙江医科大学附属第二医院总支委员会
1982—1984 年	浙江医科大学附属第二医院	尤新兰	中共浙江医科大学附属第二医院委员会
1984—1991 年	浙江医科大学附属第二医院	石武宗	中共浙江医科大学附属第二医院委员会
1991—1998 年	浙江医科大学附属第二医院	江观玉	中共浙江医科大学附属第二医院委员会
1998—1999 年	浙江大学医学院附属第二医院	江观玉	中共浙江大学医学院附属第二医院委员会
1999—2005 年	浙江大学医学院附属第二医院	张苏展	中共浙江大学医学院附属第二医院委员会
2005—2009 年	浙江大学医学院附属第二医院	王建安	中共浙江大学医学院附属第二医院委员会
2009—2013 年	浙江大学医学院附属第二医院	张苏展	中共浙江大学医学院附属第二医院委员会
2013—2020 年	浙江大学医学院附属第二医院	陈正英	中共浙江大学医学院附属第二医院委员会
2020 年至今	浙江大学医学院附属第二医院	王建安	中共浙江大学医学院附属第二医院委员会

---

① 部分书记影像缺失。

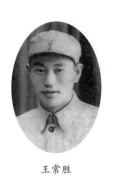
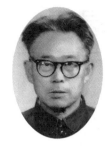
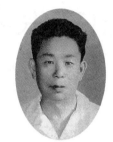

王常胜　　　　　　　　王德友　　　　　　　　邓　云

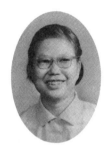
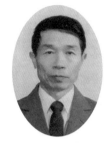
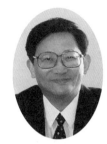

尤新兰　　　　　　　　石武宗　　　　　　　　江观玉

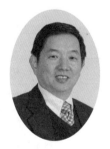
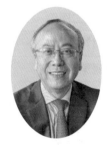
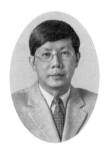

张苏展　　　　　　　　陈正英　　　　　　　　王建安

附录

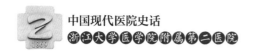
医院历任院长名录①

任期	医院名称	院长姓名
1869—1871 年	杭州大方伯戒烟所	麦多士（Meadows）
1871—1879 年	广济医院	甘尔德（James Galt）
1879—1881 年	广济医院	苗塞夫（Cephar Miao）
1881—1926 年	广济医院	梅滕更（David Duncan Main）
1926—1927 年	广济医院	谭信（Hubert Gordon Thompson）
1927—1928 年	浙江省政务委员会直辖广济医院	洪式间
1928—1942 年	广济医院	苏达立（Stephen Douglas Sturton）
1942—1945 年	杭州同仁会医院	冈田富
1945—1951 年	广济医院	苏达立（Stephen Douglas Sturton）
1951—1952 年	广济医院	朱焱
1952—1953 年	浙江医学院附属第二医院	王历耕
1953—1956 年	浙江医学院附属第二医院	张旭光
1956—1960 年	浙江医学院附属第二医院	邓云
1960—1968 年	浙江医科大学附属第二医院	余文光
1968—1971 年	浙江医科大学附属第二医院	曹成真（主任）
1971—1976 年	浙江医科大学附属第二医院	王福和（主任）
1976—1982 年	浙江医科大学附属第二医院	余文光
1982—1984 年	浙江医科大学附属第二医院	楼福庆
1984—1987 年	浙江医科大学附属第二医院	吕俊陞
1987—1998 年	浙江医科大学附属第二医院	吴金民
1998—2004 年	浙江大学医学院附属第二医院	江观玉
2004—2009 年	浙江大学医学院附属第二医院	张苏展
2009—2020 年	浙江大学医学院附属第二医院	王建安
2020 年至今	浙江大学医学院附属第二医院	王伟林

① 部分院长影像缺失。

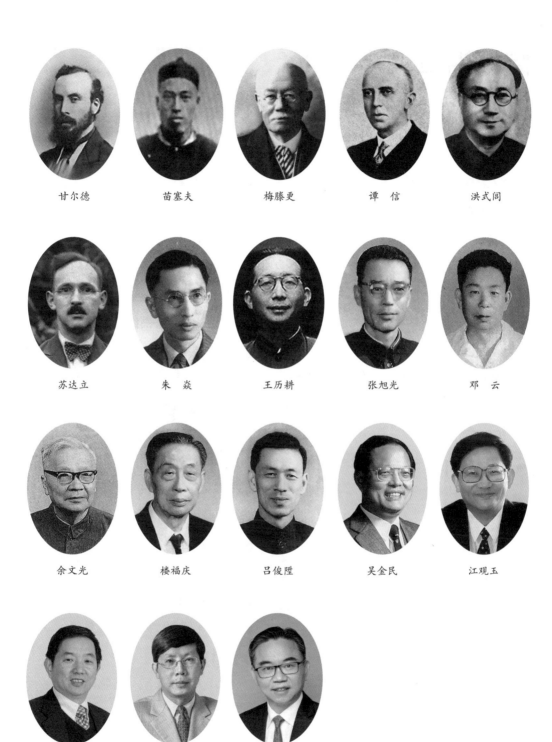

甘尔德　　　苗塞夫　　　梅滕更　　　谭　信　　　洪式闾

苏达立　　　朱　焱　　　王历耕　　　张旭光　　　邓　云

余文光　　　楼福庆　　　吕俊陞　　　吴金民　　　江观玉

张苏展　　　王建安　　　王伟林

院校沿革

1869 年
杭州戒烟所

1870 年
杭州大方伯医院

1871 年
杭州广济医院

1927 年
浙江省政务委员会直辖杭州广济医院

1928 年
杭州广济医院

1942 年
杭州同仁医院

1945 年
杭州广济医院

1952 年
浙江医学院附属第二医院

1960 年
浙江医科大学附属第二医院

1999 年
浙江大学医学院附属第二医院

1881 年
广济医校

1906 年
广济私立医学各科专门学校

1947 年
杭州私立广济高级护士职业学校

1958 年
浙江医学院附属第二医院护士学校

1960 年
浙江医科大学医疗系
浙江医科大学附属第二医院护士学校

1980 年
浙江医科大学医学二系

1993 年
浙江医科大学第二临床医学院

1998 年
浙江大学医学院医学二系

2018 年
浙江大学医学院第二临床医学院

后记

2015 年底，国家卫生计生委启动"中国现代医院史话丛书"出版计划。我院作为入选该丛书的单位之一，深感荣幸并十分重视编著工作，随即组建由医院管理人员、专家学者组成的编著团队，定期召开例会研讨内容，合力逐步推进。

如何把浙医二院的"史话"讲得完整生动？如何经由"史话"给读者传递价值？自 1869 年一路走来，浙医二院犹如一座蕴含无尽宝藏的"富矿"，每一个角落都镌刻着岁月的痕迹，它不仅见证了我国近现代医疗事业的沧桑巨变，更以其独特而悠久的历史脉络、深厚丰富的人文精神、先进卓越的服务理念以及鲜明突出的专业特色，成为了我国医学发展历程中一个极为生动且极具代表性的样本。

至今 155 年壮阔征途的浙医二院，闪耀多个标签：中国西医发源地之一；全国首家三级甲等医院；拥有 10 余个国家级平台——经血管植入器械全国重点实验室、首个国家心脑血管植入器械产教融合创新平台、消化系统肿瘤医药基础研究创新中心、教育部重点实验室（恶性肿瘤预警与干预、多脏器衰竭预警与干预）等，还是首批国家疑难病症诊治能力提升工程项目单位、首批国家紧急医学救援基地、首批国家区域医疗中心建设单位、中西医协同"旗舰"医院试点项目建设单位；连续五年位居三级公立医院绩效考核全国前十；国家自然科学基金获批项目量连续 14 年领跑全国，连续 4 年蝉联全国第二；荣获中国质量奖；率先探索"1+X"多院区发展模式；率先探索形成"医-学-政-企"多方高效合作"创新中心"机制等。作为 G20 杭州峰会医疗保障定点单位和驻点单位，以其卓越医疗技术和成就赢得国内外人士赞誉。

与浙医二院一脉相承、双线并行的浙江大学医学院第二临床医学院，值得挖掘和承扬的内容同样比比皆是，透过几个荣誉即可窥斑见豹：国家首批临床教学培训示范中心；国家首批大学生校外实践基地；国家首批住院医师规范化培训基地和专科医师规范化培训试点基地；英国皇家内科医师学会联盟中国大陆首家合作伙伴。如今，第二临床医学院正秉承"新3H（德Heart、智Head、体美劳Hand）"医学人才育人理念，紧密围绕浙江大学"双一流"建设总体部署深化医教研协同发展。

　　如果循着这些"信息线"深挖，内容必然车载斗量，显然不利于读者阅读和直击价值点，因此，编辑们务实遵循系列丛书的编著大纲，整理历史沿革、医院文化、名医故事、重大事件等，虽有一些遗珠未能入册，但呈现出的内容已足够引人入胜。这套丛书价值十足，浙医二院也借编辑其中一册的契机，把那些鲜为人知、弥足珍贵的照片，把那些救死扶伤、忘我牺牲的故事，把那些勇于创新、改革突破的举措，以图文结合的方式展示出来，不仅让更多人知晓浙医二院的史迹和经验，同时增添浙医二院人的自信—— 每代人一次次自我更新，既延续品质之路，又不断改革拓展，勇攀医学高峰，不辱历史使命。

　　本书的主要内容、各项数据始于1869年，截至2024年上半年，因篇幅有限，难免无法面面俱到。在本书出版之际，编委会衷心感谢医院领导对本书的精心指导和大力支持；感谢徐忠友、仲向平、沈弘、陈伟、田建钧、徐重光等社会各界人士的关心和厚爱；感谢浙江大学、浙江省档案馆、杭州市档案馆、浙江图书馆古籍部等部门提供有价值的档案资料；感谢陈钦周、俞慧龙、顾盛华等老师的策划支持；感谢浙医二院陈丹、陈伟斌、章晓玥等同事的细致校对；感谢浙医二院各科室、摄影协会、员工、患者及家属提供宝贵文字照片资料；感谢人民卫生出版社的出版支持。有了大家的用力用心，才有了本书的问世。由于医院的历史文化遗存极为丰厚，本书匆促编撰而成，存在的错误定然不少，盼望读者和专家批评指正。

本书编委会
2024 年 7 月